T0073448

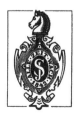

Neuroorthopädie 6

Distorsion
der Halswirbelsäule

Herausgegeben von

B. Kügelgen

Mit 43 Abbildungen und 26 Tabellen

Springer-Verlag Berlin Heidelberg GmbH

KÜGELGEN, BERNHARD, Dr.; Chefarzt
an der Neurologischen Klinik Vallendar Heerstraße
56179 Vallendar

ISBN 978-3-642-79743-9   ISBN 978-3-642-79742-2 (eBook)
DOI 10.1007/978-3-642-79742-2

Die Deutsche Bibliothek – CIP-Einheitsaufnahme

Distorsion der Halswirbelsäule ; mit 26 Tabellen / hrsg. von B.
Kügelgen. – Berlin ; Heidelberg ; New York ; London ; Paris ;
Tokyo ; Hong Kong ; Barcelona ; Budapest : Springer, 1995
  (Neuroorthopädie ; 6)
  ISBN 978-3-642-79743-9
NE: Kügelgen, Bernhard [Hrsg.]; GT

Dieses Werk ist urheberrechtlich geschützt. Die dadurch begründeten Rechte, insbesondere die der
Übersetzung, des Nachdruckes, des Vortrags, der Entnahme von Abbildungen und Tabellen,
der Funksendung, der Mikroverfilmung oder der Vervielfältigung auf anderen Wegen und der
Speicherung in Datenverarbeitungsanlagen, bleiben, auch bei nur auszugsweiser Verwertung,
vorbehalten. Eine Vervielfältigung dieses Werkes oder von Teilen dieses Werkes ist auch im Einzelfall nur in den Grenzen der gesetzlichen Bestimmungen des Urheberrechtsgesetzes der Bundesrepublik Deutschland vom 9. September 1965 in der jeweils geltenden Fassung zulässig. Sie ist
grundsätzlich vergütungspflichtig. Zuwiderhandlungen unterliegen den Strafbestimmungen des
Urheberrechtsgesetzes.

© Springer-Verlag Berlin Heidelberg 1995
Ursprünglich erschienen bei Springer-Verlag Berlin Heidelberg New York 1995
Softcover reprint of the hardcover 1st edition 1995

Die Wiedergabe von Gebrauchsnamen, Handelsnamen, Warenbezeichnungen usw. in diesem
Werk berechtigt auch ohne besondere Kennzeichnung nicht zu der Annahme, daß solche Namen im Sinne der Warenzeichen- und Markenschutz-Gesetzgebung als frei zu betrachten wären
und daher von jedermann benutzt werden dürften.

Produkthaftung: Für Angaben über Dosierungsanweisungen und Applikationsformen kann
vom Verlag keine Gewähr übernommen werden. Derartige Angaben müssen vom jeweiligen
Anwender im Einzelfall anhand anderer Literaturstellen auf ihre Richtigkeit überprüft werden.

SPIN: 10491936   25/3134 – 5 4 3 2 1 0 – Gedruckt auf säurefreiem Papier

Vorwort

Warum wieder Schleudertrauma? Es gibt eine sehr große Anzahl von Publikationen (allein zwischen 1980 und 1994 haben Spitzer et al. 10 036 Veröffentlichungen gezählt), so daß ein weiteres Buch einer Rechtfertigung bedarf.

Es ist erstaunlich, daß sich Mediziner weltweit seit nunmehr 42 Jahren mit dem „Rätsel Schleudertrauma" beschäftigen. Viele Merkwürdigkeiten sind zu beobachten: Während die Sicherheitsmaßnahmen zunehmen, steigt die Zahl der Diagnosen Schleudertrauma. Dennoch scheinen die Patienten unzufrieden zu sein, so daß Patientenvertretungen gegründet werden. Der Streit zwischen den Experten eskaliert und nimmt zumal in Gutachten würdelose Formen an.

Gleichzeitig fällt auf, daß mittlerweile eine Vielzahl von alternativen Bezeichnungen angeboten wird. Eine allgemein anerkannte Definition, was ein Schleudertrauma nun eigentlich sein soll, existiert nicht. Der Begriff beschreibt einen vagen Mechanismus (Schleudern) und ordnet ihn einem Unfall zu, mehr nicht. Ein Körperschaden wird mit diesem Begriff nicht beschrieben.

Betrachtet man nun die Praxis der Diagnosestellung, so fällt auf, daß „Schleudertrauma" als Verdachtsdiagnose angenommen wird, ein mit konventionellem pathophysiologischem Denken über eine Distorsion nur noch schwer zu vereinbarendes freies Intervall von mehreren Tagen ohne Begründung hingenommen wird. Die Plazierung der Läsion in die Kopfgelenke wird aus einer wirksamen Probebehandlung gefolgert, und schließlich werden typische Befindlichkeitsstörungen im Sinne der Neurasthenie als Hirnstammläsion gewertet (zervikoenzephales Syndrom).

Bei der Therapie gibt es ein sehr breites Spektrum völlig verschiedener Methoden. Weit verbreitet ist nach wie vor die prophylaktische Applikation einer Halsmanschette, auch zahlreiche chiropraktische Behandlungen sind zu registrieren. Dabei sind die Patienten schlecht informiert, bei anhaltenden Beschwerden ist der Arztwechsel geradezu zwangsläufig. Kommen noch Kränkungen und Vorwürfe im anschließenden Gutachterstreit hinzu und wird der Kranke von Rechtsberatern beeinflußt, wird aus Unsicherheit Empörung und – bei anhaltenden Beschwerden – die abnorme Krankheitsverarbeitung zur Regel.

Dieses Buch will innehalten und zur Reflexion verhelfen. Darum ist eine kritische Auseinandersetzung mit Methoden durch einen prominenten Richter an den Anfang gestellt, gefolgt von Methodenreflexion im Gutachterwesen durch einen herausragenden Vertreter der Auftraggeber. Eine kritische Analyse von den verfügbaren Schemata bis zur Frage spezifischer psychischer Unfallfolgen eines Schleudertraumas folgt, darunter Stellungnahmen zur Strategie, zur Bedeutung der Muskulatur und ein Erfahrungsbericht über 2 Jahre Konsens zum Schleudertrauma. Eine prospektive Verlaufsuntersuchung wurde mit dem Neuroorthopädiepreis ausgezeichnet.

Dieses Buch hat seine Berechtigung, wenn es dazu verhilft, mit der vehementen Auseinandersetzung einzuhalten und Nachdenklichkeit zu erzeugen. Methodenkritik, Hinterfragen der eigenen Position und Zuhören sind angesagt. Dann ist es möglich, daß sehr bald nicht nur ein demokratisch herbeigeführter Konsens auf dem kleinsten gemeinsamen Nenner, sondern ein breiter fachlicher Konsens mit Empfehlungen für den Regelfall akzeptiert wird, verbunden mit einer Liste offener Fragen als Anregung für methodisch exakte, gründlich vorbereitete Untersuchungen.

Allen Autoren danke ich für ihre Mühe und ihre exzellente Arbeit. Dem Springer-Verlag danke ich für die wieder einmal ausgezeichnete Herstellung des Buches. Die Firma Sanofi Winthrop GmbH, München, hat wie in all den vergangen Jahren auch dieses Buch maßgeblich unterstützt. Diesem Unternehmen danke ich ganz besonders dafür, daß es auch in einer wirtschaftlich schwierigen Zeit ein solches Projekt fördert. Schließlich danke ich Frau Doris Lauterbach für all ihre stille Arbeit für die Neuroorthopädie.

Bayreuth, im Frühjahr 1995   BERNHARD KÜGELGEN

Inhaltsverzeichnis

---

* Für diese Arbeit erhielt der Autor den „Neuroorthopädie-Preis 1994"

Mitarbeiterverzeichnis

CHEN, E., Dr.: Orthopädische Universitätsklinik Friedrichsheim, Marienburgstraße 2, 60528 Frankfurt am Main

DUMAS, J.-L., Dr.: Haubenschloß 21, 87435 Kempten

DVOŘÁK, J., Priv.-Doz. Dr.: Abt. Neurologie, Schulthess Klinik Spine Unit, Neumünsterallee 3, CH-8008 Zürich

HAMMERSCHMIDT, Elke, Dr.: Klinik Markgröningen, Abt. Orthopädie II, Kurt-Lindemann-Weg 10, 71706 Markgröningen

HELL, W., Dr.: Verband der Schadensversicherer, Büro für KfZ-Technik, Leopoldstraße 20, 80802 München

KALLERT, T. W., Dr.: Klinik und Poliklinik für Psychiatrie, Univ.-Klinikum Carl-Gustav-Carus der TU Dresden, Fetscherstraße 74, 01307 Dresden

KEIDEL, M., Priv.-Doz. Dr.: Neurologische Klinik mit Poliklinik der Universität Essen, Hufelandstraße 55, 45122 Essen

KRASNEY, O. E., Prof. Dr. jur.: Im Eichenhof 28, 34125 Kassel

KÜGELGEN, B., Dr.: Neurologische Klinik Vallendar, Heerstraße, 56179 Vallendar

LAMPE, M., Dr.: Am Südhang 16, 32760 Detmold

LANGWIEDER, K., Dr.: Verband der Schadensversicherer, Büro für KfZ-Technik, Leopoldstraße 20, 80802 München

LUDOLPH, E., Dr.: Arzt für Chirurgie/Unfallchirurgie, Sportmedizin, Sozialmedizin, Chirotherapie, Institut für Ärztliche Begutachtung, Brunnenstraße 8, 40223 Düsseldorf

MOORAHREND, U., Dr.: Fachklinik Enzensberg, Höhenstraße 56, 87629 Füssen/Hopfen am See

MÜNKER, H., Dr.: Hohenfeld-Kliniken, Pitzer KG., Hohenfeld-Straße 12–14, 65520 Bad Camberg

SANDLER, A., BS: Abt. Klinische Biomechanik, Schulthess Klinik Spine Unit, Neumünsterallee 3, CH-8008 Zürich

SCHRÖTER, F., Dr.: Institut für Medizinische Begutachtung, Landgraf-Karl-Straße 21, 34131 Kassel

SCHWERDTNER, H.-P., Dr.: Klinik für manuelle Therapie, Ostenallee 83, 59071 Hamm

SPOHR, H.: Direktor, stv. Hauptgeschäftsführer, Binnenschiffahrts-Berufsgenossenschaft, Düsseldorfer Straße 193, 47053 Duisburg

WALKER, N., Prof. Dr.: Orthopädie II, Klinik Markgröningen, Kurt-Lindemann-Weg 10, 71706 Markgröningen

WEIDENMAIER, W., Dr.: Friedrichstraße 24, 75417 Mühlacker

Methodologische und wissenschaftstheoretische Problemzugänge

O. E. KRASNEY

Ärzte und Juristen: einheitliche oder getrennte Wege wissenschaftstheoretischer Problemzugänge?

Die Auffassung von den unterschiedlichen Denkweisen der Mediziner und der Juristen

Das wichtigste Ziel, das interdisziplinäre Gespräch und den Erfahrungsaustausch zu fördern sowie die Einbindung von Juristen, setzen zusammen mit dem Thema meiner Arbeit, eigentlich voraus, daß unter Medizinern und Juristen ein methodologischer und wissenschaftstheoretischer Grundkonsens besteht. Und um das Ergebnis vorauszuschicken: ich halte diesen Konsens für gegeben. Das gleiche Denken dient lediglich z. T. unterschiedlichen Aufgaben.

Es wird aber von der Gegenmeinung immer wieder auf grundsätzliche Unterschiede im ärztlichen und juristischen Denken hingewiesen. Dies überrascht insbesondere deshalb, weil davon vornehmlich in Abhandlungen ausgegangen wird, in denen die Zusammenarbeit zwischen Medizinern und Juristen im Rahmen der medizinischen Begutachtung für den Juristen zur Entscheidung von Streitfällen dargestellt und auch als erforderlich gewertet wird. So behandelten Bochnik et al. (1988) die von ihnen angenommenen Unterschiede im Denken der Mediziner und Juristen in ihrer Abhandlung zu den Grundlagen und praktischen Erfahrungen als Sachverständige, und auch Jessnitzer u. Frieling (1992) widmen in ihrem für die gerichtliche Praxis sehr bedeutsamen Werk dem unterschiedlichen Denken von Medizinern und Juristen einen eigenen Abschnitt. Aber gerade die Darstellung – vermeintlicher – unterschiedlicher Denkweisen der Mediziner und der Juristen in Abhandlungen über den Beweis durch medizinische Sachverständige erweckt sogleich Bedenken gegen diese Auffassung, da es doch kaum möglich erscheint, jahrzehntelang den Mediziner als Helfer im juristischen Entscheidungsprozeß heranzuziehen, wenn er von ganz anderen Denkweisen ausgehend helfen soll, als sie der Jurist bei der Vorbereitung des Beweisthemas und bei der Auswertung des Gutachtens für seine Entscheidung handhabt.

Normen des Sollens als ausschließlich juristischer Problemzugang?

Bochnik et al. (1988, S. 74) sehen als den ersten angeführten Unterschied zwischen ärztlichem und juristischem Denken an, daß die Juristen von Gesetzen und ihrer

B. Kügelgen (Hrsg.)
Neuroorthopädie 6
© Springer-Verlag Berlin Heidelberg 1995

richterlichen Weiterentwicklung auszugehen haben, die Normen des Sollens seien, die sich in erster Linie an ethischen und sozialen Werten und erst in zweiter Linie (und oft nur unzugänglich) am Sein, das zu regeln sei, orientierten. Juristisches Denken gehe von der Gültigkeit des Gesetzes aus, es intendiere logische Zusammenhänge und Widerspruchsfreiheit innerhalb bestimmter Gesetzesmaterien, aber darüber hinaus auch im gesamten gesetzlichen Kontext.

Ganz anders sei die Entwicklung und der theoretische Gang medizinischer Regeln. Aus Erfahrungen mit Individuen filtere man Gemeinsamkeiten heraus, opfere dabei das nur Individuelle, schaffe abstrakte Ordnungen der Phänomene und Ursachen. Zu den medizinischen Regeln gehöre immer auch die Kenntnis ihrer Ausnahmen, die Ausdruck von Individualität, Geschichtlichkeit, Multifaktorialität und Vieldimensionalität der biologischen, psychischen, personalen und sozialen Erfahrungswelt seien. Ausnahmen könnten im Einzelfall Regeln auf den Kopf stellen. Die Anerkennung einer medizinischen Regel müsse daher mit der ständigen Bereitschaft verbunden sein, diese zu ändern, wenn neue Tatsachen und neue Perspektiven dies nahelegten.

Um kein Mißverständnis aufkommen zu lassen: ich halte die von Bochnik et al. (1988, S. 74) vertiefte und von Jessnitzer u. Frieling aufgenommene Diskussion für wichtig und wertvoll für die so vielgestaltige Zusammenarbeit von Medizinern und Juristen. Diese Gegenüberstellung von juristischen Gesetzen und medizinischen Regeln durch die zitierten Autoren lassen aber m. E. keine grundlegenden Unterschiede zwischen ärztlichem und juristischem Denken erkennen, die zu verschiedenen methodologischen und wissenschaftstheoretischen Problemzugängen für Mediziner und Juristen führen könnten.

Es ist schon fraglich, ob die von den Verfassern angenommene Ausrichtung der Gesetze als Normen des Sollens für alle Rechtsgebiete zutrifft. Gerade im Bereich des Sozialrechts orientieren sich der Gesetzgeber und bei der Auslegung und Anwendung der Gesetze die Juristen keineswegs erst nur in zweiter Linie am Sein, das zu regeln ist, sondern dieses Sein bildet jedenfalls in nicht weniger Fällen den Ausgangspunkt und den Inhalt der gesetzlichen Regelungen und erst recht der Gesetzesanwendung. Aber richtet sich nicht auch der Arzt nach dem „Sollen" der Gesundheit, und ergibt sich daraus nicht die Beurteilung, ob das „Sein" seines Patienten davon abweicht?

An eine – um das weitere Argument von Bochnik et al. (1988, S. 74) aufzugreifen – Widerspruchsfreiheit innerhalb bestimmter Gesetzesmaterien ist schon häufig vom Gesetzgeber nicht gedacht, der Rechtsanwender glaubt schon lange nicht mehr daran. Hat nicht auch die Medizin bei ihren methodologischen und wissenschaftstheoretischen Problemzugängen einerseits – wie die Rechtswissenschaft und sogar der Gesetzgeber – auf Widerspruchsfreiheit zu achten, und muß sie sich andererseits nicht auch bei Unerklärlichem oder bei Zielkonflikten dem Widerspruch stellen und ihn sogar akzeptieren?

Wesentlich erscheint jedoch in dem hier maßgebenden Zusammenhang, daß keine grundlegenden Unterschiede zu den von Bochnik et al. (1988, S. 74) danach angeführten medizinischen Regeln bestehen. Auch die Gesetze filtern aus Erfahrungen mit Individuen Gemeinsamkeiten heraus, opfern als abstrakte Regelungen häufig dabei das nur Individuelle und schaffen abstrakte Ordnung der Phänomene und Ursachen. Auch zu den rechtlichen Regelungen gehört immer die Kenntnis ihrer Ausnahmen, der Ausdruck von Individualität, Geschichtlichkeit, Multifaktorialität und Vieldimensionalität der biologischen, psychischen, personalen und sozialen Erfahrungswelt, wie z. B. die juristische Deutung von Krankheiten und insbesondere auch der den Gegenstand dieses Buches bildenden Unfällen. Drücken die Regelungen zur Berufs- und Erwerbsunfähigkeit und die Rechtsprechung hierzu nicht gleichfalls Individualität, Geschichtlichkeit, Multifaktorialität und Vieldimensionalität auch der biologischen, psychischen, personalen und sozialen Erfahrungswelt aus? Zeigen nicht die allein in der Entscheidungssammlung Sozialrecht abgedruckten über 278 Urteile zu den §§ 1246 und 1247 der RVO und die mehr als 300 Änderungen der Reichsversicherungsordnung seit dem Jahre 1925 ebenfalls die ständige Bereitschaft zur Fortentwicklung der Rechtsprechung und zur Änderung gesetzlicher Regelungen? Zu den hier besonders interessierenden Unfällen wird in anderem Zusammenhang im nächsten Abschnitt eingegangen.

In den rechtlichen Regelungen bildet es gleichfalls keine Besonderheit, daß Ausnahmen im Einzelfall vorausgestellte allgemeine Regeln auf den Kopf stellen, wie z. B. der Grundsatz der objektiven Beweislast für den Versicherten einerseits und die Umkehr der Beweislast im Rahmen des § 589 Abs. 2 RVO bei Tod eines Versicherten, dessen Erwerbsfähigkeit durch die Folgen u. a. einer Silikose um 50 % oder mehr gemindert war. Ebenso muß die Gesetzgebung gerade im Sozialrecht mit der ständigen Bereitschaft verbunden sein, die aufgestellten Regeln zu ändern, wenn neue Tatsachen oder neue Perspektiven des Seins dies nahelegen. Zwar kommen hier zusätzlich Gesetzesänderungen auch unter dem Gesichtspunkt der Änderung des Sollens in Betracht, dies ist aber nichts anderes als eine Besonderheit der juristischen Regelungen und nicht des juristischen Denkens. Zudem muß dies sogleich mit einer Einschränkung verbunden werden, da durchaus auch medizinische Regeln deshalb einer Änderung unterworfen sein können und ggf. müssen, wenn sie auf einem Sein aufgebaut sind, das aus medizinischer Sicht nicht dem Sollen entspricht und deshalb einer Änderung bedarf.

In ihren weiteren Ausführungen zeigen Bochnik et al. (1988, S. 74) übrigens nur noch Gemeinsamkeiten im Denken und Handeln von medizinischen Sachverständigen und Juristen auf.

Der Krankheitsbegriff als Beispiel?

Jessnitzer u. Frieling (1992, RdNr. 251) sehen als Beispiel unterschiedlicher Denkweisen zwischen dem Mediziner und dem Juristen den Krankheitsbegriff.

Nicht nur im Bereich des Sozialrechts wird Krankheit als ein regelwidriger Körper- oder Geisteszustand angesehen. Diese Begriffbestimmung läßt nicht erkennen, daß – wie Jessnitzer u. Frieling meinen – den Juristen nicht interessiere, was z. B. der Kranke eigentlich habe, die Diagnose reiche ihm nicht aus, vielmehr müsse das Leiden einen bestimmten Grad erreicht haben, z. B. Erwerbsunfähigkeit, Berufsunfähigkeit oder Behandlungsbedürftigkeit bzw. in der gesetzlichen Unfallversicherung einen bestimmten Grad der Minderung der Erwerbsfähigkeit (MdE). Der Mediziner denke „artgemäß", der Jurist „gradmäßig".

Auch hier ist wieder zunächst hervorzuheben, daß diese Annahme jedenfalls in ihrer Allgemeinheit unzutreffend ist. Den Juristen interessiert es nicht nur regelmäßig, sondern es ist für seine Entscheidung oft sogar als Zugang in die rechtliche Beurteilung wesentlich, woran der Kranke leide, welche Diagnose der Arzt getroffen habe. Als Beispiel sei hier wiederum nur das Thema dieses Buches genannt. Es kann für den Juristen durchaus entscheidend sein, ob eine Distorsion der HWS, eine sog. Beschleunigungsverletzung, vorliegt oder ein durch keine Verletzung hervorgerufener – laienhaft gesprochen – Bandscheibenvorfall im Bereich der HWS. Selbst wenn man davon ausgeht, daß dann in den meisten Fällen für den Juristen als maßgebend hinzukommt, welchen Grad die Krankheit erreicht habe, zeigt das wiederum nicht auf unterschiedliche Denkweisen zwischen Medizinern und Juristen hin, sondern nur auf für die rechtliche Entscheidung erforderliche zusätzliche Tatbestandselemente. Wesentlich erscheint jedoch wiederum, daß keinesfalls nur der Jurist „gradmäßig" denkt. Auch für den Mediziner ist es sowohl vereinzelt für die Diagnose als auch insbesondere für die Behandlung und die Verhaltensmaßregeln für seinen Patienten von maßgebender Bedeutung, welchen Grad das Leiden bereits erreicht hat. Bestimmt nicht auch der Grad des Leidens die genaue Diagnose, wie z. B. beim „gewöhnlichen" Husten und der Bronchitis? Kann sich ein Mediziner – verzeihen Sie das vielleicht wiederum zu laienhafte Beispiel – damit zufrieden geben, eine Herzkranzgefäßverengung bei seinem Patienten festzustellen, ohne gleichzeitig den Grad der biologischen Veränderungen zu ermitteln, nach dem sich ggf. sowohl die Therapie als auch die – vom Mediziner unabhängig von jeder Begutachtung für einen Juristen – sonstigen Maßregeln hinsichtlich der Belastbarkeit des Patienten richten, die er dem Kranken mitgeben muß.

Deduktives und induktives sowie wertfreies Denken als Beispiel?

In seiner Veröffentlichung führt Reppenhagen (1981) aus der Sicht des Juristen Unterschiede an: Der Jurist arbeite deduktiv; er habe aus dem abstrakten Rechtssatz ein konkretes juristisches Urteil zu bilden. Das Vorgehen des Mediziners habe dagegen induktiven Charakter: Er müsse Symptome feststellen, Befunde erheben und aus der Summe der Einzelheiten eine Diagnose stellen. Hat aber der Jurist beim Ermitteln des Tatbestandes und beim Feststellen der hierfür erforderlichen Tatsachen sowie beim Entwerfen von Rechtsvorschriften nicht ebenso vorzugehen wie der Arzt im von Reppenhagen geschilderten Sinn? Bildet nicht in den meisten Prozessen die Ermittlung des Tatbestandes sogar den Schwerpunkt der richterlichen Arbeit?

Reppenhagen geht ebenfalls davon aus, daß der medizinische Sachverständige nicht die Entscheidung zu treffen habe, sondern daß die rechtliche Wertung den Juristen obliege. Das sind wiederum keine Unterschiede im Denken, sondern nur aus der Sprache begründete Grenzziehungen.

Die Medizin, so heißt es weiter, sei eine Naturwissenschaft und damit wertfrei; Begriffe wie der der Gerechtigkeit seien ihr fremd. Das sind wiederum keine Unterschiede in der Denkart: Auch der Richter hat z. B. die Tatsachenfeststellungen zunächst einmal wertfrei vorzunehmen. Soweit in der rechtlichen Beurteilung dann Wertentscheidungen zu beachten oder zu treffen sind, liegt dies in den Anforderungen des Sachgebietes, nämlich des Rechts, begründet. Und fordern zudem nicht auch das ärztliche Handeln und das vorausgehende ärztliche Denken in Grenzfällen Wertentscheidungen?

Vor allem: Warum sollen diese überwiegend auf rechtliche Vorschriften und auf eine unterschiedliche Zuständigkeit zurückzuführenden Umstände eine unterschiedliche Denkweise indizieren?

Finales ärztliches und kausales juristisches Denken als Beispiel?

Schließlich wird häufig als Grundlage für unterschiedliche Denkweisen der Mediziner und Juristen angeführt, erstere würden final, letztere kausal denken.

Erneut ist sogleich darauf hinzuweisen, daß es bereits unzutreffend ist, den Juristen stets eine kausale Denkweise zuzuschreiben. Es gibt viele Rechtsgebiete, in denen auch die Juristen (nur) final zu denken haben. Dies gilt z. B., soweit es die erforderlichen sozialen Leistungen betrifft, für den gesamten Bereich der Rehabilitation. Lediglich in der gesetzlichen Unfallversicherung kommt neben der Finalität der Rehabilitationsleistungen die Frage der Kausalität hinsichtlich des zuständigen Leistungsträgers hinzu.

Aber wiederum: Denken zudem nur die Juristen kausal? Wohl wird es in der Mehrzahl der Fälle für den Arzt z. B. ohne wesentliche Bedeutung sein, wo sich der Patient angesteckt oder welchem Ereignis der Beinbruch zuzuordnen ist. Aber in nicht wenigen Fällen ist es auch für den Arzt wesentlich, worauf die Erkrankung zurückzuführen ist, mit welchem Ereignis oder Zustand sie im Zusammenhang steht. Die Ätiologie ist nicht nur die Lehre von den Ursachen, sondern speziell die Lehre von den Krankheitsursachen. Und Ursachen für einen Krankheitszustand können nur im Körper oder außerhalb des Körpers oder in beiden Bereichen liegen. Kann man – wiederum muß ich als Laie für das vielleicht nicht ganz zutreffende Beispiel um Verständnis bitten – ein Röntgenbild, das entsprechende Veränderung in der HWS zeigt, richtig deuten und die daraus ersichtlichen Veränderungen in die Diagnose und Therapie richtig einreihen, ohne zu wissen, ob es sich um rein degenerative Veränderungen handelt, oder ob der Patient unmittelbar oder vor längerer Zeit eine Distorsion der HWS im Sinne einer sog. Beschleunigungsverletzung erlitten hat? Kann man Hautveränderungen stets final ausgerichtet behandeln, ohne nach der causa zu forschen? Kann man, um noch mehr den engeren medizinischen Bereich zu wählen, sich mit der Feststellung eines Bluthochdrucks begnügen, ohne nach dessen medizinischen Ursachen zu forschen, die sowohl für den Arzt zur richtigen Therapie und ggf. für Arzt und Juristen für die richtigen Rehabilitationsmaßnahmen wesentlich sind?

Die Praxis gemeinsamer wissenschaftlicher Erkenntnisse von Medizinern und Juristen

Nach den oben aufgezeigten Überlegungen sehen die Praxis gemeinsamer wissenschaftlicher Erkenntnisse und die hierzu eingeschlagenen Problemzugänge auch

aus methodologischer und wissenschaftstheoretischer Sicht für Mediziner und
Juristen ganz anders aus. Trotz aller nicht zu leugnenden Verständnisschwierigkeiten, die sich nicht selten aus der Breite und Differenziertheit beider Wissenschafts-
bereiche ergeben, führen gerade die sich entsprechenden Denkweisen und viele
gleiche methodologische und wissenschaftstheoretische Problemzugänge zu gegenseitig verständlichen Ergebnissen, wie die vielen tausend Gutachten beweisen, die
jährlich Juristen von Medizinern erbitten, und die dabei dokumentierte Fähigkeit
der Mediziner, die von den Juristen gestellten Fragen zu verstehen und sie für die
Juristen nachvollziehbar zu beantworten.

**Die Folgerung: Möglichkeit gemeinsamer methodologischer
und wissenschaftstheoretischer Problemzugänge von Medizinern und Juristen**

Nicht nur die theoretischen Erwägungen, sondern, wie aufgezeigt, auch die Praxis
wissenschaftlicher Erkenntnisse zeigen, daß Mediziner und Juristen Fragen, die
sowohl den Arzt als auch den Juristen interessieren, mit gleichen methodologischen und wissenschaftstheoretischen Problemzugängen zu lösen vermögen. Sie
werden unterschiedlich sein, je nachdem, mit welchen Problemfeldern sie sich
befassen und, je nachdem, zu welchem Zweck sie gesucht werden. Bei der Suche
nach den geeigneten diagnostischen und therapeutischen Maßnahmen unterscheiden sich die Pfade möglicher Erkenntnisse ab einem bestimmten Zeitpunkt von
den Wegen, die wir zur Beurteilung sozialrechtlicher Ansprüche einzuschlagen
haben. Aber sie können durchaus dieselben sein, wenn auch die Mediziner für ihre
Therapie ähnliche Befund- und Anknüpfungstatsachen benötigen.

Gemeinsame Problemzugänge

Die Diagnose ist zwar, wie oben („Der Krankheitsbegriff als Beispiel?") aufgezeigt, für den Juristen gleichfalls von Bedeutung. Die Suche nach methodologischen und wissenschaftstheoretischen Problemzugängen ist jedoch wesentlich für
die Beurteilung des Kausalzusammenhangs und der Auswirkungen auf die Er-
werbstätigkeit.

Kausalzusammenhang

Für die Ursachenforschung führt der methodologische und wissenschaftstheoretische Problemzugang sowohl für Mediziner als auch für Juristen regelmäßig
zunächst einmal zum möglichst genauen Erkennen des Krankheitsbildes. Die
Ätiologie dient diesem Ziel ebenso wie juristischen Schlußfolgerungen. Die Epidemiologie ist z. B. bei Erkrankungen der Wirbelsäule für Mediziner und Juristen
von gleichgroßer Bedeutung, auch soweit es u. a. die Abgrenzung von degenerativen und traumatischen Vorgängen betrifft. Sie kann die wissenschaftstheoreti-

schen Erkenntnisse sowohl hinsichtlich des abstrahierten Allgemeinen als auch des bereits erkannten möglichen Besonderen bestätigen oder zum erneuten Überdenken zwingen. Dies führt zugleich zur allgemeinen Ursachenerforschung des Krankheitsbildes. Aus ihr kann sich ergeben, daß nur eine Ursache in Betracht kommt oder zumindestens unter mehreren Ursachen regelmäßig eine Ursache als dominant anzusehen ist. Ergibt sich z. B. daß ein Krankheitsbild ausschließlich oder zumindest regelmäßig auf äußere Einwirkungen zurückzuführen ist, so hat dies den Ausschluß oder das Zurückdrängen anderer Ursachen sowohl bei der ärztlichen als auch bei der juristischen Beurteilung zur Folge. Ein Krankheitsbild, das ausschließlich nach Verletzungen vorzufinden ist, kann nicht degenerativ erklärt werden.

Die Schwierigkeiten beginnen jedoch dann, wenn mehrere Ursachen in Betracht kommen, wenn die Bedeutung der konkreten Einflüsse auf auch sonst in gleicher oder ähnlicher Form auftretende Krankheitsbilder zu beurteilen ist. Wiederum sind die methodologischen und wissenschaftstheoretischen Problemzugänge für Mediziner und Juristen die gleichen. Es gilt zunächst aus dem Krankheitsbild unter Einbeziehung epidemiologischer Erkenntnisse allgemeine Grundsätze zu erarbeiten für die Wertigkeit einzelner Bedingungen im naturwissenschaftlich-philosophischen Sinne an der Entstehung und der Entwicklung der Krankheit. Wenn z. B. ohne ein Unfallgeschehen regelmäßig z. B. weniger starke oder sogar ganz andere Veränderungen feststellbar sind, können ggf. Schlüsse auf die Stärke und die Folgen der Einwirkungen des Unfalls abgeleitet werden. Auch hier wird man nicht nur aus medizinischer Sicht, worauf Bochnik et al. (1988, S. 74) hinweisen, die zunächst herausgefilterten Gemeinsamkeiten als allein entscheidend ansehen dürfen, sondern das zunächst für das Erkennen der Gemeinsamkeiten zurückgedrängte Individuelle ist nunmehr in die Betrachtung wieder einzubeziehen; denn zu den medizinischen Regeln gehört immer auch die Kenntnis ihrer Ausnahmen, die Ausdruck von Individualität, Geschichtlichkeit, Multifaktorialität und Vieldimensionalität der biologischen, psychischen, personalen und sozialen Erfahrungswelt sind, die vom Juristen regelmäßig im gleichen Ausmaße zu beachten sind.

Die rechtlichen Kriterien der – nur – erforderlichen Wahrscheinlichkeit des Kausalzusammenhangs und der notwendigen Wesentlichkeit einer Bedingung für ihre Eigenschaft als Ursache im Rechtssinn stehen den gemeinsamen Problemzugängen wiederum nicht im Wege.

Auswirkungen auf die Erwerbsfähigkeit

Hier gilt erneut, daß man zunächst vom Individuellen abstrahieren muß, um Gemeinsamkeiten zu finden, die bei dem jeweiligen Krankheitsbild auf für den Regelfall damit verbundene Beschränkungen der körperlichen und geistigen Einsatzfähigkeit schließen lassen. Die wissenschaftstheoretische Erforschung des Krankheitsbildes und der in Betracht kommenden Maßnahmen sowie – bestätigend oder zum erneuten Überdenken fordernd – die Epidemiologie können auch in diesem Bereich sowohl dem Mediziner für seine bei dem Patienten anzuwendende Therapie und die seinem Patienten zu gebenden allgemeinen und besonderen Verhaltensmaßnahmen als auch zur allgemeinen Beurteilung sozialrechtlicher Maßnahmen der Sozialleistungsträger und Ansprüche des Patienten von maßgebender Bedeutung sein. Hierbei werden jedoch aufgrund der beiden aufgezeigten Problemzugänge wiederum weder Mediziner noch Juristen stehenbleiben. In der Regel folgt dann im gleichen Maße die Erforschung der Möglichkeiten einer gezielten, auf den einzelnen Patienten ausgerichteten Rehabilitation, die keinesfalls nur für die Gewährung sozialer Leistungen Bedeutung erlangt, sondern zu den Aufgaben auch der ärztlichen Betreuung gehört, seinen Patienten die Gesundheit und auch die körperliche und geistige Einsatzfähigkeit so weit wie möglich zurückzugeben. Und insbesondere die Rehabilitation zeigt wiederum die Verbindung zwischen den aus der Vielschichtigkeit des Individuellen abstrahierten Gemeinsamkeit und dem Erfordernis, bei der Anwendung der daraus gewonnenen allgemeinen Erkenntnisse wiederum die Individualität einzubeziehen, um nicht allgemein, abstrakt, die Rehabilitation zu verwirklichen, sondern den Rehabilitanden zu rehabilitieren. Auch hier kann und muß sich sowohl im medizinischen als auch im rechtlichen Bereich die Kenntnis von den Regeln ebenso bewähren wie das Erkennen der den betroffenen Kranken kennzeichnenden Ausnahmen (s. „Normen des Sollens", S. 2).

Gleiches gilt hinsichtlich der Erfahrungswerte bei der Bemessung nicht nur vorübergehender Einschränkungen der Erwerbsfähigkeit. Erneut werden zunächst einmal sowohl in der Epidemiologie als auch in der wissenschaftlichen Forschung Gemeinsamkeiten gesucht, die auf allgemeinen, aus dem Individuellen abstrahierten Gemeinsamkeiten beruhen. Sie werden in Erfahrungssätzen – z. B. Tabellenwerten – niedergelegt, die wir Juristen als antizipierte Sachverständigengutachten bezeichnen. Aber sowohl Mediziner als auch Juristen verkennen nicht, daß die konkrete Bewertung der Einschränkungen der Erwerbsfähigkeit des einzelnen Kranken nicht allein aus den abstrahierten Gemeinsamkeiten beurteilt werden kann, sondern daß dann wieder das Individuelle hinzukommt, mit allen Ausnahmen, die Ausdruck von Individualität, Geschichtlichkeit, Multifaktorialität und Vieldimensionalität der biologischen, psychischen und personalen sowie sozialen Erfahrungswelt sind. Dies zeigt gerade das Thema dieses Buches. Die einzelnen Beiträge beruhen m. E. darauf, Allgemeines zu erkennen und davon auszugehen, Besonderes nicht zu übersehen und in der Beurteilung einfließen zu lassen.

Ergebnis

Entgegen der vielfach geäußerten Ansicht, Ärzte und Juristen unterschieden sich durch grundsätzlich unterschiedliche Denkweisen, führen die hierfür aufgeführten Begründungen und Beispiele gerade zum gegenteiligen Ergebnis. Auf der Grundlage der für die Erledigung gemeinsamer Aufgaben erforderlichen gleichen Denkweisen vermögen Ärzte und Juristen auf die jeweiligen Problemfelder abgestellte gleiche methodologische und wissenschaftstheoretische Problemzugänge zu finden, die entweder beiden Gebieten gleiche Erkenntnisse vermitteln oder aber jeweils nur für eines der Gebiete als Erkenntniswege geeignet sind, jedoch aus der Sicht des anderen Bereiches nachvollziehbar sind. Die Fragen zur Distorsion der HWS und ihre Diskussion in diesem Buch beweisen dies ebenfalls.

Literatur

Bayerlein W (Hrsg) (1990) Praxishandbuch Sachverständigenrecht. Beck, München

Bochnik HJ, Gärnter HJ, Richtberg W (1988) Richter und psychiatrischer Sachverständiger. Medizinrecht: 73–80

Jessnitzer K, Frieling G (1992) Der gerichtliche Sachverständige, 10. Aufl. Heymann, Köln Berlin Bonn München

Krasney OE (1992) „Anderes Denken" der Mediziner und Juristen? Psycho 18:810–814

Marx HH (Hrsg) (1992) Medizinische Begutachtung, 6. Aufl. Thieme, Stuttgart

Müller K (1988) Der Sachverständige im gerichtlichen Verfahren, 3. Aufl. C.F. Müller, Heidelberg

Rauschelbach HH, Jochheim KA (Hrsg) (1995) Das neurologische Gutachten, 2. Aufl. Thieme, Stuttgart

Reppenhagen (1981) Unterschied zwischen medizinischem, juristischem und verwaltungsrechtlichem Denken aus der Sicht des Juristen. In: Dialog zwischen Arzt und Jurist zu Rechtsbegriffen bei Begutachtung von Arbeitsunfähigkeit, Dienstunfähigkeit, Erwerbsunfähigkeit, Berufsunfähigkeit, Minderung der Erwerbsunfähigkeit. Springer, Berlin Heidelberg New York Tokyo (Schriftenreihe Hans-Neuffer-Stiftung, Bd 2, S 13–18)

Sankowsky G (1981) Unterschied zwischen medizinischem, juristischem und verwaltungsrechtlichem Denken – ebenda s Reppenhagen: 9–12

Methodische und rechtliche Aspekte der medizinischen Begutachtung

H. Spohr

Ärztliche Gutachten sind in unserer Rechtsordnung als Entscheidungshilfe unentbehrlich. Die hohe Kunst der Gutachtenerstellung ist jedoch nicht Gegenstand der ärztlichen Ausbildung. Auch fehlt es auf der Seite der Auftraggeber sowie bei den Bevollmächtigten der Anspruchsteller an einer gezielten Vermittlung der Fertigkeiten zur Vorbereitung eines Gutachtenauftrages sowie der Auswertung eines Gutachtens.

Es überrascht daher nicht, wenn bei allen Beteiligten nur zu häufig tradiertes Wissen unreflektiert weiterhin angewendet wird. Dies führt erfahrungsgemäß zu einer minderen Qualität der Gutachten und steigert die Zahl der Gutachten je Fall bis hin zu einem sog. „Obergutachten", ein Begriff, der ebenso falsch wie überflüssig ist.

Bei diesem Befund erscheint es sinnvoll und notwendig, den Gutachtern Hilfen für ihre Tätigkeit zu geben. Auch wenn dies schwerer ist, als Gutachten zu kritisieren, lohnt sich die Mühe insbesondere im Interesse der Menschen, für die der Auftraggeber und der Gutachter eine hohe Verantwortung tragen.

Vorleistungen des Auftraggebers

Meist ruft der Satz „Das Gutachten ist so gut wie der Gutachtenauftrag" [11] Unverständnis hervor. Dies liegt u. a. an der Bequemlichkeit auf seiten der Auftraggeber und andererseits an der Freude der Gutachter, den Auftrag nach eigenem Gutdünken erledigen zu können.

Es wird aber auch deutlich, daß keinesfalls die Gutachter allein in die Pflicht zu nehmen sind. Die objektive Analyse zeigt, daß die Auftraggeber mindestens in demselben Maße wie die Ärzteschaft zu einer Verbesserung der Qualität der Gutachten beitragen können und müssen.

Wer sich eines Vordrucks mit sehr allgemein gehaltenen Fragen bedient oder als Gutachtenauftrag lediglich einen Satz formuliert, wie z. B. „Sind die an der HWS geklagten Beschwerden auf den Verkehrsunfall vom ... zurückzuführen?", darf sich nicht wundern, wenn nach der Lektüre von oft mehr als 60 Seiten Text Honorar und Schreibgebühr in einem krassen Mißverhältnis zu der erwarteten Entscheidungshilfe stehen.

B. Kügelgen (Hrsg.)
Neuroorthopädie 6
© Springer-Verlag Berlin Heidelberg 1995

Sachverhaltsermittlung

Zu der wichtigsten Vorleistung des Auftraggebers gehört die Sachverhaltsermittlung. Bevor diese nicht abgeschlossen ist, kann auch kein Gutachtenauftrag erteilt werden.

Ist z. B. zu entscheiden, ob und ggf. welche Schäden an der Halswirbelsäule ein Verkehrsunfall verursacht hat, gehören zur Ermittlungsroutine insbesondere:

- Feststellung des Unfallherganges unter Beiziehung der Polizeiakte (Fahrer/Beifahrer, Sicherheitsgurt, Kopfstütze, Fahrzeugtyp, Front- oder Heckkollision, Geschwindigkeit der beteiligten Fahrzeuge, technisches Gutachten usw.).
- Anprall des Kopfes seitlich (Holme/Scheibe) oder am Armaturenbrett/Lenkrad?
- Verhalten der verletzten Person nach dem Unfall [wie (eigenes Auto, zu Fuß, Taxi etc.) und wohin (Arbeitsstelle, Wohnung, Arzt etc.) hat sie sich von der Unfallstelle entfernt]?
- Feststellung der Vorerkrankungen.
- Dokumentation der Behandlungsverläufe.

Das Ergebnis der Ermittlungen ist dem Gutachter als entscheidungserheblicher Sachverhalt vorzugeben.

Erfahrungsgemäß schließen nicht alle Ermittlungen mit eindeutigen Fakten ab. Hin und wieder gibt es auch widersprüchliche Aussagen; um so wichtiger ist es gerade in diesen Fällen, daß der Auftraggeber dem Gutachter mitteilt, von welchem Sachverhalt er auszugehen hat.

Der Gutachter wird nur *ausnahmsweise* und im Einvernehmen mit dem Auftraggeber zur Klärung der Widersprüche beitragen können, sofern sich diese aufgrund der Kenntnisse der *medizinischen* Wissenschaft beseitigen lassen.

Zur Thematik der Sachverhaltsermittlung gehört auch die Frage, ob der Gutachter eigene Ermittlungen durchführen darf. Die Antwort lautet: *nein*. Es ist nicht seine Aufgabe, den „wahren" Sachverhalt zu ermitteln; es dürfte auch für den Gutachter kaum möglich sein, zwischen streitigem und unstreitigem Sachverhalt, bewiesenen und nur behaupteten Tatsachen zu unterscheiden und sich selbst aus den Akten die richtige tatsächliche Grundlage für das Gutachten zu erarbeiten.

Nur zu leicht gibt es dann 3 Lagen: die Rechtslage, die Aktenlage und die tatsächliche Lage. Zu häufig arbeiten nicht nur Therapeuten, sondern auch Gutachter an unerklärlich verzögerten Krankheitsbildern mit.

Aus einer Frontalkollision wird eine Heckkollision, aus der Abwicklung der polizeilichen Unfallaufnahme an Ort und Stelle und anschließender selbständiger Fahrt in die Werkstatt wird die sofortige Einlieferung in das Krankenhaus, aus einem beschwerdefreien Intervall wird ein fehlgeschlagener Arbeitsversuch [7].

Der Gutachter ist kein Richter im weißen Kittel. Er hat ausschließlich die in sein Fachgebiet fallenden Fakten und Argumente entsprechend dem Gutachtenauftrag zusammenzutragen.

Gutachtenauftrag und Auswahl des Gutachters

Ist der entscheidungserhebliche Sachverhalt vollständig ermittelt, kann der Gutachtenauftrag erteilt werden. Es ist jener bereits erwähnte Bearbeitungsschritt, der noch in der Verantwortung des Auftraggebers für die Qualität des Gutachtens mitentscheidend ist.

Wenn es auch bei strenger Prüfung der sachlichen Notwendigkeit nicht immer erforderlich ist, dem Gutachtenauftrag die Bitte voranzustellen, zu prüfen, ob die Fragestellung in das Fachgebiet des Sachverständigen fällt, wird dies zunehmend zu einer guten Übung.

Beispiel:

Ich bitte Sie, zunächst zu prüfen, ob der Auftrag in Ihr Fachgebiet fällt und ohne Hinzuziehung weiterer Sachverständiger erledigt werden kann. Falls Sie die Einholung eines Zusatzgutachtens für erforderlich halten, bitte ich Sie, mir einen Ihnen hierfür geeignet erscheinenden Gutachter zu benennen.

Sollten Sie (z. B. wegen der Besorgnis der Befangenheit) Bedenken haben, das Gutachten zu erstatten, bitte ich um Rückgabe der Akten unter Angabe des Grundes, der Ihrer Ansicht nach einer Gutachtenerstattung durch Sie entgegensteht.

Diese Vorgehensweise ist sicherlich nur bei Gutachten in freier Form und nicht bei Vordruckgutachten zu bedenken.

Zum Kern eines jeden Gutachtenauftrages zählen die Fragen an den Sachverständigen. Hier sind allgemein gehaltene Fragen fehl am Platze. Zu fordern ist vielmehr eine differenzierende Fragestellung, die ggf. auch Verweise auf den Sachverhalt und/oder eine kurze Erläuterung der zu beachtenden Rechtsnorm enthält.

Diese Forderung zu erfüllen, kann für den Auftraggeber im Einzelfall schwierig werden, weil er als medizinischer Laie Fragen an den Gutachter richtet, die aus dessen Sicht ganz oder teilweise falsch formuliert sind. Dennoch wird das zuvor Gesagte hierdurch nicht widerlegt. Die richtige Reaktion des Gutachters ist im Abschn. „Prüfung nach Auftragseingang" (s. unten) erläutert.

Für den Auftraggeber kann es je nach der Lage des Einzelfalles sinnvoll sein, sich mit dem in Aussicht genommenen Gutachter zu beraten, wie die Fragen zu formulieren sind.

Ein Gutachtenauftrag bleibt unvollständig, wenn Angaben fehlen zu: Zahl der Gutachtenexemplare, zur Vorgehensweise bei für notwendig gehaltenen Zusatzgutachten (s. oben), zur Honorarfrage sowie zur Erledigungsfrist.

Hat der Auftraggeber diese Punkte erledigt, gilt es, den Gutachter auszuwählen. Soweit einfache Routinefälle Zustandsgutachten erfordern, dürfte dies keine Schwierigkeiten bereiten; im übrigen hat der Auftraggeber den Gutachter jedoch sorgfältig auszuwählen. Hierbei wird er sich insbesondere von der Erkenntnis leiten lassen, daß der Gutachter zur Erfüllung seiner verantwortungsvollen Aufgabe eines fundierten medizinischen Wissens bedarf, besonders auch zu den medizinischen Fragestellungen, die über Befunderhebung, Diagnose und Therapie hinausgehen. In Zusammenhangsgutachten spielen ferner die Ätiologie und Pathogenese der Krankheitsbilder eine wesentliche Rolle. Für manche Fragestellungen benötigt der Gutachter z. B. auch arbeitsphysiologische und arbeitspsychologische Kenntnisse.

Nicht jeder Arzt ist daher zum Gutachter berufen, sondern nur der, der auch über spezielle Kenntnisse in den jeweiligen Bereichen verfügt, die gutachtlich zu bewerten sind.

Definition Gutachten

Dieser Gliederungspunkt erscheint auf den ersten Blick überflüssig; sollte man doch annehmen dürfen, daß in der Ärzteschaft zum Begriff des Gutachtens keine Meinungsunterschiede bestehen. Leider zeigt die tägliche Praxis das Gegenteil.

Wenige Zeilen umfassende Atteste oder Befundberichte werden als „Gutachten" bezeichnet. Wenn es sich hier auch nur um Ausnahmen handelt, liegt es im Interesse aller Beteiligten, sich im Sinne eines Minimalkonsenses auf die Definition zu einigen:

> Ein ärztliches Gutachten ist die Anwendung der medizinisch-wissenschaftlichen Erkenntnis auf einen Einzelfall im Hinblick auf eine bestimmte, meist außerhalb des direkten medizinischen Bereiches liegende Frage.

Berücksichtigt der Sachverständige dann auch noch die weiteren Gesichtspunkte zu Aufbau und Inhalt des Gutachtens, dürfte es keine Verständnisschwierigkeiten geben.

Wenn auch jedes ärztliche Gutachten auf dem Boden der medizinisch-wissenschaftlichen Erkenntnis zu erstatten ist, wird hierdurch nicht jedes Gutachten zu einem „*wissenschaftlichen Gutachten*".

Diese Bezeichnung rechtfertigen auch nicht allein z. B. die Überschrift „wissenschaftliches Gutachten", oder der Briefkopf einer Universitätsklinik oder ein dem Gutachtentext nachgeheftetes Literaturverzeichnis.

Gewiß läßt sich trefflich streiten, wann ein Gutachten diese Klassifizierung verdient. In der Regel ist diese Frage primär wegen der Höhe des Honorars von Interesse. Sinnvollerweise wurde daher in den einschlägigen Regelwerken eine praktikable Definition festgeschrieben, nach der unter solchen Gutachten zu verstehen sind:

> aufgrund der Vorgeschichte, der Angaben und des Befundes durch wissenschaftliche Äußerungen gestützte und zugleich die wissenschaftlichen Erwägungen erläuternde ausführliche Gutachten.

Diese müssen weit über den Rahmen der normalen Fachgutachten hinausgehen. Die besondere Wissenschaftlichkeit eines Gutachtens ist nur dann zu bejahen, wenn die Besonderheit des Falles eine eingehende wissenschaftliche Bearbeitung des Gutachtens unter Berücksichtigung besonderer Literatur oder besonderer Erfahrungen für den *Sonderfall* erforderlich macht.

Die Tatsache allein, daß z. B. der Zusammenhang der geklagten Beschwerden mit einem Unfallereignis zu prüfen ist, macht ein Gutachten noch nicht zu einem „wissenschaftlichen Gutachten"; schließlich hat der Sachverständige in jedem Falle die Kausalität zu prüfen.

Die Beachtung dieser Grundsätze erleichtert die Zusammenarbeit zwischen Auftraggeber und Gutachter und erspart ein nicht geringes Maß an Verwaltungsarbeit.

Form des Gutachtens

Die Form des Gutachtens wird grundsätzlich vom Auftraggeber bestimmt. Außerhalb der Gerichtsbarkeit werden bei den privaten Versicherern bzw. den gesetzlichen Versicherungsträgern in einem großen Umfang *Vordruckgutachten* eingesetzt. Sie sind auf den sog. Normalfall abgestellt, ersparen Verwaltungsaufwand und erleichtern, so jedenfalls die Annahme, dem Gutachter die Arbeit. Nicht selten reicht jedoch der für die Antwort vorgesehene Raum nicht aus, so daß Vordruckgutachten nur bei einfachen Sachverhalten eingesetzt werden sollten; aber auch hier ist bei zunehmendem Einsatz moderner Textverarbeitung wahrscheinlich ein Umdenken erforderlich.

In allen anderen Fällen ist das Gutachten in freier Form zu erstatten, jene Form, die auch regelmäßig von den Gerichten gewählt wird.

„Frei" bedeutet nicht, daß der Gutachter ohne jede Schranken an die Arbeit gehen könnte.

„Frei" besagt zunächst nur zweierlei:
1. Es ist kein Vordruckgutachten zu erstatten.
2. Die Fragestellung ist nicht standardisiert, sondern auf die besondere Problematik eines Einzelfalles bezogen.

Jede weitere Freiheit wird durch den Aufbau des Gutachtens eingeengt.

Aufbau des Gutachtens

Bei Vordruckgutachten braucht sich der Sachverständige über den Aufbau des Gutachtens keine Gedanken zu machen. Anders bei einem Gutachten in freier Form; hier empfiehlt es sich, grundsätzlich folgende Gliederung zu beachten:
- Anknüpfungstatsachen,
- Klagen/Beschwerden,
- Befund,
- Beurteilung/Beantwortung der Fragen.

Jeder Gliederungspunkt und jeder Satz ist streng danach zu überprüfen, ob der Auftraggeber dieser Information bedarf.

Anknüpfungstatsachen treten an die Stelle des Aktenauszuges. Zwischen Medizinern und Juristen bestehen zuweilen Meinungsunterschiede darüber, ob ein Aktenauszug in das Gutachten aufzunehmen ist [5, 6, 10]; sie sind leicht zu klären. Der Auftraggeber kennt den Akteninhalt. Es gibt keinen Grund (mit Ausnahme der

Schreibgebühr) zur Wiederholung, auch nicht in Form von Auszügen. In begründeten Fällen kann allenfalls eine gedrängte Darstellung der Anknüpfungstatsachen akzeptiert werden.

Die *Klagen/Beschwerden* der zu untersuchenden Person sollten nach Möglichkeit wörtlich übernommen werden. Der Vorteil liegt u. a. darin, daß im Zuge der Auswertung des Gutachtens der Vorwurf vermieden wird, der Gutachter habe die geäußerten Beschwerden nicht richtig oder nicht vollständig zur Kenntnis genommen.

Die *Befunderhebung* gehört zum Kern eines jeden Gutachtens. Sie muß mit größter Sorgfalt erfolgen. Es sind nur die Befunde zu erheben, die für die Beurteilung *relevant* sind. Die Erhebung eines Gesamtkörperstatus hat die Ausnahme zu sein [8]. Objektive und subjektive Befunde sind zu unterscheiden. Objektiv sind nur die Befunde, die von der Mitwirkung der zu untersuchenden Person unabhängig und reproduzierbar sind. Die objektiven Befunde bestimmen die Begutachtung; die anderen Befunde müssen sich ihnen unterordnen. Sie müssen dazu passen.

Die *Beurteilung* gehört zum schwierigsten Teil eines Gutachtens. Offenbar ist dies auch einigen Ärzten bewußt; gemeint ist jene Gruppe, die überzeugt ist, lediglich die Antwort auf die gestellten Fragen sei ausreichend. Es wird argumentiert, eine Begründung der gefundenen Ergebnisse können schon deswegen entfallen, weil der Auftraggeber nicht über die erforderliche Sachkunde verfüge, die Beurteilung nachzuprüfen oder die sachverständige Diskussion nachzuvollziehen, erst recht nicht sie im einzelnen nachzuprüfen. Eine irrige Auffassung, die die vielfältigen Möglichkeiten der Auswertung des Gutachtens durch den Auftraggeber verkennt. Eine Nachbesserung des Gutachtens ist die konsequente Folge.

Die Beurteilung stützt sich insbesondere bei Beschwerdebildern ohne morphologisches Substrat auf die *ärztliche Erfahrung*, d. h. auf die Beobachtung einer Vielzahl von Fällen, nicht auf Einzelfälle. Der Vergleich mit Regelverläufen ist Gegenstand der Beurteilung. Ärztliche Erfahrung meint nicht Autorität statt Argumente wie z. B. „Dem erfahrenen Gutachter sagt der Befund . . .‟ oder „Aus meiner 30jährigen Tätigkeit als Gutachter . . .‟ oder „Ich habe bereits in zahlreichen Vorträgen zum Ausdruck gebracht . . .‟ [9].

Die Beurteilung und die Beantwortung der vom Auftraggeber gestellten Fragen werden nicht selten zusammengefaßt. Diese Vorgehensweise erscheint nur in wenigen Ausnahmefällen möglich und sinnvoll zu sein. Grundsätzlich hat der Gutachter *nach* der Darstellung der erhobenen Befunde und der daraus gezogenen Schlußfolgerungen sowie ggf. in Auseinandersetzung mit schon vorliegenden Gutachten die Fragen des Auftraggebers so konkret wie möglich zu beantworten.

Dem Gutachter sollte schließlich stets bewußt sein, daß er nicht um jeden Preis eine Antwort finden muß. Im Gegenteil, er hat die Pflicht, darzulegen, weshalb er bestimmte Fragen z. B. aufgrund des derzeitigen ärztlichen Wissensstandes oder wegen der allgemein noch nicht zur Verfügung stehenden Untersuchungsmittel nicht beantworten kann. Eine in diesem Sinne nicht beantwortete Frage ist stets besser als eine falsch beantwortete.

Aufgaben und Pflichten des Gutachters

Die Erledigung eines Gutachtenauftrages wird, wie ausgeführt, wesentlich durch die Vorleistungen des Auftraggebers erleichtert. Der zweite wesentliche Teil besteht in der Erfüllung der Aufgaben und Pflichten des Gutachters, von denen die wichtigsten hier kurz angesprochen werden sollen.

Prüfung nach Auftragseingang

Das Pendant zu der dem Gutachtenauftrag vorangestellten Bitte (s. oben, „Gutachtenauftrag und Auswahl des Gutachters") ist die Aufgabe des Sachverständigen, nach Eingang des Auftrages zu prüfen, ob die Fragestellung in sein Fachgebiet fällt. Nach einer positiven Antwort ist der im Prüfgang nächste Schritt, festzustellen, ob die Fragen unvollständig oder sogar falsch formuliert sind. Sollte dies zutreffen, ist es nicht Aufgabe des Gutachters, von sich aus die Fragestellung zu korrigieren, wie er sie für richtig hält oder wie sie vielleicht sogar unbestritten richtig lauten müßte.

Wenn der Gutachter Zweifel hat, die vor der Erstattung des Gutachtens beseitigt werden müssen, hat er sich an den Auftraggeber zu wenden und um eine Richtigstellung bzw. Berichtigung der Fragen zu bitten. Dieses Gespräch kann ohne jede Förmlichkeit telefonisch oder schriftlich erfolgen. Selbstverständlich gilt dies auch für die von den Gerichten erteilten Gutachtenaufträge.

Ferner sind vor der Erstattung des Gutachtens die weiteren relevanten Punkte des Auftrages (Notwendigkeit von Zusatzgutachten, Erledigungsfrist, Honorar etc.) zu prüfen.

Pflicht zur persönlichen Erstattung des Gutachtens

Der Sachverständige hat die Pflicht, das Gutachten persönlich zu erstatten [2–4]. Hiergegen wird insbesondere in Krankenhäusern häufig verstoßen, weil der beauftragte Gutachter sich nicht nur z. B. für medizinisch-technische Untersuchungen der Hilfe von Hilfskräften bedient, sondern auch für die Erhebung der Anamnese sowie für die erforderlichen Einzeluntersuchungen. Es ist gewiß nicht erforderlich, daß der Gutachter alle Untersuchungen vornimmt, wohl aber die, auf die sich das Gutachten in der entscheidenden Beurteilung stützt oder die z. B. in der Auseinandersetzung mit anderen Gutachten von maßgeblicher Bedeutung sind.

Ist z. B. für ein traumatologisches Gutachten die Einschränkung der Beweglichkeit der Halswirbelsäule von Bedeutung, so hat der *beauftragte* Gutachter die erforderlichen Untersuchungen auch selbst vorzunehmen; er darf sich nicht auf die Feststellungen seiner Hilfskräfte verlassen.

Dies gilt auch für die wesentlichen Punkte der Anamnese. Für einen Neurologen/Psychiater kann es zwingend notwendig sein, die gesamte Anamnese zu erhe-

ben oder zumindest die maßgeblichen Teile nachzuvollziehen, auf die er seine
Beurteilung stützt.

Diese Grundsätze sind in zahlreichen höchstrichterlichen Entscheidungen be-
kräftigt worden [1]; zukünftig dürften die hier genannten Kautelen eher enger als
weiter ausgelegt werden.

Ein Sachverständiger, der z. B. wegen Arbeitsüberlastung nicht in der Lage ist,
das Gutachten persönlich zu erstatten, hat die Pflicht, den Auftrag unverzüglich
zurückzugeben.

Die Mitwirkung von *geeigneten* Hilfskräften findet stets ihre Grenzen darin,
daß die volle persönliche Verantwortung des beauftragten Gutachters gewahrt
bleiben muß, die auch in der Unterschrift dokumentiert wird.

Unterzeichnet z. B. ein Klinikdirektor das von einem seiner ärztlichen Mitarbei-
ter erstellte Gutachten lediglich mit dem Vermerk „einverstanden", so wird dadurch nicht genügend erkennbar, daß der Gutachter die ihm obliegende volle
Verantwortung für das Gutachten übernommen hat und dazu nach seinem eigenen
Kenntnisstand auch in der Lage war. Der Vermerk „einverstanden" kann auch
lediglich als Billigung des Gutachteninhalts im Sinne einer reinen Plausibilitäts-
kontrolle verstanden werden; er besagt nicht notwendig, der „Einverstandene"
habe auch die erhobenen Befunde sowie die Schlußfolgerungen geprüft. Gutachten
dieser Art leiden an einem wesentlichen Formfehler und sind in der Regel als
Beweisurkunde nicht zu verwerten. Ein verantwortungsbewußter Gutachter ver-
meidet ein solches Ergebnis.

Schweigepflicht

Die ärztliche Schweigepflicht ist in den Berufsordnungen festgelegt. Eine *unbefugte*
Offenbarung der zum persönlichen Lebensbereich gehörenden Geheimnisse wird
strafrechtlich geahndet (§ 203 StGB). Für den Gutachter ist es daher wichtig, zu
wissen, wann der Tatbestand einer befugten bzw. unbefugten Offenbarung geschützter Daten vorliegt.

Befugt ist die Weitergabe geschützter Daten immer, wenn die betroffene Person
damit einverstanden ist oder eine gesetzliche Offenbarungspflicht besteht; in allen
übrigen Fällen liegt grundsätzlich eine unbefugte Offenbarung vor.

Bei Gutachten kann man regelmäßig davon ausgehen, daß der Untersuchte
durch die Tatsache, daß er sich untersuchen läßt, sein Einverständnis zur Weitergabe der geschützten Daten an den Auftraggeber zum Ausdruck bringt. Der
Sachverständige muß jedoch beachten, daß dies nur *für die zur Begutachtung
erforderlichen* Befundtatsachen und Angaben des Untersuchten gilt. Alle anderen
Daten unterliegen weiterhin der Schweigepflicht des Arztes.

Schweigen ist dem Gutachter auch hinsichtlich seiner Beurteilung gegenüber
dem Untersuchten auferlegt; dieser hat hierdurch keinerlei Nachteile. Unsere
Rechtsordnung sichert ihm eine Akteneinsicht zu, so daß er alle gewünschten
Informationen erhält.

Pflicht zur Unparteilichkeit

Ebenso wichtig wie die Fachkunde des Gutachters ist dessen Objektivität. Mißtrauen gegen die Unparteilichkeit führt in der Regel zum Vorwurf der Befangenheit. Versicherte und Kläger bringen dies in der Forderung zum Ausdruck, von einem „neutralen Arzt" untersucht zu werden. Hier ist die Erwartung zu erkennen, der Gutachter möge seine Aufgabe mit der Unabhängigkeit und Unparteilichkeit eines Richters erledigen. Ein berechtigter oder ein frommer Wunsch?

Zwischen der Stellung eines Gutachters und der eines Richters bestehen wesentliche Unterschiede. Der Gutachter ist z. B. aufgrund seiner Ausbildung und seines „Amtes" nicht gehalten, Tatbestände unparteiisch zu beurteilen und sich wie der Richter in einem anderen Rechtszug der Kontrolle zu unterwerfen. Ferner gehört zu den Unterschieden, daß der Gutachter seine wirtschaftlichen Interessen berührt sieht, wenn er keine ausreichende Zahl an Aufträgen erhält [10]. Es überrascht daher nicht, wenn im Schrifttum z. T. mit großer Schärfe die fehlende Objektivität der Gutachter angegriffen wird [13, 14, 18]. Im Mittelpunkt der Kritik steht die Behauptung, aus den genannten Gründen werde sogar die Qualität der Urteile beeinflußt. So würden z. B. Entscheidungen, gegen die kein Rechtsmittel möglich ist, mit der „linken Hand" getroffen. Darüber hinaus zeigten die selbstherrlichen Ausführungen der Gutachter und ihr Auftreten vor Gericht, wie subjektiv ihre Voten gefärbt seien. Wenn dann noch von ärztlicher Seite gesagt werde, eine objektive Beurteilung sei nur dann möglich, wenn sich der Gutachter immer wieder die Frage vorlege: „Würdest du ebenso urteilen, wenn du zahlender Teil wärst?", ist das Verständnis dieser Ärzte als Sachwalter der Kasse des Auftraggebers überdeutlich. Man solle sich vorstellen, diese Auffassung würde auch die Urteilsfindung der Richterbank beeinflussen, so daß nur derjenige eine Leistung erhalten würde, der an einen spendenfreudigen Richter geräte.

Fortgeführt wird die Kritik aus den Reihen der Gutachter mit dem Hinweis auf die „Charakterschwäche" [11]; den Kollegen wird vorgeworfen, daß sie nicht nur Fehlurteile abgeben, sondern auch die Fehlerhaftigkeit nicht zugeben und – wider besseres Wissen – auf der falschen Meinung beharren. Aus Prinzip und nicht aus Überzeugung, aus Angst vor der Blamage und nicht aus Wahrheitsliebe hielten sie an längst widerlegten Behauptungen und Voten fest. Es seien letzten Endes Ehrgeiz und Eitelkeit, die den Prestigegutachter dazu trieben, sein Gutachten unsachlich und wider besseres Wissen zu erstatten.

Es wird kaum möglich sein, alle Kritikpunkte zu widerlegen. Wichtiger ist, jeder Gutachter bemüht sich um ein Verhalten, das solche Kritik überhaupt nicht aufkommen läßt. Hierzu gehört auch, die Beurteilung in Ermangelung objektiver Befunde nicht nach dem Grundsatz: „in dubio pro aegroto/assicurato" [16] abzufassen; hier zeigt sich die Parteilichkeit unter dem Deckmantel des Wohlwollens bzw. des Mitleids.

Nach alledem kann nicht deutlich genug die Pflicht des Gutachters unterstrichen werden, das Gutachten in völliger Neutralität zu erstellen. Er hat sich von Sympathie und Antipathie zu befreien und objektiv und vorurteilsfrei seine Aufgabe zu erfüllen. Unterläuft ihm ein Irrtum, so spricht es für die Qualität des

Gutachters, wenn er sich nicht scheut, seine eigene Ansicht zu revidieren und sich selbst zu widerlegen.

Herrschende Meinung/Mindermeinung

So wie sich die Rechtsprechung in einem langsamen, aber ständigen Wandel befindet, so werden auch in der Naturwissenschaft und Medizin immer wieder neue Erkenntnisse gewonnen. Gerade bei Zustandsbildern, die in ihrer Genese unklar sind, kommt es immer wieder zu neuen Deutungen und zur Bildung neuer Hypothesen und Theorien [17].

Der gestern als Außenseitermeinung bezeichnete Standpunkt ist heute die Lehrmeinung; morgen kann er schon als Rückfall in längst überwundene Anschauungen angesehen werden.

Der Auftraggeber darf erwarten, daß der Gutachter seine Beurteilung auf der Grundlage der herrschenden Meinung abgibt. Will er hiervon abweichen, muß er dies begründen und den Auftraggeber z.B. ausdrücklich darauf hinweisen, daß seine Ansicht im medizinischen Schrifttum nur vereinzelt vertreten und ihr von anderer Seite widersprochen wird.

Grundsätzlich dient auch die gutachterliche Auseinandersetzung mit einer Mindermeinung der ständigen Anpassung der Rechtsprechung an die wissenschaftlichen Erkenntnisse; der Gutachter sollte sich jedoch stets bewußt sein, daß der Weg von einem „Außenseitergutachten" bis zur gesicherten höchstrichterlichen Rechtsprechung länger als sein Berufsleben dauern kann. Insoweit ist schon mit Blick auf die Interessenlage der Versicherten bzw. der Kläger der Sinn und Zweck eines „Außenseitergutachtens" mit größter Sorgfalt zu prüfen.

Die Beachtung der herrschenden Meinung ist nicht Selbstzweck; sie dient der einheitlichen Beurteilung vergleichbarer Tatbestände und damit der Verwirklichung des in der Verfassung verankerten Gleichheitsgrundsatzes.

Zusammenfassung

Medizinische Begutachtung ist für die Prüfung der vielfältigen Ansprüche der Versicherten bzw. Kläger unverzichtbar. Der ärztliche Gutachter vermittelt die Sachkunde, die die zur Entscheidung befugten Personen in der Regel nicht besitzen; seine Arbeit ist von großer, oft entscheidender Bedeutung. Gleichwohl hat das Gutachten eine dienende Funktion.

Die in der täglichen Praxis nicht selten zu beobachtende mindere Qualität der Gutachten ist vermeidbar. Zunächst müssen die Auftraggeber für eine Verbesserung der Gutachtenaufträge sorgen und sich bei der Auswahl der medizinischen Sachverständigen mehr Mühe geben.

Dem ärztlichen Gutachter, der seine Pflichten kennt und beachtet, wird es dann wesentlich leichter fallen, seine verantwortungsvolle Aufgabe zu erfüllen und die Gutachten regelmäßig in der Qualität zu erstellen, die eine schnelle Wiederherstellung des Rechtsfriedens gewährleistet.

Die sich in den Schlagworten artikulierende Kritik „Der Gutachter ist ein notwendiges Übel" oder „Der Gutachter ist der Richter im weißen Kittel" können bestenfalls den Rechtshistoriker zu der Klarstellung veranlassen, daß der Gutachter bis zur Mitte des 19. Jahrhunderts allein für die Richtigkeit seines Gutachtens verantwortlich war. Der Richter hatte nach dem gemeinen Prozeßrecht nur die Verantwortung für die richtige Entscheidung der Rechtsfragen zu tragen. Der Arzt war der iudex facti.

Dies änderte sich unter dem Einfluß des französischen „Code de procédure civile" von 1806.

Seither hatten viele Generationen von Gutachtern Gelegenheit, sich auf die veränderte Rechtslage einzustellen. Heute hat es jeder Gutachter in der Hand, dafür zu sorgen, daß solche Kritik ins Leere läuft. Wird dieses Bemühen noch durch die Bereitschaft ergänzt, mit den Auftraggebern im Gespräch zu bleiben und die Qualität der Gutachten als gemeinsame Aufgabe begriffen, kann der zunehmenden Kritik in den Medien und durch die in Mode gekommenen Interessenverbände (z. B. Schleudertrauma-Verband) der Boden entzogen werden.

Literatur

1. Urteil des BGH vom 28.06.72 – IV ZR 51/71
   Urteil des BSG vom 23.08.67 – 5 Rkn 99/66
   Urteil des BSG vom 28.03.84 – 9a RV 29/83
   Urteil des BVerwG vom 09.03.84 – 8 C 97/83
2. Friedrichs H (1978) Sachverständigenernennung und -gutachten. Med Sachverst 74
3. Friedrichs H (1979) Persönliche Gutachterpflicht, Hilfskraft und Gutachtenerläuterung. Med Sachverst 77
4. Jessnitzer K (1978) Verlust des Entschädigungsanspruches bei eigenmächtiger Übertragung des Gutachtenauftrages an einen anderen Sachverständigen. DMW 449
5. Krasney OE (1980) Ärztliche Gutachtertätigkeit für Gerichte. In: Frühmorgen P (Hrsg) Das gastroenterologische Gutachten, Kompendium 8. Springer, Berlin Heidelberg New York Tokyo, S 9
6. Krasney OE (1987) Juristische Erwägungen. In: Suchenwirth RMA, Wolf G (Hrsg) Neurologische Begutachtung. Fischer, Stuttgart New York, S 1
7. Ludolph E (1991) Abfassung des ärztlichen Gutachtens. BG-UMED 76:128
8. Ludolph E s. [7], S 129
9. Ludoph E s. [7], S 131
10. Panik G (1957) Der Arzt als Gutachter. Med Sachverst 121
11. Ponsold A (1969) Das Prestige-Gutachten. Med Sachverst 111
12. Sarstedt W (1968) Auswahl und Leitung des Sachverständigen im Strafprozeß. NJW 177
13. Schellworth G (1958) Zur Psychologie der Begutachtung. Med Sachverst 87
14. Schimanski W (1986) Die Ablehnung des medizinischen Gutachters. SGb 404
15. Spohr H (1986) Das ärztliche Gutachten aus der Sicht der Verwaltung. In: Hierholzer G, Ludolph E (Hrsg) Gutachtenkolloquium 1. Springer, Berlin Heidelberg New York Tokyo, S 22
16. Spohr H (1993) Ausgewählte Rechtsfragen unter besonderer Berücksichtigung der gesetzlichen Unfallversicherung. Nervenheilkunde 253
17. Wolf G (1987) Die Beurteilung. In: Suchenwirth RMA, Wolf G (Hrsg) Neurologische Begutachtung. Fischer, Stuttgart New York, S 642
18. Zobel K (1990) Sind Gutachter neutral? Orthop Praxis 8:525

Bedeutung und Anwendung verschiedener Einteilungsschemata der HWS-Verletzungen

F. SCHRÖTER

Aus den Veröffentlichungen und Monographien, die teils schon historischen Charakter haben, ergibt sich interessanterweise, daß bis etwa 1957 im deutschen Schrifttum der Terminus „Distorsion" der Halswirbelsäule für die Folgen einer Beschleunigungseinwirkung gebräuchlich war. Die Thematik spielte jedoch hierzulande bis etwa Mitte der 50er Jahre kaum eine Rolle. Erst die Publikation von Gay u. Abbott [8] regte das wissenschaftliche Interesse an. Die Autoren gebrauchten die Bezeichnung „whiplash injury", die im deutschen Sprachraum zunächst als „Peitschenschlagverletzung" Eingang fand und rasch abgelöst wurde von dem Begriff „Schleudertrauma", der dann seit etwa 1957 mit den unterschiedlichsten Interpretationen und Sinngehalten, auch sprachlichen Abwandlungen wie z.B. „Schleuderverletzung", gebraucht wurde. Es folgten zahlreiche weitere Wortschöpfungen, um solche Halswirbelsäulenverletzungen zu charakterisieren. Kamieth [17] hat all diese Begriffsbildungen in bemerkenswerter Vollständigkeit zusammengestellt, so daß auf das einleitende Kapitel dieser Monographie verwiesen werden kann. Junghanns [14] war einer der ersten, der darauf hinwies, daß der Begriff „*Schleudertrauma*" Verwirrung stiftet, da eine mechanische Unfalleinwirkung gleichzeitig zur Beschreibung eines Verletzungsbildes gebraucht wurde. Überschaut man die vielfältige Literatur, so besteht der Eindruck, daß viele Autoren mit dieser Thematik ihrerseits ins Schleudern geraten sind: Kaum ein anderes Wort wurde semantisch so vielfältig, teils erkennbar mißbräuchlich interpretiert, wie der Begriff „*Schleudertrauma*"!

Bereits die Autoren Gay u. Abbott [8] – der eine Neurologe, der andere Neurochirurg – gerieten mit den physikalischen Gesetzmäßigkeiten ins Schleudern, da sie unter Mißachtung des Trägheitsgesetzes die Unfallmechanik buchstäblich in ihr Gegenteil verkehrten (Abb. 1 und 2). Obwohl diese – eigentlich nur noch historisch bedeutsame – Arbeit aus dem Jahr 1953 auch heute noch häufig zitiert wird, ist dieses fehlerhafte unfallmechanische Verständnis erstmals 1991 von Saternus in Füssen aufgezeigt und 1993 publiziert worden [28].

Das Hauptanliegen von Gay u. Abbott lag in dem Bemühen um eine Erklärung für eine eigentümliche Diskrepanz zwischen einerseits dem objektiven Umfang einer klinisch kaum erfaßbaren Primärverletzung und andererseits einem prolongierten, häufig noch sukzessive ausgeweiteten Beschwerdebild. Konsequenterweise führte dies erstmals zu einer relativ klaren Abgrenzung zu anderen, leichter zu definierenden Verletzungsbildern, z.B. Frakturen und Luxationen.

B. Kügelgen (Hrsg.)
Neuroorthopädie 6
© Springer-Verlag Berlin Heidelberg 1995

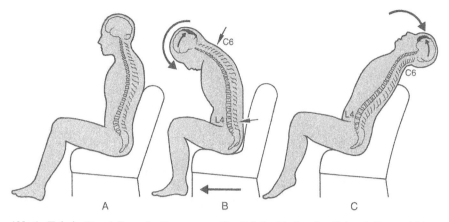

Abb. 1. Falsche Darstellung des Bewegungsablaufs beim Heckaufprall durch Gay u. Abbott [8] (Originallegende: Mechanics of whiplash injury; *A*, normal sitting position in automobile; *B* collision from behind thrusts body in position of acute flexion, with maximum stresses at lower cervical and lumbar spinal regions; *C* position of extension usually follows acute flexion posture. There may be more than one oscillation of head and neck in alternate flexion and extension. Shading of brain indicates that a concurrent concussion of the brain occurs from mechanical deformation or the influence of acceleration or deceleration)

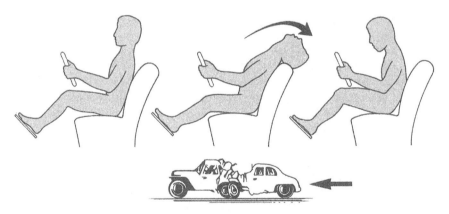

Abb. 2. Korrekte Darstellung des Bewegungsablaufs (ohne Kopfstütze) durch die Massenträgheit des Kopfes beim Heckaufprall

Eingrenzungskriterien nach Gay u. Abbott [8]:
- übereinstimmender Unfallmechanismus, nämlich immer Auffahrunfall von hinten,
- fehlende äußere Verletzungszeichen im Hals-Kopf-Bereich,
- fehlende neurologische Ausfälle in der Frühphase,
- fehlende radiologische Verletzungszeichen,
- primär typische zerrungsbedingte Beschwerden im Hals- und Nackenbereich.

Der Charakteristik eines offenkundig harmlosen Verletzungsbildes widersprach die Beobachtung, daß die Dauer der Nachbeschwerden weit über das gewohnte Maß hinausging, zur Chronifizierung und zur Ausweitung neigte. Gay u. Abbott vermuteten einen „spezifischen Insult auf die Persönlichkeits-Struktur" und ließen dabei auch die geradezu archaische Nachbarschaftsbeziehung zwischen der Hals-region einerseits und dem als Lebenszentrum apostrophierten Zentralnervensystem andererseits anklingen. Wenn der Verletzte argwöhne, er habe soeben für Augenblicke eine fundamentale Existenzbedrohung durchgemacht, dann sei verständlich, daß jenes die Wirbelsäule betreffende Ereignis eine völlig andere Färbung erhalte als graduell vergleichbare Verletzungen an „neutraleren" Körperregionen. Sie erkannten die nachträgliche Akzentverlagerung weg von der Halswirbelsäule in Richtung seelischer Komponenten und empfahlen schon seinerzeit eine entdramatisierende Aufklärung des Verletzten, nötigenfalls auch psychotherapeutische Führung bereits in den ersten 2 Wochen der Heilperiode, um den Patienten in die Lage zu versetzen, die allmähliche Wiedergewinnung der Halswirbelsäulenfunktion selbstbeobachtend und beruhigend mitzuerleben.

Diese seinerzeit ungewöhnlich weitsichtigen Empfehlungen sind in der späteren Diskussion völlig untergegangen, wurden sogar in unzähligen Gutachten in ihr Gegenteil verkehrt mit der Behauptung einer von Gay u. Abbott inaugurierten somatischen Beschwerdeursächlichkeit.

Dramatisierende Interpretationen z. B. zur Krankheitsrelevanz von subjektiv erlebten Phänomenen wie Seh- und Hörstörungen, Schwindelgefühlen, Hitze- und Kälteempfindungen, vermeintlichen Parästhesien, von polytopen Schmerzen, aber auch von „Blockierungen" und der „Steilstellung" der HWS im Röntgenbild beherrschten über Jahrzehnte hinweg die Diskussion mit dem Tenor, es müsse auf die „glaubwürdige lange Dauer der Beschwerden" hingewiesen werden [39]. Es war kein geringerer als Erdmann [6], der hierzu ausführte: „Dies ist ja nun schon das Unsolideste, was man im Rahmen der Unfallbegutachtung vorbringen kann."

Unzählige Verletzte wurden hierdurch verunsichert und in ihren Ängsten bestärkt, unzählige Ärzte zur unkritischen Überdiagnostik und therapeutischen Polypragmasie verleitet. In der retrospektiven Überprüfung wurde immer häufiger der – vermeidbare – Therapieschaden erkennbar. Diese Art der Medizin verletzt die hippokratische Gesinnung: nihil nocere! Dieser Diskussion werden sich zukünftig alle beteiligten Ärzte, insbesondere die Orthopäden und Manualtherapeuten, stellen müssen.

Seit Anfang der 60er Jahre gab es mehrere Versuche einer Schweregradeinteilung von Halswirbelsäulenverletzungen mit teils kuriosen Ergebnissen. So wurde von Stuck [35] eine 7stufige Einteilung (s. unten) – schwerster Grad: Dekapitation! – angegeben. Derartiges wurde aber nur extrem selten – bei verunglückten Motorradfahrern und nach Flugzeugabstürzen – beobachtet, niemals aber bei Autounfällen. Die Einteilung orientierte sich eingangs nur an Subjektivismen, dann an Vermutungen zur somatischen Beschwerdeverursachung und schließlich an schwersten neurogenen Läsionen, die durch keine noch so schwere HWS-Distorsion entstehen können. Diese Einteilung ist somit schlicht unbrauchbar.

Schweregrade nach Stuck [35] (Übersetzung):
A) Milde: Vorübergehender Schmerz im Nacken, zwischen den Schultern bis hoch zum Hinterhaupt, im Bereich der Schulterblätter und Arme.
B) Moderat: Die Symptome sind ausgeprägter und länger anhaltend, beinhalten möglicherweise eine subjektive Taubheit und Schwäche der Schultern, Arme und Hände.
C) Schlimm: Die Symptome persistieren trotz aller Physiotherapie. Zerebrale Symptome kommen hinzu infolge einer Beteiligung der Vertebralarterien und reduzierter Blutzufuhr zum Hirnstamm und Kleinhirn. Bei Unterbrechung der Physiotherapie nehmen die Symptome zu.
D) Sehr schlimm: Die Symptome sind ähnlich wie bei C, aber zusätzlich können partielle periphere Nervenschäden und eine partielle Funktionsstörung des Rückenmarkes vorliegen. Durch Physiotherapie erfolgt nur vorübergehend eine Besserung.
E) Extrem: Totaler Funktionsausfall des Spinalmarks mit nur langsamer Besserungstendenz. Möglicherweise besteht eine Fraktur mit Fragmentdislokation im Halswirbelsäulenbereich.
F) Hoffnungslos: Totaler und permanenter Ausfall der Rückenmarksfunktion unterhalb der Lokalisation der Verletzung bei extrem dislozierter Fraktur.
G) Terminal: Die Enthauptung.

Der Neurochirurg Reichenbach [25] versuchte eine 10stufige Einteilung (s. unten) zu begründen. Die Wirbelgelenkblockierung wurde von ihm an erster Stelle genannt, noch vor den Zerrungen, die bereits mit den Zerreißungen gleichgestellt wurden. Es folgten die Verletzungsbilder mit strukturellen Läsionen, die diagnostisch keinerlei Schwierigkeiten bereiten und insofern auch keiner Schweregradeinteilung bedurften. Am Schluß wurden sogar reparative Spätfolgen als Kriterien für die Schwere der Primärverletzung angegeben. Anfang und Ende dieses Schemas sind somit unbrauchbar, der mittlere Teil ist überflüssig.

Einteilung der Schweregrade nach auftretenden Störungen nach Reichenbach [25]:
- Wirbelgelenkblockierung.
- Zerrungen oder Zerreißungen des Bandapparates der Gelenkkapsel durch Hyperextension, Hyperflexion oder Torsion.
- Ruptur einer oder mehrerer Bandscheiben.
- Wirbelluxationen verschiedenen Grades in verschiedener Richtung.
- Wirbelkompressionsfrakturen von Wirbelkörpern.
- Frakturen von Dorn- und Querfortsätzen.
- Luxationsfrakturen in verschiedenen Kombinationen; dabei versteht es sich von selbst, daß bei jeder Luxation und wohl auch bei vielen Frakturen Bandapparat und Discus intervertebralis in Mitleidenschaft gezogen werden.
- Zerebrovaskuläre Störungen, infolge Quetschung oder Zerrung der A. vertebralis.
- Radikuläre Störungen hervorgerufen durch Zerrung oder Kompression, entweder akut auftretend oder als Spätschäden infolge Verwachsungen.
- Rückenmarkverletzungen, wiederum entweder als unmittelbare Folge von Quetschung, Ödem und Blutung oder als vaskulärer Spätschaden. Nicht außer

acht darf gelassen werden die Spätkompression durch spondylotische Wucherungen nach früher durchgemachten Frakturen oder Luxationen.

Von Hinz u. Plaue [12] wurde – offenkundig in Anlehnung an Lobs Systematik der Wirbelsäulenverletzungen [20] (s. unten) – eine Einteilung vorgelegt, die unter dem 1. Punkt ca. 90 % aller (Minimal)verletzungen subsumiert, die – so gut wie ausschließlich – die kontroversen Diskussionen bestimmen.

Schweregrade von WS-Verletzungen nach Lob [20]:
1) minimale Verletzungen des Weichteilmantels.
2) isolierte Bandscheibenruptur,
3) Verletzung des Bandsystems,
4) Gefäßverletzungen,
5) isolierte Wirbelfraktur,
6) voll ausgebildete Wirbelsäulenverletzung.

Einteilung der HWS-Verletzungen nach Hinz u. Plaue [12]:
1) minimale Verletzungen des Weichteilmantels (ca. 90 % aller Verletzungen),
2) isolierte Bandscheibenruptur,
3) Verletzung des Bandsystems,
4) Gefäßverletzungen,
5) isolierte Wirbelfraktur,
6) voll ausgebildete Wirbelsäulenverletzung,
7) Nerven- und Rückenmarkverletzungen,
8) vegetative Störungen.

Unlogisch erscheint auch, daß die isolierte Bandscheibenläsion vor den Verletzungen des Bandapparates rangiert, obwohl die Bandscheibe eine sehr viel höhere Dehn- und Verformbarkeit aufweist als die ligamentären Sicherungen [15]. Die an letzter Stelle genannten „vegetativen Störungen" werden besonders häufig nach harmlosen Unfällen beklagt. Die isolierte Wirbelfraktur ist bei alleiniger Distorsion der HWS – ohne zusätzliche Kontaktverletzung des Kopfes – nicht möglich, so daß auch diese Einteilung nicht hilfreich erscheint. Die Autoren haben dies selbst erkannt und abschließend ausgeführt:

In dieser Beziehungskette zwischen Morphologie, Funktion und unfallspezifischer Krafteinwirkung auf die Halswirbelsäule liegt der Schlüssel für die Diagnostik des eingetretenen Schadens, und nur in der kombinierten Wertung dieser Komponenten kann eine objektive gutachtliche Einschätzung der Unfallfolgen gelingen. Eine Tabelle zur Bemessung der Rentensätze kann folglich nicht angeboten werden, da in jedem Fall individuell geprägte Faktoren mitberücksichtigt werden müssen.
Die oft noch uneinheitliche Urteilsfindung geht wohl in gleichen Teilen zu Lasten der Ungewißheit wie zu Lasten mangelnder Sorgfalt. Den ersten Teil kann man sicherlich noch zum Guten wenden, den anderen nur vielleicht, denn wie Cotta [3] treffend formulierte, stellt die Mikrobe der menschlichen Oberflächlichkeit für die Begutachtung der Wirbelsäule eine bisher kaum zu überwindende Noxe dar.

Es ist unzweifelhaft das große Verdienst von Erdmann [5], das Bemühen einer graduellen Einteilung zu begrenzen auf die reinen Weichteilverletzungen, da nur diese regelmäßig Beurteilungsschwierigkeiten mit sich brachten. Liest man heute dieses nur knapp 4 Seiten umfassende Kapitel zur „Einschätzung des Schweregra-

Tabelle 1. Einstufung nach Schweregraden. (Nach Erdmann [5])

Symptome	Schweregrad I	Schweregrad II	Schweregrad III
a) Annähernd schmerzfreies Intervall	Häufig vorhanden (12–16 h)	Seltener vorhanden (4–8 h)	Nicht vorhanden
b) Schluckschmerzen, Schmerzen im Mundbodenbereich oder in den Rektusmuskeln des Halses	Selten (3–4 Tage lang)	Häufig (3–4 Tage lang)	?
c) Totale Haltungsinsuffizienz der Kopfhaltemuskulatur	Nicht vorhanden	Fehlt als Sofortphänomen; bisweilen nachträglich	Als Sofortphänomen immer vorhanden
d) „Steifer Hals" bzw. schmerzhafte Bewegungseinschränkung für Kopf und Hals, tastbar bei manueller Prüfung	Häufig, meist erst als Sekundärsymptom, Dauer 1–2 Wochen	Meist vorhanden, meist als Primärphänomen, seltener nach Intervall	Immer vorhanden, Dauer länger als 2 Monate
e) Schmerzen paravertebral zwischen den Schulterblättern („Kralle")	Gelegentlich (bei etwa 15%)	Häufiger (bei etwa 30%)	?
f) Primäre Parästhesien in den Händen, gelegentlich auch den Unterarmen	Selten	Häufiger, aber meist ohne motorische Lähmungen	?
g) Positive Verletzungsmerkmale im Röntgenbild der HWS			
1. primäre	Fehlen	Fehlen	Vorhanden
2. sekundäre (nach 3–6 Wochen)	Fehlen	Bisweilen vorhanden	Vorhanden
h) Prostration, Bettlägerigkeit	Fehlt of (meist nur 2–3 Tage)	Meist vorhanden (ca. 10–14 Tage)	Immer vorhanden (4–6 Wochen)
i) Dauer der unfallbedingten Arbeitsunfähigkeit	1–3 Wochen (fehlt gelegentlich ganz)	2–4 Wochen	Über 6 Wochen

des" in seiner 1973 erschiedenen Monographie, so ist man überrascht von der überaus kritischen Haltung, mit der Erdmann selbst dieser Einteilung (Tabelle 1) begegnete. Er verwies ausdrücklich darauf, daß eine solche Graduierung im diagnostischen und therapeutischen Bereich entbehrlich ist, also nur unter versicherungsmedizinischen Aspekten, nämlich wegen der Schwierigkeiten bei der Begutachtung, eine Berechtigung hat. Im Grunde genüge es, wenn man abgrenzen könne zwischen den leichten Formen der Zerrung und den schweren Formen der Zerreißung von Weichteilen, z. B. mit dem Bild einer Rotationssubluxation. Er verwies aber auch auf die fließenden Übergänge und begründete hiermit den Schweregrad II, da etwa 1/5 der von ihm ausgewerteten Fälle weder als leichtverletzt noch als schwerverletzt eingestuft werden konnten: Einerseits zeigten solche Verletzungen des Schweregrades II – vermutlich infolge mikrostruktureller Läsionen – einen längeren Heilverlauf, andererseits aber dennoch – anders als die schweren Verletzungen – in der Regel eine folgenlose Ausheilung.

Er verwies darauf, daß die Schweregradeinteilung *unabdingbar* in der *Frühphase*, nämlich den ersten beiden Wochen, erfolgen müsse, da nur die Symptomatik im unfallnahen Zeitraum eine solche Einschätzung möglich mache. Die Spätbilder könnten geprägt sein von unfallfremden Akzenten, die man schließlich gerade mit einer solchen Schweregradeinteilung abzugrenzen gedenke.

Diese Forderung Erdmanns hat sich in der praktischen Begutachtung buchstäblich in ihr Gegenteil verkehrt: Es wird manchmal erst Jahre nach dem Ereignis aus dem verbliebenen Beschwerdebild – meist unter völliger Mißachtung des primären Schadensbildes – die Einteilung nach dem Schweregradschema von Erdmann vorgenommen. Wie kritisch Erdmann selbst die Problematik seiner „Einstufung nach Schweregraden" sah und geradezu den drohenden Mißbrauch prognostizierte, ergibt sich aus folgendem Zitat:

... gewisse Gefahrenmomente auf Lauer: Vor allem das Risiko, daß die Tabelle in einer grob-schematisierenden oder gar bewußt sinnwidrigen Weise mißbraucht wird. Selbstverständlich liegt die Versuchung sehr nahe, daß der oder jener aus der Gesamtgarnitur (a–i) der verfügbaren Kriterien absichtsvoll eine einzige Besonderheit herausnimmt (diejenige, versteht sich, die ihm am besten zupaß kommt) und nun als Aufhänger für alle weiteren Schlußfolgerungen benutzt; insbesondere natürlich als Argument für die Zuordnung „seines" besonderen Verletzungsfalles in der nächsthöheren Stufe. Gegen Manipulationen dieser Art ist aber ohnehin kein Kraut gewachsen.

Befaßt man sich mit der Literatur der nachfolgenden Jahre, so muß man leider feststellen, daß diese schon von Erdmann gesehenen Gefahrenmomente noch weit übertroffen wurden: Nicht nur in der Begutachtung wurde gesündigt, indem das „Spätsyndrom" zur Schweregradeinteilung herhalten mußte, sondern diese differenzierten Vorgaben von Erdmann wurden teils grob entstellend, zumindest aber so gut wie ausnahmslos stark verkürzt wiedergegeben. So konnte z. B. Erdmann nur einen einzigen Fall (von 90 überprüften Unfällen) dem Schweregrad III zuordnen und deshalb zu 3 seiner Kriterien bei diesem Schweregrad keine Festlegung vornehmen. Die an diesen Stellen zu findenden Fragezeichen wurden in späteren Veröffentlichungen übergangen und auch dieser – so seltene – Schweregrad als eine klare Erdmann-Definition hingestellt.

Eine stark vereinfachte Einteilung (Tabellen 2 und 3) wurden schließlich von Erdmann selbst im Jahre 1983 [7] – zusammen mit einer Differenzierung zwischen „Abknickverletzung" und „Schleudertrauma" – vorgelegt und ergänzend vorgetragen, daß die Begutachtung – insbesondere bei der Frage nach einer eventuellen Verschlimmerung eines vorbestehenden Leidens – nur gelingen könne, wenn das primäre Verletzungsbild im unfallnahen Zeitraum solide dokumentiert wurde.

Erst in den letzten 10 Jahren folgten Versuche anderer Autoren, neue Graduierungen zu inaugurieren.

Die von Krämer [19] angegebene Graduierung (Tabelle 4) – in Anlehnung an die ACIR-Verletzungsskala [2] (s. unten) – läßt noch eine gewisse Orientierung an Erdmann erkennen, zeigt aber bereits die Tendenz zur vordergründigen Orientierung am morphologischen Befund.

Tabelle 2. Unfallmechanische Unterscheidung. (Nach Erdmann [7])

Abknickverletzung	Schleudertrauma
Wenn Knochen nicht beteiligt:	Wenn Knochen nicht beteiligt:
Harmlos	Nicht immer harmlos
Distorsion I. oder II. Grades	Distorsion I., II. oder III. Grades
Kein Dauerschaden	In Einzelfällen Dauerschaden

Tabelle 3. Schweregrade. (Nach Erdmann [7])

Symptome	Distorsionsgrad		
	I	II	III
a) Schmerzfreies Intervall	+	+/0	0
b) Neurologische Primärsymptome z. B. Parästhesien in Händen und Armen	0	+	+
c) Positive Röntgenbildmerkmale			
Primäre	0	0	+
sekundäre (reparative Narben und dergleichen)	0	0/+	+

ACIR (Automobile Crash Injury Research)-Verletzungsskala [2]:
1: leicht verletzt,
2: nicht gefährlich verletzt,
3: gefährlich verletzt.

Krämer verließ jedoch die bewußte Begrenzung von Erdmann auf reine Weichteil-verletzungen, so daß im Schweregrad III Frakturen aufgenommen wurden und der Schweregrad IV der tödlichen Verletzung entspricht, die es jedoch – und hierin besteht eine Übereinstimmung in der gesamten Literatur – bei reinen Beschleuni-gungseinwirkungen auf die HWS ohne Kontakttrauma des Kopfes gar nicht gibt. Hier zeigt sich somit wieder die mangelnde semantische Disziplin beim Gebrauch des Begriffes „*Schleudertrauma*".

Von dem Rechtsmediziner Schmidt [29] wurde eine 4teilige Graduierung (Ta-belle 5) – vordergründig basierend auf unfallmechanischen Überlegungen, der Kollisionsgeschwindigkeit und der AIS-Skala (Tabelle 6) – vorgelegt. Der Schwere-grad IV ist auch hier das „tödliche Schleudertrauma", was es definitionsgemäß nicht gibt. Der Schweregrad I wurde als „*kein* Schleudertrauma" definiert und dem eine Kollisionsgeschwindigkeit von unter 5 km/h mit entsprechenden Baga-tellschäden am Kraftfahrzeug zugeordnet. Damit wurde erstmals der so wichtigen Feststellung Rechnung getragen, daß die allermeisten Kollisionen zu keiner Verlet-zung führen. Konsequenterweise wäre dies jedoch als Schweregrad 0 zu definieren.

Schweregrad II nach Schmidt entspricht mindestens dem Schweregrad II nach Erdmann [5]. Nach diesem Autor würden also die leichteren Weichteilzerrungen

Tabelle 4. Schweregrade beim Schleudertrauma der HWS (in Anlehnung an die ACIR-Verletzungsskala). (Nach Krämer [19])

Schweregrad		Morphologischer Befund	Klinischer Befund	Röntgen	Neurologischer Befund	Beschwerdefreies Intervall
I	Leicht verletzt	Leichte Distorsion der HWS	Nacken-Hinterkopf-Schmerz, geringe Bewegungseinschränkung	Ohne Befund	Ohne Befund	> 1 h
II	Nicht gefährlich verletzt	Gelenkkapselbänderrisse ohne Bandscheibenruptur, Muskelzerrungen, retropharyngeales Hämatom	Starke Beschwerden, Nackensteife, Schluckbeschwerden	Steilstellung der HWS, evtl. kyphotischer Knick	Ohne Befund	< 1 h
III	Gefährlich verletzt	Isolierter Bandscheibenriß, Rupturen im dorsalen Bandapparat, Frakturen, Luxationen	Zwangshaltung der HWS, Kopf- und Armschmerzen	Abnorme Aufklappbarkeit (Funktionsaufnahmen), Fehlstellung, Frakturzeichen	Wurzel- und Rückenmarksymptome	Sofort einsetzende starke Beschwerden
IV	Tödlich verletzt					

Tabelle 5. Schweregradeinteilung. (Nach Schmidt [29])

	1 Kein Schleudertrauma	2 Leichtes Schleudertrauma	3 Schweres Schleudertrauma	4 Tödliches Schleudertrauma
A) Beschwerden	Keine	Halsschmerzen, Kopfschmerzen, Schulter-Arm-Schmerzen, Bewegungseinschränkung, Schuckbeschwerden, vorübergehende Sehstörungen, Hörstörungen, Hypästhesie, Hyperästhesie, Hartspann	Wie beim leichten Schleudertrauma, zusätzlich Bettlägerigkeit, Kopftrageschwäche, depressive Verstimmung, Gleichgewichtsstörungen, kein symptomfreies Intervall, erhebliche Bewegungsschmerzen, initiale Bewußtseinsstörung	Zentrale Atmungs- und Kreislauflähmung, Querschnittlähmung
B) Dauer		<3 Wochen	Monate bis bleibend	Tod am Unfallort
C) Verletzungen	Keine	Muskeleinblutungen, Muskelrisse, Bänderdehnungen, -unterblutungen, Längsbandablösungen, Einblutungen in einzelne Wirbelbogengelenke und in einzelne Foramina invertebralia	Wie beim leichten Schleudertrauma; mehrere Segmente betroffen; Bandscheibenblutungen und -risse, Quer-, Dornfortsatz- oder Bogenbrüche, Wirbelkörperinfraktionen; „tear drop fractures", Wurzel- und Gefäßirritationen, Contusio spinalis	Hirnstamm- oder Oblongatakontusion bis -abriß; Ringbruch der Schädelbasis; Scherbrüche an den Kopfgelenken
D) AIS-Skala (1985)	0	1	>2	>5
E) EES-Kollisionsgeschwindigkeit	<5 km/h	8–30 km/h	30–80 km/h	>80 km/h
F) Fahrzeugbeschädigungen an der Stoßstange	Blinker, Rücklicht, Scheinwerferstreuscheibe, leichte Beulen an flächigen Blechen, Auspuff	cm/km-Regel bei voller Überdeckung von Front oder Heck, bei mehr als Türbreite an den Seiten (s. Text)	Wie beim leichten Schleudertrauma, zusätzlich beginnende Intrusion der Fahrgastzelle bei Frontalaufprall, stärkere Intrusion bei Seitaufprall	Wie beim schweren Schleudertrauma, jedoch stärkere Verformung der Fahrgastzelle bei allen Unfallarten
G) Kopfbeschleunigung der Insassen	<4 g	4–15 g	16–40 g	>40 g

Tabelle 6. Abbreviated injury Scale – AIS-
Skala. (Nach [9])

AIS-Wert	Schweregrad der Verletzung
0	Unverletzt
1	Geringfügig
2	Mäßig
3	Nicht gefährlich (Überleben normalerweise sicher)
4	Gefährlich (Überleben wahrscheinlich)
5	Kritisch (Überleben unsicher, zweifelhaft)
6	Tödliche Verletzung

gar nicht existieren, obwohl sie ca. 90 % aller Verletzungen ausmachen. Die Anwendung der AIS-Skala [9] erfolgte zudem nicht ganz korrekt. Ein tödliches
Schleudertrauma gibt es nicht, so daß auch diese Graduierung letztendlich nicht
brauchbar erscheint.

Von dem Neurologen Jörg [13] wurde 1989 eine Einteilung nach Syndromen
vorgelegt.

Schleudertrauma der Halswirbelsäule nach Jörg [13]:
1. das subokzipitale Syndrom,
2. das untere Überstreckungssyndrom,
3. Sonderformen (< 10 %)
   a) zentrales Halsmarksyndrom,
   b) vorderes Marksyndrom,
   c) hinteres Marksyndrom.

Das „*Syndrom*" – definitionsgemäß die Summe aller nur denkbaren Symptome
einer Erkrankung – kann aber grundsätzlich nicht das konkrete Verletzungsbild
beschreiben, orientiert sich vordergründig an Subjektivismen, verhindert dadurch
nicht selten eine angemessene Diagnostik und bewirkt beim Patienten unnötige
Befürchtungen, was sich dahinter alles verbergen könne. In der Begutachtung ist
der Syndrombegriff ohnehin obsolet [34].

Vom Neurologen Kömpf [18] wurde 1990 eine Einteilung (Tabelle 7) vorgelegt,
die eine ältere Graduierung von Krämer [19] aus dem Jahre 1978 nach den Kriterien von Erdmann [5] modifizierte, gleichzeitig aber neue Fehler hinzufügte: So
wurde aus dem „annähernd schmerzfreien Intervall" bei Erdmann [5] das „beschwerdefreie Intervall", die „Steilstellung" der HWS im Röntgenbild – häufig
einer Gewohnheitshaltung, ansonsten einer zufälligen Momenteinstellung entsprechend [4, 10, 16] – als Verletzungsbild charakterisiert. Der Schweregrad IV –
tödliche Verletzung – wurde erneut – obwohl nicht existent – aufgenommen.

Tegenthoff u. Malin [36] haben es sich dann besonders einfach gemacht, indem
sie ausschließlich dem letzten Kriterium Erdmanns (aus Tabelle 1), nämlich der
jeweiligen Arbeitsunfähigkeitsdauer, einfach eine MdE zuordneten (Tabelle 8).

Tabelle 7. Schweregrad von Verletzungen aufgrund von HWS-Schleudertraumen. (Nach Kömpf [18], mod. nach Erdmann [5] und Krämer [19])

Grad	Beschwerdefreies Intervall	Symptome	Morphologisches Substrat	Röntgenbefund	Klinisch-neurologischer Befund
I (Leicht)	>1 h, maximal 48 h, danach noch Zunahme der Beschwerden über 2 Wochen möglich	Nacken-Hinterkopf-Schmerz, Bewegungseinschränkung der HWS	Distorsion, minimale Verletzungen des HWS-Weichteilmantels	Ohne Befund Unter Umständen Steilstellung	Ohne Befund
II (Mittelschwer)	<1 h	Nackensteife, Schluckbeschwerden	Gelenkkapseleinrisse ohne Bandscheibenruptur, Gefäßverletzungen (retropharyngeales Hämatom)	Steilstellung, evtl. kyphotischer Knick	Ohne Befund
III (Schwer)	Fehlt	Zwangshaltung der HWS, Kopf- und Armschmerzen, evtl. Parästhesien und Lähmungen	Isolierter Bandscheibenriß, Ruptur im dorsalen Bandapparat, Luxation, Fraktur, Nerven- und Rückenmarkverletzung	Bei Funktionsaufnahme abnorme Aufklappbarkeit, Fehlstellung, Fraktur	Radikuläre und/oder medulläre Symptome
IV (Tödlich)					

Tabelle 8. Anhaltswerte für eine gutachterliche Einschätzung von HWS-Distorsionen unterschiedlichen Schweregrades (Nach Tegenthoff u. Malin [36], mod. nach Erdmann [5])

	Schweregrad der HWS-Distorsionen		
	I	II	III
Dauer der unfallbedingten Arbeitsunfähigkeit (Wochen)	1–3	2–4	>6
Unfallbedingte MdE nach Wiedereintritt der Arbeitsfähigkeit	20% (0–4 Wochen)	20% (6 Monate), dann 10% (6 Monate)	30% (6 Monate), dann 20% (18 Monate), evtl. dann 10–20% (Dauerrente)

Würde dies zur gängigen Grundlage der gutachtlichen Beurteilung, wären die Folgen im Hinblick auf schon bestehende „*Schleudertrauma-Verbände*" und anderweitige Beratungen absehbar: Ausufernde Krankschreibungen begründet mit den massiv vorgebrachten Beschwerden der Versicherten und Hinweise z. B. auf Wiesner u. Mummenthaler [39] zu der „... glaubwürdig langen Dauer der Beschwerden ...".

In dem von Moorahrend [23] moderierten Konsenspapier (s. unten) wurde alles weggelassen, was den Konsens der 27 Beteiligten gestört hätte, von manchen – auch von mir – Problematisches hingenommen, um den Konsens nicht zu gefährden. Das Ergebnis entspricht wohl eher dem erreichbaren Minimum an wiederholbaren Fehlern und nicht dem erhofften „großen Wurf" einer allgemeingültigen Empfehlung.

Schweregradeinteilung im Konsenspapier, moderiert und veröffentlicht von Moorahrend [23]:

Schweregrad I:
- Schmerzsymptomatik nicht über 72–96 h,
- keine erfaßbaren Veränderungen durch diagnostische Verfahren zu belegen.

Schweregrad II:
- Symptomdauer bis 3 Wochen nach Schadensereignis,
- objektive Feststellung des muskulären Hartspanns und „pain release" unter Physiotherapie.

Schweregrad III:
- radiologisch objektivierbare Fehlstellung bis hin zum Ausmaß einer reversiblen Subluxation eines Bewegungssegmentes mit oder ohne neurologische Störungen.

Schweregrad IVa:
- Luxation oder Luxationsfraktur der HWS, ggf. kombiniert mit neurologischen Störungen.

Schweregrad IVb:
- tödliches HWS-Beschleunigungstrauma.

Tabelle 9. Schweregrade der Beschleunigungsverletzungen (BV) zusammengestellt nach Manuskripten von Rompe [26, 27]

	Leichte BV (Erdmann I und II)	Schwere BV (Erdmann III)	Sehr schwere BV
Beschwerde-freies Intervall	0–16 h	0	0
Zervikal	Bewegungseinschränkung, Beschwerden zwischen Schulterblättern, Schluckbeschwerden	Sofortige Haltungsinsuffizienz, kann nicht selbst aus dem Fahrzeug aussteigen, erhebliche Schluckbeschwerden	
Neurologisch	0	Wurzelreizsymptome, evtl. Rückenmarks-symptome	
Enzephale Symptomatik	Kopfschmerzen, Schwindel, Seh- und Hörstörungen, „drop-attacks", psychische Störungen	Eventuell wie bei „leichter" BV Vegetative Irritationen	Äußerst selten
Bildgebende Verfahren	0	Weichteilschaden (NMR) evtl. Instabilität	Luxation, Fraktur
Dauer der AU	Bis 6 Wochen	3–4 Monate	Mehrere Monate
MdE	20% 2–12 Monate	30% 6 Monate und evtl. 20% 12 Monate	30% bis 1 Jahr 20% evtl. auf Dauer

Von Rompe [26, 27] wurde der Schweregrad I und II nach Erdmann zusammenge-faßt als „leichte Beschleunigungsverletzung" (Tabelle 9), obwohl nach den Statistiken sowohl der gesetzlichen Unfallversicherer als auch als HUK-Verbandes ca. 90% den harmlosen Weichteilzerrungen (Grad I nach Erdmann) zuzuordnen sind und eben nicht – wie in der Graduierung von Rompe – z.B. eine Bettlägerigkeit bis 14 Tage aufweisen, auch keine enzephalen Symptome, nach Ramseier [24] nur im Ausnahmefall eine Krankschreibung begründen können und eine MdE auch temporär nicht zur Diskussion steht.

Die von Rompe mit Schweregrad II angegebene „schwere Beschleunigungsver-letzung" ist im Grunde identisch mit seinem Schweregrad III („sehr schwere Beschleunigungsverletzung") und unterscheidet sich eigentlich nur mit einem positiven Röntgenbefund (Schweregrad III) und einer prolongierten MdE-Empfehlung. Diese erstmals 1987 von Fraunhoffer in Göttingen vorgetragene Graduierung hat sich somit als nicht brauchbar erwiesen.

Meinerseits wurden 1987 [30] und 1988 [31] zwei Schweregradeinteilungen vorgetragen (beide publiziert 1989), die sich orientierten am somatischen Verletzungsbild, u.a. auch mit Unterscheidung zwischen der Unfallmechanik des sog. „Schleudertraumas" beim Auffahrunfall von hinten und dem Frontalzusammenstoß mit seiner „*Abknickverletzung*": Diese Graduierungen (Tabellen 10 und 11) erwiesen sich aber nur dann als brauchbar, wenn unter Berücksichtigung der Unfallmechanik direkt nach dem Unfall eine adäquate Diagnostik betrieben wurde. Diese

Tabelle 10. Verletzungsbild und unfallmechanische Unterscheidung. (Nach Schröter [30])

Schweregrad	„Schleudertrauma"	„Abknickverletzung"
I	Leichte bis mittelschwere Distorsion: Zerrung der Halsweichteile	
II	Mittlere bis schwere Distorsion, zusätzlich: Zerrung der HWS-Ligamente und Gelenkkapseln bis hin zu Mikrorupturen ohne makroskopisch bedeutsame Verletzungen	
III	Makroskopisch faßbare Zerreißung	Kompressionsfraktur eines Wirbelkörpers + Zerreißung
(IV)	Luxation mit schwerem neurogenem (Dauer-)schaden	

Tabelle 11. Schweregrade der Beschleunigungsverletzung (BV) (Nach Schröter [31])

BV-Schweregrad	Funktionell	Strukturell	Beschwerdefreies Intervall	Arbeitsunfähigkeit	MdE/MdA	Dauerschaden
Leicht	Ja	0	Maximal 24 h	3–4 Wochen	10% maximal 3 Monate, dann 0%	Nein
Mittelschwer	Ja	0	Wenige Stunden	Bis 6 Wochen	20% maximal 3 Monate+10% 3 Monate, dann 0%	Nein
Schwer	Ja	bis Mikro	Maximal 1 h	Bis 12 Wochen	20% maximal bis Ende des 1. Unfalljahrs, vorübergehend 10%, dann meist 0%	Selten
Sehr schwer		Makro	0	Bis 6 Monate	30% maximal bis Ende des 1. Unfalljahrs, dann 20%, möglicherweise auf Dauer	Häufig

Luxationsfraktur mit schwerem neurogenem Defizit 40–100% (Querschnitt)

Notwendigkeit hatten schon Hinz [11] und Erdmann [5] prinzipiell aufgezeigt, aber auch wieder relativiert, da seinerzeit noch nicht die diagnostischen Möglichkeiten z. B. der Computertomographie, Kernspintomographie, digitaler Subtraktionstechniken und der Neurophysiologie zur Verfügung standen.

Im Hinblick auf diese modernen diagnostischen Möglichkeiten wurde von Thoden [37] nur noch eine Graduierung anhand der verletzten Strukturen empfohlen (Tabelle 12). Allein dieser mittels Nutzung moderner diagnostischer Möglichkeiten gangbare Weg erscheint geeignet, jegliche Spekulation und Interpretation von Subjektivismen zu vermeiden. Nur das diagnostisch gesicherte Verletzungsbild

Tabelle 12. Strukturen, die bei Beschleunigungsverletzungen der HWS lädiert werden können mit zugeordneten Symptomen. (Nach Thoden [37])

Strukturen	Symptome
Wirbelkörper, Wirbelgelenke, Bänder, Muskel	Schmerz, Bewegungseinschränkung
A. vertebralis	Schwindel, Hirnstammsymptome, Schmerz
Nervenwurzeln	Schmerz, segmentale neurologische Störungen
Rückenmark	Querschnittverletzungen
Hirnstamm	Hirnstammsymptome
Höhere Zentren	Zentralnervöse Störungen

läßt eine Einordnung in eine Schweregradeinteilung zu, macht eine Graduierung aber zugleich wieder überflüssig.

Eine HWS-Verletzung läßt sich problemlos mit anatomischen Kriterien definieren [32] und hieraus direkt die Verletzungsschwere ableiten:

1. „Funktionelle" (nichtstrukturelle) Einwirkung, z. B. die so überaus häufige Muskelzerrung.
2. Mikrostrukturelle Weichteilläsion.
3. Diskoligamentäre Zerreißung.
4. Knöcherne Läsion.
5. Begleitende Nervenläsion.
6. Begleitende Gefäßläsion.

Eine solche Gradierung anhand anatomischer und pathophysiologischer Gegebenheiten ermöglicht sowohl eine befundorientierte Therapie als auch eine relativ sichere Prognose, da das Schicksal solcher Verletzungsbilder in relativ engen Schwankungsbreiten gut bekannt ist. Mit dem heutigen Auflösungsvermögen bildgebender Verfahren sind bereits Einblutungen durch mikrostrukturelle Läsionen nachzuweisen, so daß sich scheinbare Diskrepanzen zum prolongierten Beschwerdebild ausräumen lassen. Den reparativen biologischen Kräften ist es zuzuschreiben, daß auch solche mikrostrukturellen Läsionen in aller Regel folgenlos auszuheilen pflegen. Wäre dem nicht so, wäre die gesamte Chirurgie – nicht nur an der Halswirbelsäule – schon wegen der operativen Zugangswege zum Scheitern verurteilt. Im Grunde entspricht das mikrostrukturelle Verletzungsbild dem Schweregrad II nach Erdmann, während die reine „funktionelle" Verletzung – in der Regel also die Muskelzerrung – dem Schweregrad I nach Erdmann zuzuordnen ist. Besonders bei hypermobilen Personen sind schon hierbei begleitende Dehnungstraumen neurogener und möglicherweise auch – sehr selten – vaskulärer Strukturen denkbar, jedoch in aller Regel reversibler Natur.

Die diskoligamentäre Zerreißung wäre der klassische Fall eines Schweregrades Erdmann III und entspricht geradezu einer Rarität, bereitet jedoch mit den heutigen diagnostischen Möglichkeiten keinerlei diagnostische Schwierigkeiten mehr.

Dies gilt insbesondere für die bei einer alleinigen Beschleunigungseinwirkung nicht vorkommende knöcherne Läsion, die den Kontakttraumen des Kopfes, insbesondere der „Abknickverletzung" vorbehalten ist.

Diese anatomisch geordneten Verletzungsanteile können selbstverständlich kombiniert auftreten. Voraussetzung jeder strukturellen Läsion ist jedoch zumindest die grobe Distorsion durch eine Krafteinwirkung, die die strukturelle Festigkeit der Gewebe überfordert. Genaue Kenntnisse zum Unfallhergang und zum KFZ-Schaden können bei dieser Einschätzung hilfreich sein.

Die begleitende strukturelle Nerven- oder Gefäßschädigung setzt eine somatische Läsion an den statischen und dynamischen Strukturen der Halswirbelsäule voraus [10]. Solche Verletzungsbilder sind diagnostisch problemlos zu erfassen, schon wegen ihrer Dramatik des primären Krankheitsbildes. Ist jedoch noch nicht einmal eine Distorsionsbelastung belegbar, sind strukturelle Läsionen nicht denkbar. Bei einem solchen Schweregrad 0 ist jede hypothetische Überlegung zu einem vermuteten Unfallschaden schlicht überflüssig. Die auch heute noch übliche, aber fast regelhaft – wissentlich oder unwissentlich – fehlerhaft gebrauchte Erdmann-Einteilung ist in solchen Fällen nur geeignet, den Sachverhalt zu vernebeln anstatt aufzuklären.

Zusammenfassend ist festzustellen, daß sich kein einziges Schweregradschema als wirklich zuverlässige Beurteilungshilfe bewährt hat. Von allen bekannten Schemata ist die Einstufung von Erdmann [5] – wird sie korrekt und nicht verfälscht angewandt – nach wie vor die brauchbarste Graduierung nicht zuletzt deshalb, weil sie begrenzt wurde auf seinerzeit schwierig zu differenzierende Weichteilverletzungen.

Verblüffend erscheint aus heutiger, von den Ergebnissen modernster diagnostischer Verfahren geprägten Sicht, daß der Schweregrad I deckungsgleich ist mit der nichtstrukturellen Läsion, also der sog. „funktionellen" Verletzung im Sinne der so häufigen Muskel- und Weichteilzerrung.

Der Schweregrad II nach Erdmann erscheint identisch mit der heute definierbaren mikrostrukturellen Weichteilläsion, der hieraus resultierenden Hämatombildung mit evtl. temporärer Raumforderung etc., wie man sie kernspintomographisch nachweisen kann.

Der Schweregrad III nach Erdmann konnte schon seinerzeit röntgenanatomisch – zumindest mit Funktionsaufnahmen – nachgewiesen werden und stellt heute diagnostisch kein Problem mehr dar.

Eine Ergänzung erscheint nur sinnvoll mit dem Schweregrad 0, also der gänzlich fehlenden Verletzung trotz unstreitigem Unfallgeschehen und Kraftfahrzeugschaden, was von Schmidt [29] in etwas verwirrender Weise als „Schweregrad I" bezeichnet wurde. Dieser Schweregrad 0 käme bei den zahlenmäßig dominierenden Bagatellunfällen durch geringe Kollisionsgeschwindigkeiten – z. B. nach einer Vollbremsung – zum Zuge und würde auch das Bewußtsein aller Beteiligten – insbesondere auch des behandelnden Arztes – dafür schärfen, daß bei weitem nicht jeder Unfall ein somatisches Verletzungsbild bewirkt und andere Faktoren die Ursache für die Beschwerden sind, wie z. B. der Schreck über das Ungemach, der dem Patienten im wahrsten Sinne des Wortes im Nacken sitzt, wie dies Tilscher [38] zum Ausdruck brachte.

Eine im Jahre 1993 publizierte Überprüfung von 163 Fällen [33] mit ärztlich –
teils auch gutachtlich – bestätigtem „Schleudertrauma" ergab, daß in 84 % **kein**
somatisches Verletzungsbild eingetreten sein konnte, in weiteren 10 % ein solches
Verletzungsbild zwar nicht ausschließbar, aber doch „sehr unwahrscheinlich" war.
Solche ärztlichen Fehleinschätzungen dürften der Grund sein für die eigenar-
tige statistische Entwicklung der letzten Jahre: Trotz stagnierender Unfallzahl und
durchschnittlich rückläufiger Verletzungsschwere infolge des modernen Fahrzeug-
baus mit vielfältigen Sicherungseinrichtungen nahm die Zahl der erlittenen bzw.
behaupteten HWS-Verletzungen stetig zu [1]. Die tatsächliche statistische Entwicklung steht somit im Widerspruch zur prognostischen Wahrscheinlichkeit, abgeleitet aus den Erkenntnissen der modernen Unfallforschung. Die weit verbreiteten
Kenntnisse über die Symptomenvielfalt und schwierige Diagnostik sind an dieser
Entwicklung nachgewiesenermaßen beteiligt [22]. Der behandelnde und insbesondere der attestierende Arzt, unabdingbar aber der Gutachter, sollte daher die
technischen Unfalldaten (z. B. Protokoll zum Unfallhergang, Kfz-Schadengutach-
ten etc.) kennen und mit den Erkenntnissen der modernen Unfallforschung ver-
gleichen. So wurde von Meyer et al. [21] nach Experimenten mit lebenden Personen ermittelt, daß eine Kollisionsgeschwindigkeit bis etwa 23 km/h – die bereits zu
beachtlichen Kfz-Schäden mit Verkürzungseffekten etc. führen muß – in aller
Regel kein Verletzungsrisiko für den Fahrzeuginsassen birgt.
Besonders für den Erstbehandler wäre somit eine Ergänzung mit dem „*Schweregrad 0*" wichtig, um zu vermeiden, fehlende somatische Verletzungsbilder – in
Verkennung der streßinduzierten Nackenmuskelverspannungen, Kopfschmerzen
etc. – dennoch in einer reflexartigen Handlung z. B. mit einer Schanz-Halskrawatte
behandeln zu wollen. Bei fehlender Verletzung kann dies keine positive Wirkung
haben, sondern nur die Nebenwirkung der unerwünschten muskulären Fehlfunk-
tion, evtl. mit Blockierungsphänomenen [40], also des Therapieschadens. Gerade
dem Erstbehandler sollte daher mehr an Informationen – z. B. über die gefahrene
Geschwindigkeit, das eventuelle Bremsmanöver, die Kollisionsrichtung, das Ausmaß des Fahrzeugschadens, das Verhalten des Betroffenen am Unfallort etc. – als
nur der aktuelle Befund einer muskulären Retraktion zur Verfügung stehen. Nur
mit solchen Informationen könnte eine erweiterte Graduierung, nämlich mit Berücksichtigung des Schweregrades 0 (Tabelle 13) von Nutzen sein.
Mit dieser Einteilung werden unfallmechanische und morphologische Aspekte
unter Nutzung moderner diagnostischer Verfahren verknüpft mit unstreitigen
Kenntnissen pathophysiologischer Gesetzmäßigkeiten des Heilungsablaufes. Subjektivismen spielen keine Rolle mehr, sofern das beschwerdearme Intervall spätestens 1–2 Tage nach dem Unfall erfragt, spätere „Korrekturen" hingegen ignoriert
werden.
Einige Autoren, nicht jedoch Erdmann, haben versucht, aus einer Schweregradeinteilung eine MdE-Bemessung nach Höhe und Zeitdauer abzuleiten. Bei der
gebotenen nüchternen Betrachtungsweise – wie sie vom Gutachter abverlangt wird
– erscheint eine so weitreichende Schematisierung unzulässig. Schließlich kann
selbst der schwerste Frakturschaden, sogar ein anfängliches Lähmungsbild, im
Idealfall noch folgenlos ausheilen, präjudiziert somit allenfalls statistisch gesehen
eine gewisse Häufigkeit von Dauerfolgen, jedoch nicht deren Gewichtung, schon

Tabelle 13. Einteilung der Unfall- und Verletzungsschwere nach objektiven Kriterien mit therapeutischen und versicherungsmedizinischen Folgerungen als Resultat der kritischen Auswertung früherer Schemata

Schweregrad	Unfall	Kfz-Schaden	Verletzung	Beschwerdearmes Intervall	Beschwerdeursache	Therapie	Dauer der Arbeitsunfähigkeit	Dauerschaden	MdE
0		Bagatelle	Keine	0 bis Wochen oder Monate	Erlebnisreaktiv	Entdramatisierung	0	0	0
I	Ist hinreichend belegt	Mäßige Chassisstauchung	Funktionell	Maximal einige Stunden, <1 Tag	Weichteilteilzerrung +Ödem	Frühfunktionell + physikalisch	0–7 Tage	0	0
II		Erheblicher Verkürzungseffekt	Mikrostrukturell	Maximal 20–30 min	Faserrupturen+Einblutungen	Frühfunktionell + physikalisch + Analgetika	0–14 Tage, evtl. mehr	Denkbar (selten)	Selten meßbar
III		Grobe Verformungen auch der Fahrgastzelle	Makrostrukturell	0	Definition nach *objektiven* Befunden	Befundorientiert	Nach Heilverlauf	*Objektiver* Befund maßgebend	

gar nicht im konkreten Einzelfall. Solche MdE-Einschätzungen dürfen sich nur
stützen auf bewiesene krankheitsrelevante Substrate, die mit dem Grad der Wahrscheinlichkeit einem definierten primären Verletzungsbild – und nicht einer Unfallmechanik – zugeordnet werden können:

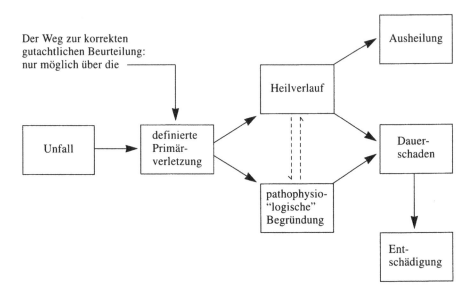

Allein der Unfall – z.B. bewiesen anhand des KFZ-Schadens – begründet niemals
die Entschädigungspflicht für einen behaupteten Körperschaden:

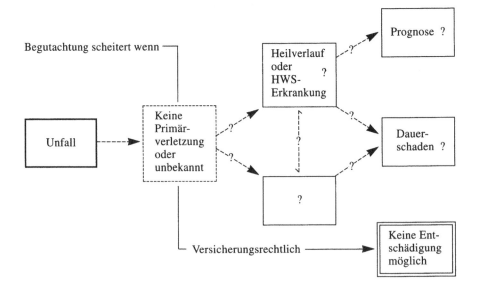

Das gutachtlich relevante Bindeglied ist grundsätzlich immer die definierte Primärverletzung, die – wurde dies in der Frühphase versäumt – vom Sachverständigen nur selten noch hinreichend sicher aufgeklärt werden kann. Ohne Kenntnis der Primärverletzung ist nicht prüfbar, ob nachfolgend Heilungsvorgänge oder eine schicksalhafte Erkrankung den Verlauf bestimmen.

Die Logik pathophysiologischer Gesetzmäßigkeiten ist nicht nutzbar, eine Prognose somit unmöglich, der – behauptete – Dauerschaden trotz evtl. faßbarer Befunde nicht unfallbezogen qualifizierbar und somit auch nicht quantifizierbar.

Unzählige Gutachten sind im Ergebnis unbrauchbar, weil die Unkenntnis von primären Verletzungsbild ersetzt wurde durch Behauptungen und Spekulationen, nicht selten gestützt auf eine unreflektierte Anwendung von – teils problematischen – Schweregradeinteilungen. Unter diesem Aspekt hätte es sie besser nie gegeben.

Literatur

1. Ayasse H (1992) Das Schleudertrauma der Halswirbelsäule aus der Sicht der Schadenssachbearbeitung. Vers R 28:1195–1997
2. Braunstein PW (1957) Medical Aspects of Automobile Crash Injury Research. J Am Med Assoc 163:249
3. Cotta H (1969) Probleme der Begutachtung angeborener und erworbener Veränderungen der Wirbelsäule. BG-Schriftenreihe 7:181
4. Erdmann H (1971) Begutachtung traumatischer Halswirbelsäulenschäden. Aktuelle Traumatologie 3:135–142, 180
5. Erdmann H (1973) Die Wirbelsäule in Forschung und Praxis, Bd 56: Schleuderverletzung der Halswirbelsäule. Hippokrates, Stuttgart
6. Erdmann H (1975) Schleudertrauma der Halswirbelsäule. BG-Schriftenreihe 25:215–220, 243–244
7. Erdmann H (1983) Neuroorthopädie 1. Versicherungsrechtliche Bewertung des Schleudertraumas. Springer, Berlin Heidelberg New York, S 304–315
8. Gay JR, Abbott KH (1953) Common Whiplash Injuries of the Neck. J Am Med Assoc 152, 10:1698–1704
9. Gennarellie TA et al.: Abbreviated injury scale – 1985 revision. Publ Am Assoc Automot Med, Arlington Heights IL, 60005 USA (zit. in Schmidt [29])
10. Hinz P (1970) Die Wirbelsäule in Forschung und Praxis, Bd 47: Die Verletzung der Halswirbelsäule durch Schleuderung und durch Abknickung. Hippokrates, Stuttgart
11. Hinz P (1971) Die Begutachtung des Schleudertraumas. Aktuelle Traumatol 3:151–152
12. Hinz P, Plaue R (1972) Die Begutachtung von Schleuder- und Abknickverletzungen der Halswirbelsäule. Aktuelle Orthop 4:1–20
13. Jörg J (1988) Begutachtung von Wirbelsäulenveränderungen mit neurologischer Symptomatik in Arbeit und Beruf. Neuroorthopädie IV. Springer, Berlin Heidelberg New York, S 407–415
14. Junghanns H (1966) Rundgespräch „Schleudertrauma der HWS". Arch Klin Chir 316:475
15. Junghanns H (1986) Die Wirbelsäule in Forschung und Praxis, Bd 100: Die Wirbelsäule unter den Einflüssen des täglichen Lebens, der Freizeit, des Sportes. Hippokrates, Stuttgart
16. Kamieth H (1986) Die Wirbelsäule in Forschung und Praxis, Bd 105: Röntgenfunktionsdiagnostik der Halswirbelsäule. Hippokrates, Stuttgart

17. Kamieth H (1990) Die Wirbelsäule in Forschung und Praxis, Bd 111: Das Schleudertrauma der Halswirbelsäule. Hippokrates, Stuttgart
18. Kömpf D (1990) HWS-Schleudertrauma aus neurologischer Sicht. Nervenheilkunde 9:256–260
19. Krämer J (1986) Bandscheibenbedingte Erkrankungen (1. Aufl 1978). Thieme, Stuttgart
20. Lob A (1954) Die Wirbelsäulenverletzungen und ihre Ausheilung. Thieme, Stuttgart
21. Meyer S, Hugemann W, Weber M (1994) Zur Belastung der Halswirbelsäule durch Auffahrunfälle. Verkehrsunfall Fahrzeugtech 1:15–21
22. Missliwetz J, Mortinger H (1987) Kenntnisse über das sogenannte Schleudertrauma der Halswirbelsäule und mögliche Simulation. Med Sachverst 5:128–130
23. Moorahrend U (1993) Die Beschleunigungsverletzung der Halswirbelsäule. Fischer, Stuttgart
24. Ramseier EW (1993) Der Unfallchirurg, Heft 230: Straßenverkehrsunfall – das Schleudertrauma der Halswirbelsäule aus versicherungsmedizinischer Sicht. Springer, Berlin Heidelberg New York, S 720–728
25. Reichenbach W (1970) Zur Anwendung der vorderen Wirbelfusion nach Cloward bei Verletzungen der Halswirbelsäule. Schweiz Arch Neurol Neurochir Psychiat 107, 2:231–259
26. Rompe G (1989) Praktische Orthopädie, Bd 19: Kritische Stellungnahme zum aktuellen Stand der Beschleunigungsverletzung der HWS. Stork, Bruchsal, S 285–309
27. Rompe G (1994) Begutachtung der Wirbelsäule. In: Witt AN, Rettig H, Schlegel KF (Hrsg) Orthopädie in Praxis und Klinik, Bd 5, Teil 2. Thieme, Stuttgart (Kap. 5.12–5.13)
28. Saternus K-S (1993) Pathomorphologie dieses Verletzungstyps. In: Moorahrend U (Hrsg) Die Beschleunigungsverletzung der Halswirbelsäule. Fischer, Stuttgart, S 51–65
29. Schmidt G (1989) Zur Biomechanik des Schleudertraumas der Halswirbelsäule. Versicherungsmedizin 4:121–126
30. Schröter F (1989) Praktische Orthopädie, Bd 19: Ausheilungsergebnisse nach posttraumatischem Cervicalsyndrom. Stork, Bruchsal, S 255–266
31. Schröter F (1989) Begutachtungsprobleme bei Halswirbelsäulenerkrankungen. In: Kügelgen B, Hillemacher A (Hrsg) Problem Halswirbelsäule. Springer, Berlin Heidelberg New York, S 226–234
32. Schröter F (1993) Begutachtung nach Halswirbelsäulentraumen – Orthopädische Gesichtspunkte. Nervenheilkunde 12:250–252
33. Schuller E, Eisenmenger W (1993) Die verletzungsmechanische Begutachtung des HWS-Schleudertraumas. Unfall- und Sicherheitsforschung. Straßenverkehr 89:193–196
34. Spohr H (1993) Ausgewählte Rechtsfragen unter besonderer Berücksichtigung der gesetzlichen Unfallversicherung. Nervenheilkunde 12:253–255
35. Stuck RM (1961) Whiplash injuries. S Dakota J Med 14:385–390
36. Tegenthoff M, Malin JP (1992) Rentenanspruch nach „Schleudertrauma"? Psycho 18(9):605/25–612/30
37. Thoden U (1993) Beschleunigungsverletzungen der HWS und neurologische Diagnostik. In: Moorahrend U (Hrsg) Die Beschleunigungsverletzung der Halswirbelsäule. Fischer, Stuttgart, S 99–103
38. Tilscher H (1993) Konservative Maßnahmen bei Erkrankungen des Stütz- und Bewegungsapparates. Jatros Orthop 8, 10:7–10
39. Wiesner H, Mummenthaler M (1975) Schleuderverletzung der Halswirbelsäule. Arch Orthop Unfall Chir 81:13–36
40. Zenner P (1992) Schleuderverletzung der Halswirbelsäule – Psychosomatischer Ansatz zur Diagnostik, Prävention und Therapie chronischer Schmerzzustände nach HWS-Distorsion. Psycho 18(9):594/18–604/24

Primäre und sekundäre Diagnostik nach Halswirbelsäulenverletzung als Verlaufsstrategie für die Therapie

E. Ludolph

Medizin als Erfahrungswissenschaft

Nach dem Motto: „Schuster bleib bei deinen Leisten" scheint das Thema: „Verlaufsstrategie für die Therapie" einen Therapeuten zu fordern. Ich möchte Sie nicht im unklaren darüber lassen, daß ich mich nach einer langjährigen Tätigkeit als Therapeut und Gutachter seit über 1 Jahr ausschließlich der Beratung und Begutachtung verschrieben habe. Die Approbation bestellt den Arzt zum Therapeuten und Gutachter. Diese Doppelfunktion ist deshalb der ärztlichen Tätigkeit immanent, weil die Medizin eine Erfahrungswissenschaft ist. Die Rückkopplung durch Erkenntnisse ex post ist unabdingbar, insbesondere dann, wenn – wie bei den hier zu diskutierenden Beschwerden/Affektionen – ein morphologisches Substrat als Leitfaden der Therapie fehlt. Es stimmt traurig, wie wenig die Erfahrungen aus der Begutachtung in der Therapie umgesetzt werden. Ich möchte deshalb meine Erkenntnisse – nicht als Therapeut – sondern als beratender und gutachtlich tätiger Arzt einbringen, wobei ich die nach der Themenstellung erwartete Strategie – auf deutsch Feldherrnkunst – kaum vermitteln kann. Um im Bild zu bleiben, es sind eher taktische Maßnahmen, die ich zur Diskussion stelle.

Standortbestimmung

Jede Strategie beginnt mit der Truppeninspektion. Die Grundlage unfallchirurgischer „Verlaufsstrategie", der Therapie, ist das Verletzungsbild, das verletzungsbedingte morphologische Substrat.

Morphologisches Substrat

Das sog. Beschleunigungstrauma ist ein unfallbedingtes Beschwerde-/Schadensbild. Primär zuständig für die Behandlung und Begutachtung ist also die Unfallchirurgie bzw. die Traumatologie. Die Traumatologie knüpft an typische Verletzungszeichen an. Dies sind Befunde, die eine Gewalteinwirkung als Ursache indizieren. Beim sog. Beschleunigungstrauma fehlt aber nicht nur der verletzungstypische Befund (Prellmarke, Bluterguß, Knochenbruch), sondern – in den Pro-

B. Kügelgen (Hrsg.)
Neuroorthopädie 6
© Springer-Verlag Berlin Heidelberg 1995

blemfällen – überhaupt jeder objektiv krankhafte Befund. Es fehlt also der objektive Körperschaden als Leitfaden jeder Therapie und der unfallbedingte Körperschaden als Leitfaden der unfallbedingten Therapie.

Das Fehlen des objektiv krankhaften Befundes und insbesondere des verletzungstypischen Befundes ist die zu akzeptierende „strategische" Voraussetzung der Therapie des sog. Beschleunigungstraumas.

Es werden zwar eine Vielfalt wechselnder morphologischer Substrate angeboten, z. B. Blockierungen, Dysfunktionen, neurootologisch objektivierte Gesundheitsstörungen (Sinnesphysiologie), Veränderungen des Stammhirns, der Halsschlagadern, der Kopfgelenke, des verlängerten Marks, der Halsweichteile. Je weiter die einzelnen Fachdisziplinen – Neurootologen, Neurochirurgen, Psychiater, Psychologen, Neurologen, Internisten, Schmerztherapeuten – von der eigentlichen Traumatologie entfernt sind, um so sicherer werden die Erkenntnisse. Wider alle Erwartung ist es also der „Nichtfachmann", der den positiven Befund anbietet, während der „Fachmann" zweifelt. Die jeweils gestellten Diagnosen sind dabei weitgehend arztkonstant, es wechseln nur die Betroffenen. Ursächlich dafür ist das Fehlen einer gesunden Skepsis, die sich aus der Kenntnis der Vielzahl und des breiten Spektrums der Verläufe ergibt.

Trotz der großen Fortschritte der Diagnostik ist die verletzte Struktur, das zu therapierende morphologische Substrat, der „harte Kern" der Therapie, ungeklärt. Wie soll ein Weg, eine „Strategie", aufgezeigt werden, wenn die zu therapierende Struktur nicht gesichert ist?

Sogenannte typische Beschwerden und/oder Syndrome

Es gibt keine beschleunigungstraumatypischen Beschwerden. Ärztlich bescheinigt werden „Syndrome", die als diagnostische Bezeichnung für subjektive Beschwerdebilder mit unklarem Bedeutungsgehalt ihren Eingang in die Therapie finden. Ein Syndrom ist grundsätzlich die Gesamtheit der für ein Schadens-/Krankheitsbild *typischen* Symptome. Das einzige universale Merkmal, das den Beschleunigungstraumapatienten zugeschrieben werden kann, ist der Nackenschmerz. Es gibt kein weiteres Symptom, das systematisch mit dem Nackenschmerz verknüpft ist. Damit entfällt das Wort „Syndrom".

Daß die Bezeichnung „Syndrom" im Zusammenhang mit der breiten Palette subjektiver Beschwerden bei verzögerten Verläufen falsch ist, wird grell beleuchtet durch die Vielzahl der „Syndrome", die in diesem Zusammenhang von den verschiedensten Fachdisziplinen angeboten werden. Jede Fachdisziplin und jede Arbeitshypothese hat ihr eigenes „Syndrom". Das können keine für das Schadensbild *typischen* Beschwerden sein. Tatsächlich werden eine Vielzahl von Befindensstörungen angegeben und zu Pseudosyndromen zusammengefaßt, die sowohl somatische, also strukturelle, als auch nichtsomatische, also nichtstrukturelle Ursachen haben können. Diese diffusen Beschwerdeangaben, diese „Nichtsyndrome" sind typisch für Rückenbeschwerden überhaupt, ohne Bezug zu einem Wirbelsäulenabschnitt und ohne Bezug zu einer Strukturveränderung. Erinnert werden darf an die gesicherte ärztliche Erkenntnis, daß Rückenbeschwerden zu 30 % psychisch bedingt bzw. psychisch überlagert sind. Erinnert werden darf aber auch daran, daß die gleichen diffusen Beschwerdeangaben z. B. dem sog. Sicherheitsgurt- oder Milzverlustsyndrom, dem postkommotionellen Syndrom, dem Müdigkeitssyndrom, dem hirnorganischen Psychosyndrom, dem Eisenmangelsyndrom, dem Schmerzmittelmißbrauchsyndrom und einer Vielzahl anderer Pseudosyndrome immanent sind. Die Bezeichnung „Syndrom" wird mißbraucht als Alibi für ungeklärte und unerklärliche subjektive Beschwerden.

Unfallanamnese

Wenn also weder der körperliche Befund noch das körperliche Befinden Leitsymptome der Verlaufsstrategie nach sog. Beschleunigungsverletzungen sein können, welche sog. harten Daten stehen dann überhaupt zur Verfügung?

Die Abklärung der Unfallanamnese ist gesicherter Bestandteil traumatologischer Diagnostik. Es ist behandlungsfehlerhaft, wenn dieser erste Schritt einer verletzungsorientierten Befunderhebung fehlt.

Voraussetzung einer strukturspezifischen Unfallanamnese ist die Kenntnis der die Halswirbelsäule gefährdenden *Unfallmechanismen*.

Folgende Grundsätze sind zu beherzigen:
1. Die Kollisionsrichtung ist abzuklären. Eine *isolierte* Gefährdung der Halswirbelsäule, also eine Gefährdung der Halswirbelsäule ohne Begleitverletzungen an anderen Körperstrukturen, läßt sich nur bei der Heckkollision begründen. Bei allen anderen Kollisionstypen sind andere Strukturen deutlich eher gefährdet als die Halswirbelsäule. Dies ergibt sich sowohl aus biomechanischen als auch aus unfallexperimentellen und unfallstatistischen Erkenntnissen.
2. Die Kollisionsintensität ist abzuklären. Eine Gewalteinwirkung auf die Fahrzeuginsassen ist nur zu begründen, wenn das Fahrzeug selbst fremdbestimmt meßbar bewegt wurde, wenn es also wuchtig nach vorne beschleunigt wurde. Denn eine kollisionsbedingte Gewalteinwirkung auf die Halswirbelsäule kann allein durch die Fahrzeugbewegung übertragen werden.
3. Die Sitzposition, die Ausstattung des Fahrzeugs mit Kopfstützen und die Anlegung des Sicherheitsgurtes sind zu klären.

Teil der Unfallanamnese ist das *unfallnahe Verhalten* des Betroffenen, also das Verhalten im zeitlichen Zusammenhang mit dem angegebenen Ereignis. Die diesbezügliche Befragung des Betroffenen ist zu allen Verletzungsbildern gesicherter traumatologischer Standard. Folgende Fragen sind zu stellen:
1. Hat der Betroffene den Unfall kommen sehen? (Das Erkennen der Gefahr läßt eine reflektorische Anspannung des schützenden Muskelmantels erwarten.)
2. Wann genau fand der Unfall statt?
   Hat der Betroffene das Fahrzeug selbsttätig verlassen?
   Hat er die polizeiliche Unfallaufnahme aktiv abgewickelt?
   Hat er an der Unfallstelle angegeben, verletzt zu sein?

Wie hat er die Unfallstelle verlassen?
Wann war der Beschwerdebeginn?
Was hat der Betroffene in der Zeit zwischen Unfall und Arztbesuch getan?
Die Uhrzeit des ersten Arztbesuches ist festzuhalten.

Es entspricht – zu allen Verletzungsbildern – gesicherter ärztlicher Erfahrung, daß das unfallnahe Verhalten indiziell für die Schwere der Verletzung ist. Diese Erfahrungen werden auf den Kopf gestellt, wenn verbreitet wird, es sei für Verletzungen der Halswirbelsäule typisch, daß diese erst verzögert mit Funktionseinbußen/Beschwerden verbunden seien. Diese Verläufe sind untypisch. Wir müssen uns fragen, ob es nicht an der Zeit ist, die Erkenntnisse aus den Regelverläufen im Zusammenhang mit den Fortschritten der Diagnostik dahingehend umzusetzen, daß ein beschwerdefreies Intervall auch beim sog. Beschleunigungstrauma der Halswirbelsäule ein Indiz gegen eine Strukturverletzung ist.

Diagnostik

Zu unterscheiden ist zwischen primärer und sekundärer Diagnostik. Unfallnah steht an erster Stelle die sorgfältige segmentale Untersuchung. Die Manualmedizin weist insofern völlig zu Recht auf erhebliche Defizite der Befunderhebung hin. Zu befunden sind die Weichteilstrukturen im Hals-Nacken-Schulter-Arm-Bereich, die Beweglichkeit der Halswirbelsäule und der Schultergelenke sowie die Sensibilität. An bildtechnischen Befunden sind Röntgenaufnahmen der Halswirbelsäule in 2 Ebenen und Funktionsaufnahmen der Halswirbelsäule seitlich anzufertigen.

Besondere diagnostische Sorgfalt ist geboten, wenn die subjektiv geklagten Beschwerden sich umgekehrt proportional zu den unfallanamnestischen Daten verhalten. Als primäre Diagnostik kann dann auch die neurologische Untersuchung indiziert sein.

Bilden sich die geklagten Beschwerden nicht kurzfristig und konsequent zurück, ist eine neurologische Diagnostik – innerhalb der ersten 14 Tage – zwingend. Bei weiter geklagten Beschwerden hat spätestens bis zum Ablauf der 4. Unfallwoche die computertomographische und kernspintomographische Abklärung zu erfolgen. Die gesamte diagnostische Palette ist innerhalb der ersten 4 Wochen abzuschließen. Denn es gibt keinen Grund – abweichend von der Diagnostik anderer Verletzungsfolgen –, mit der Abklärung von Beschwerden im Bereich der Halswirbelsäule wochenlang zuzuwarten. Als Alibi für eine extensive Therapie trotz fehlender Diagnostik wird in Berichten wiederholt der „bekannt verzögerte Verlauf" nach sog. Beschleunigungstrauma zitiert. Diese Verallgemeinerung ist falsch. Soweit diese Aussage im Einzelfall zutrifft, bliebe abzuklären, ob ursächlich wirklich strukturelle Veränderungen oder nicht vielmehr therapeutische Defizite sind.

Diagnose

Nach abgeschlossener Diagnostik erfolgt die Diagnose der unfallbedingten Strukturveränderung.

Die Diagnose setzt also den *Abschluß der Diagnostik* voraus. Vor Abschluß der Diagnostik sind – wie bei anderen Verletzungs- und Krankheitsbildern selbstverständlich – nur Verdachtsdiagnosen zulässig.

Körperschaden vs. Schadensmechanismus

Die Diagnose hat – eigentlich ebenso selbstverständlich – die *verletzte Struktur* und *nicht* den *Schadensmechanismus* zu benennen. Verletzt sein können muskuläre und/oder Kapsel-Bandstrukturen, knöcherne Strukturen, Bandscheibenstrukturen, nervale Strukturen und/oder Gefäße.

Der Schadensmechanismus ist kein Synomym für die Strukturverletzung. Es gibt weder ein Schleudertrauma noch ein Beschleunigungstrauma noch eine Akzelerationsverletzung noch eine Peitschenschlagverletzung. Es gibt jedoch einen Beschleunigungs- bzw. Akzelerationsmechanismus. Die anderen beiden Begriffe sind überhaupt falsch. Es laufen weder Schleudermechanismen noch – per definitionem – 2phasige Peitschenschlagmechanismen ab.

Strukturverletzung vs. Normabweichung

Nicht jede nach einem Unfall gesicherte Normvariante und Normabweichung einer Struktur ist indiziell für eine unfallbedingte Gewalteinwirkung. Die Neigung, subjektive Beschwerdebilder distanzlos an unspezifischen bildtechnischen oder apparativen Befunden festzumachen, ist unübersehbar. Die subjektiv geklagten Beschwerden werden an irgend einer bildtechnisch sichtbaren Zacke festgemacht. Nur die – experimentell, statistisch und/oder aufgrund gesicherter traumatologischer Erfahrung abgesicherten – verletzungstypischen Befunde indizieren einen unfallbedingten Körperschaden.

Wenn eine verletzte Struktur nicht gesichert werden kann, ist dies auszusprechen. Es bleibt dann bei der *Verdachtsdiagnose*, wobei dies insbesondere dem Betroffenen gegenüber klarzustellen ist.

Kopplung von Diagnosen

In der Praxis außerordentlich häufig ist die Kopplung von Diagnosen bzw. Schadensmechanismen, die sich gegenseitig ausschließen, z. B. „Gehirnerschütterung und HWS-Schleudertrauma", also einer Kontakt- und einer Nichtkontaktverletzung. Eine Gehirnerschütterung ist mit einer Überstreckung der Halswirbelsäule unvereinbar. Wird die Bewegung des Kopfes durch den Fahrzeuginnenraum gebremst, ehe der Bewegungsausschlag der Halswirbelsäule erschöpft ist, kann die Halswirbelsäule nicht gleichzeitig gezerrt worden sein. Eine der beiden Diagnosen ist eindeutig falsch.

Verantwortlichkeit

Die Verantwortung für die Stellung der Diagnose und die Steuerung des Heilverfahrens liegt beim Traumatologen. Die konsiliarisch zugezogenen Fachdisziplinen sind nicht das *Sprachrohr* des Traumatologen. Dies gilt generell – also für Neurochirurgen, HNO-Ärzte, Internisten und Augenärzte, besonders aber für Neurologen. Deren Zuziehung ist zur Abklärung von Nervenversorgungsstörungen besonders häufig erforderlich. Als Resumée der nervenärztlichen Untersuchung findet sich z. B. der Satz: „Zustand nach Schleudertrauma". Der Sachkompetenz und den Erkenntnismöglichkeiten des Konsiliarius würde der Satz: „Nervenversorgungsstörungen sind nicht zu objektivieren" entsprechen. Die Diagnose hat der Traumatologe – unter voller Ausschöpfung und Respekt vor den Erkenntnismöglichkeiten anderer Fachdisziplinen – selbst zu stellen, zu verantworten, dem Betroffenen gegenüber zu vertreten und therapeutisch umzusetzen.

Diese Anforderung an die Verlaufsstrategie ist in der Praxis von hervorragender Bedeutung. Denn wenn das morphologische Substrat als Leitsymptom fehlt, kommt dem Therapeuten die alleinige und überragende Steuerungsfunktion zu. Steuern kann das Heilverfahren aber nur einer. Diese Feststellung ist so eminent wichtig, weil die unerklärlich verzögerten Verläufe durch ihre Orientierungslosigkeit imponieren. Dies gilt sowohl für die dann tätig werdende Vielzahl von Therapeuten als auch – erst recht – für den Betroffenen.

Therapie

Vor der Therapie steht grundsätzlich die Diagnose. Grundlage der Therapie kann zwar – im Gegensatz zur Begutachtung – auch der *mögliche* Gesundheitsschaden sein, dies aber nur solange, bis die Diagnostik ausgeschöpft ist. Deren Erkenntnisse sind therapeutisch umzusetzen – insbesondere auch dann, wenn keine Strukturverletzungen zu sichern sind.

Übertherapie

Ähnlich wie bis zu den 50er Jahren bei der Behandlung der Gehirnerschütterung ist die Übertherapie eine der Ursachen anhaltender Beschwerdebilder.

Die generelle Verordnung eines ruhigstellenden Verbandes, der Halskrawatte, ist im Zeitalter der funktionellen Therapie ebenso überholt, wie dies der Eisbeutel auf dem Kopf zur Behandlung einer Gehirnerschütterung wäre. Die Ruhigstellung ist den wenigen Fällen vorzubehalten, in denen Strukturverletzungen gesichert sind, die zu ihrer Heilung der Ruhigstellung bedürfen. Wenn wir die Akzeptanz eines beschwerdefreien Intervalls bis zum Ende der ersten Nachruhe damit begründen, daß die muskuläre Erschlaffung Beschwerden aktualisiert, ist der ruhigstellende Verband ausgesprochen kontraindiziert. Die bei Schmerzen indizierte Schonung erfolgt reflektorisch. Dazu bedarf es keiner Ruhigstellung. Die Zwangshaltung der Halswirbelsäule in der Halskrause provoziert – wie jede Zwangshaltung – Verspannungen. Außerdem ist die Halskrause der Lotse zur Bahnung psychischer Fehlentwicklungen.

Ebenso kontraindiziert sind Injektionen, Infiltrationen, Medikamente, Massagen und Krankengymnastik.

Strukturbezogene Information

Die primäre Verlaufsstrategie der Therapie ist die sachliche Information über die Ursache der Beschwerden, deren stufenweise diagnostische Abklärung, die sachliche Information über die diagnostischen Erkenntnisse und insbesondere die Vermittlung sicherer Heilungschancen. Die verantwortlich vertretene positive Perspektive und Motivation ist der dem Betroffenen geschuldete therapeutische Schritt.

Verlaufsdokumentation

Die Dokumentation führt als Verlaufsstrategie der Therapie einen Dornröschenschlaf. Die Dokumentation ist wesentlicher Teil der Therapie. Sie ist die Voraussetzung für die bei allen subjektiven Beschwerdebildern herausragend wichtige Verlaufsbeobachtung. Die unter dem Gliederungspunkt „Diagnostik" aufgeführten klinischen Befunde sind aussagekräftig zu dokumentieren – dies deshalb, um den Verlauf als Voraussetzung für therapeutische Entscheidungen reproduzierbar zu machen.

Durch eine defizitäre Befunddokumentation imponieren generell die Pseudosyndrome. Dies ist die unmittelbare Konsequenz dieser diffusen Pseudodiagnosen.

Fehlt eine reproduzierbare Befunddokumentation, ist das nicht nur behandlungsfehlerhaft. Dies hat auch gutachtliche Konsequenzen. Denn der Körperschaden ist nicht reproduzierbar.

Arztwechsel

Die entscheidende Weichenstellung ist in aller Regel der erste Arztwechsel. Die Desinformation und der Rechtfertigungsdruck nachbehandelnder Ärzte ist eine wesentliche Ursache für die Entgleisung des Beschwerdebildes.

Die Motivation für den Arztwechsel ist in aller Regel der Wunsch des Betroffenen, sich der Steuerungsfunktion des Erstbehandlers zu entziehen. Dieser Wunsch ist grundsätzlich legitim. Es liegt in der Verantwortung der Therapeuten, daß der Arztwechsel nicht zum Orientierungsverlust ausartet.

Es ist grob behandlungsfehlerhaft, wenn ein subjektives Beschwerdebild therapiert wird ohne umfassende Kenntnis aller Vorbefunde und des bisherigen Verlaufs. Der Betroffene ist zum eigenen subjektiven Beschwerdebild die ungeeignetste Informationsquelle überhaupt.

Offene Fragen

Die aufgezeigte Verlaufsstrategie schließt nicht aus, daß in Zukunft weitere Fortschritte der Diagnostik in seltenen Einzelfällen Verletzungen objektivieren lassen, die der bisherigen Diagnostik nicht zugänglich sind. Diese verbleibende Grauzone ist weder durch Übertherapie noch durch gut gemeinte ärztliche Bescheinigungen abzuklären. Die monate- und jahrelange Arbeitsunfähigkeit ist nur ein ganz vordergründiger Gewinn – ebenso wie die damit verbundenen Entschädigungserwartungen.

Straftatbestand „Beschleunigungstrauma"

Es wird völlig verdrängt, daß jede über eine Verdachtsdiagnose hinausgehende Bescheinigung den Unfallgegner mit dem Vorwurf der Körperverletzung und den daraus resultierenden strafrechtlichen Konsequenzen belastet. Auch dies sollte vor Ausstellung ärztlicher Bescheinigungen und Atteste gelegentlich bedacht werden.

Weiterführende Literatur

1. Danner M (1992) Die HWS-Distorsion beim Pkw-Unfall. Psycho 18(9): 587–593
2. Debrunner HU, Ramseier EW (1990) Die Begutachtung von Rückenschäden. Huber, Bern
3. Jenzer G, Walz F (1991) Die „Schwere" des „Schleudertraumas" der HWS. Z Unfallchir Versicherungsmed 84, 1: 7–19
4. Krösl W (1984) Die Begutachtung des Peitschenschlagsyndroms in der gesetzlichen Unfallversicherung, in der privaten Unfallversicherung und im Haftpflicht- bzw. Gerichtsverfahren. Z Unfallchir Versicherungsmed Berufskrankh 77: 5–7
5. Ludolph E, Besig K (1987) Das sogenannte HWS-Schleudertrauma in der Begutachtung für die gesetzliche Unfallversicherung. BG 1987: 755–758
6. Ludolph E, Weber AP (1992) Das „helvetische" Schleudertrauma der Halswirbelsäule. Vers R 16: 662–665
7. Ramseier EW (1991) Straßenverkehrsunfall – Das Schleudertrauma der Halswirbelsäule aus versicherungsmedizinischer Sicht. Z Unfallchir Versicherungsmed 84: 101–109
8. Schröter F (1987) Ausheilungsergebnisse nach posttraumatischem Cervical-Syndrom. Vortrag 18. Fortbildungstagung des Berufsverbandes der Ärzte für Orthopädie, 14.–17.11.1987, Kassel
9. Walz F (1987) Das Schleudertrauma der Halswirbelsäule im Straßenverkehr, biomechanische und gutachtliche Aspekte. Sch Med Wochenschr 117: 619–623
10. Wölk W (1994) Krankheitsbild – versus pseudosyndrombezogene Medizin. Versicherungsmedizin 46, 1: 20–22

Strategie bei Weichteilverletzungen der HWS

J. Dvořák und A. Sandler

Um die Strategie der diagnostischen Schritte bei den HWS-Verletzungen zu gestalten, ist die Kenntnis der Biomechanik sowie der Pathoanatomie bei solchen Verletzungen unerläßlich.

Saternus [52–55], gestützt auf seine gerichtsmedizinischen Untersuchungen, beobachtete, daß Flexions- bzw. Extensionstraumen der HWS ohne Frakturen durchaus Verletzungen der Weichteile bewirken können. Einerseits beobachtete er Verletzungen des Bandapparates, z. B. Lig. longitudinale anterius wie auch posterius, ferner der fixierenden Bänder im Bereiche der oberen HWS wie Ligg. alaria, Lig. transversum atlantis, Membrana atlantooccipitalis und weitere. Vor allem jene Bänder, welche aus kollagenen Fasern bestehen, wie die Ligg. alaria, Lig. transversum, Lig. longitudinale anterius und posterius [50] können bei übermäßiger Bewegung irreversibel überdehnt oder gar zerrissen werden. Hingegen Bänder wie die Membrana tectoria, die aus vorwiegend elastischen Fasern bestehen [33], werden seltener verletzt. Saternus [52] beobachtete ebenfalls, daß bei Verletzungen der HWS ohne Frakturen der Wirbelkörper die zervikalen Bandscheiben verletzt werden, und zwar im Bereich der Deckplatten. Beim Extensionstrauma wird der vordere Anteil, beim Flexionstrauma hingegen der hintere Anteil verletzt. Dabei wird die Bandscheibe in ihrer Verankerung an der Deckplatte ausgerissen, was im Gegensatz zu den altersentsprechenden degenerativen Veränderungen der Bandscheibe, von Töndury u. Theiler [62] beschrieben, steht. Bei der Degeneration bilden sich zentrale Spaltungen im Bereich der Bandscheibe, welche mit der Zeit dann quasi eine Neoarthrose bilden und schließlich beim Verlust der Elastizität bzw. tragender Funktion der Zwischenwirbel den ossären Umbau der Processus uncinati bewirken.

Jónsson et al. [25] konnten die Beobachtungen von Saternus bestätigen, indem sie genau die gleichen Verletzungen an der Bandscheibe bei Kryomikrotombildern beobachteten. Auch wenn die Untersuchung von Jónsson et al. anhand von 22 posttraumatischen HWS gemacht worden ist, postulieren die Autoren, daß ernsthafte Weichteilverletzungen der HWS nur selten konventionell-radiologisch erfaßt werden können.

Taylor [26, 58, 59, 60] untersuchte 172 verletzte Halswirbelsäulen und konnte die früher gemachten Beobachtungen von Saternus und Jónsson et al. bestätigen. Er beschreibt zahlreiche subligamentäre Blutungen sowie Blutungen am Übergang Deckplatte/Diskus als direkte Folge der Weichteilverletzung. Bei Extensionstraumen sind die „rim-lesions" quasi auf allen Niveaus zu beobachten (Abb. 1). Taylor beschreibt ebenfalls Verletzungen bis zu vollständigen Zerreißungen von interver-

B. Kügelgen (Hrsg.)
Neuroorthopädie 6
© Springer-Verlag Berlin Heidelberg 1995

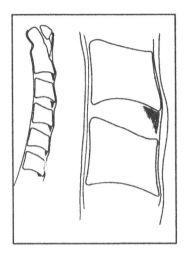

Abb. 1. Schematische Darstellung der oberen
vorderen Deckenplattenverletzung bei vorwiegen-
dem Extensionstrauma. (Nach [59])

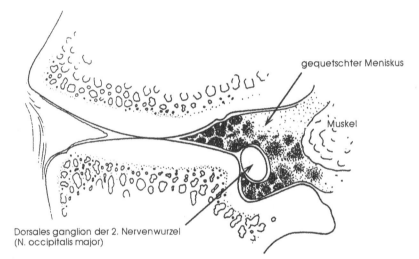

gequetschter Meniskus

Muskel

Dorsales ganglion der 2. Nervenwurzel
(N. occipitalis major)

Abb. 2. Schematische Darstellung einer meniskoidalen Verletzung im atlantoaxialen Gelenk.
(Nach [59])

tebralen Meniskoiden, v. a. im Atlantookzipitalgelenk (Abb. 2), die schließlich eine
Läsion des Nervenwurzelganglions des 2. Halsnerven bewirken können.

Ebenfalls verweist Taylor in seiner ausgedehnten Arbeit auf die Bedeutung der
mit der konventionellen Radiologie kaum erkennbaren Abrisse der Processus
articulares (Abb. 3).

Wesentlich aber sind die Verletzungen der Bandscheiben, welche in der Regel
mit einer Zerreißung der Ligg. longitudinalia einhergehen (Abb. 4 und 5).

Diese pathologisch-anatomischen Arbeiten sind im Hinblick auf die optimal
gestaltete Diagnostik bei frischen bzw. chronischen Weichteilverletzungen hinwei-

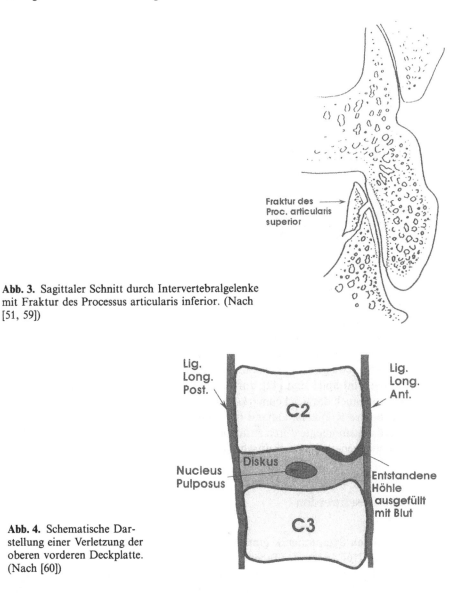

Abb. 3. Sagittaler Schnitt durch Intervertebralgelenke mit Fraktur des Processus articularis inferior. (Nach [51, 59])

Abb. 4. Schematische Darstellung einer Verletzung der oberen vorderen Deckplatte. (Nach [60])

send. Die Kernspintomographie ist eine erfolgversprechende Untersuchungsmethode, wenn gezielt nach pathologisch-anatomischen Läsionen gesucht wird. Hamer et al. [21] beschrieben eine doppelt so große Inzidenz von Diskushernien in einer Population mit früher stattgefundenen HWS-Verletzungen verglichen mit einer Normalpopulation. Diese Autoren postulieren eine organische Verletzung, v. a. wenn vorbestehende degenerative Verletzungen vorhanden waren.

Martin et al. [28] untersuchten Rückenmark bzw. Nervenwurzeln bei Opfern von HWS-Verletzungen und beobachteten schwerwiegende axonale Schwellungen bzw. Ödeme in den Fasciculi dorso-laterales, ferner nekrotische Bezirke im Bereich

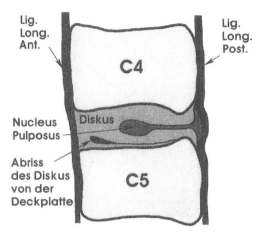

Abb. 5. Schematische Darstellung einer Verletzung der unteren Deckplatte, Zerreißung des Lig. longitudinale posterius. Traumatisch entstandene Diskushernie. (Nach [60])

der Vorderhornzellen, v. a. auf Höhe C4/C5. Ligamentäre Verletzungen, insbesondere jene der Ligg. longitudinalia, werden von Harris u. Yeakley [22] beschrieben. Bei diesen Patienten konnte jeweils auf gleichem Niveau eine entsprechende Vorwölbung der Bandscheiben im Kernspintomogramm nachgewiesen werden.

Es bestehen erhebliche Hinweise darauf, daß eine Weichteilverletzung der HWS, sei es vorwiegend in Flexion bzw. Extension, oder wenn translatorische Einwirkungen im Spiel sind [42], zur organischen Läsion der Ligamenta, Bandscheiben, aber auch des Rückenmarks und der Nervenwurzeln führen kann. Es ist die Aufgabe des Klinikers, anhand der manuellen und neurologischen Untersuchung Verdachtsmomente durch zusätzliche apparative Untersuchungen zu erhärten und entsprechende therapeutische Schritte einzuleiten.

Typische Beschwerden

Bei der initialen Symptomatik gibt die Arbeit von Hohl [23] wie auch jene von Dvořák et al. [16] Auskunft (Tabelle 1).

Am häufigsten berichten die Patienten nach einer Verletzung über Nackenschmerzen, begleitet von Nackensteife, sowie über Kopfschmerzen, ferner über ausstrahlende Schmerzen in die Schultern und die Interskapularregion. Die Parästhesien wie auch die initial bestehende Muskelschwäche erwiesen sich als prognostisch ungünstiges Zeichen. Auffallend oft – sowohl bei Hohl wie auch Dvořák et al. – kommen initial die tiefsitzenden Kreuzschmerzen vor. Auch anhand der prospektiven Studien von Radanov et al. [44–46] sind die Nacken- und Kopfschmerzen die häufigsten Symptome bei der Erstuntersuchung (Tabelle 2).

Werden die später berenteten Patienten mit den nichtberenteten verglichen (unter dem Vorbehalt einer retrospektiven Evaluation), so war auffällig, daß die später berenteten initial unmittelbar nach dem Unfall mehr an BWS- und LWS-

Tabelle 1. Initiale Symptomatik bei HWS-Verletzten in %. (Nach [16, 23])

	Hohl 1974 [23]	Dvořák et al. 1987 [16]
Nackenschmerz	98	85
Nackensteife	95	80
Kopfschmerz	72	–
Schulterschmerz	36	–
Interskapulärer Schmerz	20	–
LWS-Schmerz	35	25
Arm- und Handschmerz	12	–
Schwindel	–	25
Parästhesien	12	10
Muskelschwäche	–	5
Bewußtseinsstörung	10	20

Tabelle 2. Initialsymptome bei Patienten mit Weichteilverletzungen, eingeteilt in 2 Gruppen: 1) Patienten wurden innerhalb 6 Monaten beschwerdefrei ($n = 54-57$), 2) Patienten hatten weiterhin unter Symptomen zu leiden ($n = 19-21$). (Nach [46])

	% der Gruppen nach 6 Monaten definiert als	
	Vollständig geheilt ($n = 54-57$)	Persistierende Symptome ($n = 19-21$)
Nackenschmerzen	86	95
Kopfschmerzen	52	71
Schulterschmerzen	37	57
Kreuzschmerzen	37	29
Verschwommensehen	16	33
Schwindel	14	24
Fingerparästhesien	7	29
Schluckstörungen	12	10
Müdigkeit	54	68
Ängstlichkeit	47	47
Schlafstörungen	26	65
Lärmempfindlichkeit	28	38
Reizbarkeit	16	38
Konzentrationsschwäche	24	19
Gedächtnisstörungen	7	25

Schmerzen litten; ebenfalls der Schwindel wie auch die neurologischen Symptome wie Parästhesien und muskuläre Schwäche sowie Bewußtseinsstörungen oder gar Bewußtlosigkeit war in der Gruppe der später Berenteten häufig anzutreffen. Auch waren die funktionellen Beschwerden wie Schluckstörungen, sich hinlegen zu müssen, Augenflimmern, Verschwommensehen sowie Tinnitus in dieser Gruppe häufiger anzutreffen [16].

Bei der retrospektiven Durchsicht der Akten war bei der Erstuntersuchung die schmerzhafte Kopfrotation sowie ein muskulärer Nackenhartspann am häufigsten beobachtet worden. Wiederum waren die radikulären Ausfälle, welche bei 50 %

der später berenteten Patienten beobachtet wurden, auffällig. Werden die erhobenen radikulären Ausfälle mit muskulärer Schwäche kombiniert, so ergibt sich ein
hochsignifikanter Unterschied zwischen, den später berenteten und den sog. Scha-
denfällen. Bezogen auf die initialen Röntgenbefunde – unter dem Vorbehalt, daß
lediglich die radiologischen Beschreibungen und nicht die Originalbilder in die
Studie einbezogen worden sind –, werden die zum Zeitpunkt des Unfalls bestehenden degenerativen Veränderungen als ungünstiger Faktor angesehen [16, 21].

Auch bei Hohl [23] wird der Trend eher zum negativen Faktor der vorbestehenden degenerativen Veränderungen gesehen. Als eindeutig ungünstiges Zeichen
beschrieb Hohl eine negative Kippung (Kyphose) im Bereich der mittleren HWS
unmittelbar nach dem Unfall. Bei der retrospektiven Evaluation konnten bei den
später berenteten Patienten bei 97 % und bei 11 % der nichtberenteten typische
Symptome festgestellt werden. Bei 12 % der später berenteten Personen traten
diese Symptome unmittelbar auf, bei den restlichen offensichtlich erst nach Wochen bis Monaten.

In einer eigenen retrospektiven Studie [16] gaben 27 % der nichtberenteten
Patienten persistierende Beschwerden, welche behandlungsbedürftig waren, an.
Die häufigsten Symptome waren Nacken-/Kopfschmerzen sowie Schulter-/Arm-
schmerzen wie auch rotationsinduzierter Schwindel. Bei Hohl [24] gaben gar 43 %
residuale Symptome an. Pearce [40] berichtet in seiner retrospektiven Evaluation
von 100 Verletzten über eine 85 %ige Beschwerdefreiheit nach 1 Jahr.

Gargan u. Bannister [18] führten einen 10-Jahres-Follow-up bei Patienten nach
HWS-Weichteilverletzungen. Bei 40 % der Verletzten wurde auch 10 Jahre nach
dem Ereignis über mäßige bis starke Nacken- und Kopfschmerzen berichtet.

Die Tabellen 3 und 4 fassen die Resultate der relevanten retrospektiven Studien
zusammen.

Tabelle 3. Prozentsatz mit Symptomen beim Follow-up der 3 Untersuchungen

	Hohl [23]	Norris u. Watt [32]	Gargan u. Bannister [18]
Nackenschmerzen	98	64	74
Kopfschmerzen	72	42	33
Parästhesien	36	37	45
Schluckstörungen	–	–	–
Sehstörungen	–	13	2
Hörstörungen	–	13	14
Schwindel	–	–	19
Rückenschmerzen	35	–	42
Minimum-Follow-up (Jahr)	1	5	8

Tabelle 4. Prozentsatz mit Symptomen beim Follow-up der 3 Untersuchungen

	Keine oder leichte	Mittlere	Schwere
Hohl [25]	57	37	6
Gargan u. Bannister [18]	60	28	12

Zusammenfassend sei für die Interpretation der retrospektiven Studien betont, daß keine eine vergleichbare Gruppe aus der Normalpopulation genommen hatte, um Auskunft für die natürliche Entwicklung von HWS-Symptomen zu erhalten. Mit diesem Vorbehalt sind die Resultate der retrospektiven Studien zu interpretieren.

Apparative Untersuchungen, Befunde

Von den Zusatzuntersuchungen steht zur Verfügung: konventionelle Radiologie, konventionelle Tomographie, Computertomographie (statisch und dynamisch) sowie die Kernspintomographie (auch hier statisch und dynamisch).

Bestehen Verdachtsmomente für Beteiligung bzw. Verletzung der Nervenwurzeln oder des Rückenmarks, so ist eine ausgedehnte neurophysiologische Untersuchung, einschließlich evozierter Potentiale, angebracht.

Eine standardisierte, testmäßige neuropsychologische Untersuchung ist bereits in der initialen Phase angebracht, wenn Patienten über einen Symptomenkomplex klagen, welcher eine ZNS-Beteiligung vermuten läßt [17, 47, 48].

Radiologie [9]

Auch wenn der größte Teil der HWS-verletzten Patienten nach 4 Wochen weitgehend beschwerdefrei werden, so ist die Durchführung von konventionellen Röntgenaufnahmen ratsam, weil prognostisch unmittelbar nach dem Unfall kaum etwas gesagt werden kann.

Bei Verletzten, die einen bewegungsabhängigen Nackenschmerz angeben, genügt eine HWS-Aufnahme a.-p. und seitlich. Die Region des zervikothorakalen Übergangs soll dargestellt werden. Auf der a.-p.-Aufnahme wird die Stellung der Dornfortsätze beurteilt, gesucht wird nach segmentalen Fehlstellungen als möglicher Ausdruck einer uni- oder bilateralen Subluxation. Auf der seitlichen Aufnahme wird die Haltung beurteilt, wobei der sog. Streckhaltung der Halswirbelsäule wenig Bedeutung zugemessen werden soll [30, 61]. Eine umschriebene Unterbrechung der physiologischen HWS-Lordose darf hingegen als potentiell krankhafter Befund interpretiert werden. Naturgemäß wird nach Frakturen, groben Dislokationen, vorbestehenden Mißbildungen sowie anatomischen Varianten gesucht.

Bei Patienten mit einseitiger oder auch beidseitiger Zervikobrachialgie mit initial vorhandenen sensomotorischen Symptomen sind bei der ersten Untersuchung schräge Aufnahmen angebracht mit der Frage nach einer foraminalen Pathologie (Subluxation, foraminale Stenose, Frakturen der Processus articulares). Bei unklar dargestellten ossären Strukturen kann bei der Suche nach Frakturen die konventionelle Tomographie nützliche Hinweise liefern, die Computerto-

mographie mit der Möglichkeit der zwei- und v. a. der dreidimensionalen Rekonstruktion ist den klassischen Verfahren jedoch überlegen.

Die obere Halswirbelsäule wird am besten mit der transbukkalen a.-p.-Auf-
nahme erfaßt. Es werden die Atlantoaxialgelenke, die Symmetrie der Massae
laterales atlantis sowie der Dens axis beurteilt.

Funktionsradiologische Halswirbelsäulenuntersuchung

Bei Patienten, die innerhalb von 6–8 Wochen nach einer initialen Ruhigstellung
der Halswirbelsäule nicht beschwerdefrei werden, und bei denen die Schmerzzu-
nahme bei bestimmten Halswirbelsäulenbewegungen reproduzierbar ausgelöst
werden kann, sind funktionelle Röntgenaufnahmen unter standardisierten Bedingungen angezeigt. Es ist bekannt, daß in bezug auf die Bewegungsausschläge ein
signifikanter Unterschied zwischen aktiv durchgeführten und passiven, durch den
Untersucher gehaltenen, Bewegung besteht [11]. Es wird nach segmentalen Instabilitäten gesucht, die infolge der Schmerzhemmung bei der aktiv durchgeführten
Untersuchung nicht zur Darstellung kommen. Die Kenntnis der dreidimensionalen Bewegungsabläufe [63] ist die Voraussetzung sowohl für die Untersuchungsme-
thodik als auch für die Interpretation der Meßresultate.

Im seitlichen Strahlengang wird die Flexions-/Extensionsbewegung und im
a.-p.-Strahlengang die Lateralflexion untersucht. Die axiale Rotation, die dominie-
rende Bewegung der oberen Halswirbelsäule, wird mit den konventionellen Röntgenaufnahmen nicht erfaßt. Bei einem entsprechenden klinischen Verdacht ermöglicht die funktionelle Computertomographie eine Beurteilung auch dieser
Ausschläge [3, 6, 8, 11, 41, 43, 49, 63].

Axiale Rotation

Die Rotation der gesamten Halswirbelsäule beträgt ca. 90%. Die Hälfte, durchschnittlich 43°, der gesamten Rotation wird in der oberen HWS, insbesondere
zwischen Atlas und Axis (Epistropheus), ausgeführt [8, 12, 14, 37–39, 43]. Unterhalb des Atlantoaxialgelenks beträgt die segmentale Rotation 3–7° in beide Richtungen [7].

Da die konventionellen radiologischen Verfahren die axiale Rotation nicht
zuverlässig zu erfassen gestatten, bietet sich die Computertomographie an. In
Rückenlage wird der Kopf zunächst in Neutralstellung gehalten und eine Serie von
5 mm dicken Schichten mit 3 mm Freiraum aufgenommen. In der Folge wird der
Kopf maximal nach rechts und links rotiert und jeweils eine weitere Serie von
axialen Schnitten gemacht und als ossäre Landmarken zur Ausmessung der einzelnen segmentalen Bewegungsausschläge das Zentrum des Foramen der A. vertebralis genommen.

Die funktionelle Computertomographie eignet sich als weiterführende Untersuchung beim klinischen Verdacht auf posttraumatische Hypermobilität der oberen Halswirbelsäule, welche durchaus als Folge einer indirekten Halswirbelsäulenverletzung auftreten kann, insbesondere wenn der Kopf zum Zeitpunkt des

Traumas (z. B. bei Auffahrkollisionen) zur Seite rotiert war [15, 34]. Bei dieser
Situation sind die rotationslimitierenden Strukturen, insbesondere die Lig. alaria,
besonders vulnerabel [5, 37, 38]. Da die Untersuchung recht aufwendig ist, soll die
Indikation nur bei klinischem Verdacht auf eine obere HWS-Instabilität gestellt
werden. Es handelt sich nicht um eine Triage-Untersuchung.

Die funktionelle Computertomographie ist bei der Diagnosensicherung eines
posttraumatischen, therapieresistenten Schiefhalses ebenfalls geeignet, dem eine
atlantoaxiale Rotationsblockierung zugrunde liegen könnte [35].

Computertomographie

Die axiale Computertomographie kann v. a. für die Beurteilung der ossären Strukturen sowie von posttraumatischen Verkalkungen des Bandapparates sinnvoll
eingesetzt werden. In dieser Beziehung, auch mit Hilfe der dreidimensionalen
Rekonstruktion, ist sie der konventionellen Tomographie deutlich überlegen, nicht
zuletzt weil der Spinalkanal, aber auch die Foramina intervertebralia genau beurteilt werden können.

MRI

Die Kernspintomographie kommt zum Einsatz bei der Verifizierung von Weichteilverletzungen. Bei frisch Verletzten, wenn Hinweise auf Wurzel- bzw. Myelonbe-
teiligung bestehen, ist es sinnvoll, das MRI bereits in der Frühphase durchzuführen, um frische Blutungen nicht zu verpassen bzw. solche zu dokumentieren.
Immer häufiger werden dabei auf Höhe der Verletzung Ödeme bzw. Signal-
anhebungen im Bereich des Rückenmarks beobachtet, was durchaus auf eine
organische Läsion hinweist. Werden von Patienten Beschwerden, durch Bewegung
exazerbierend, angegeben, so empfiehlt es sich, eine funktionelle Kernspintomographie in Flexion oder Extension durchzuführen, um bei diesen Extremstellungen
die Beziehung von Bandscheibe zu Duralsack bzw. Rückenmark zu beurteilen.
Wie weit die von Saternus und Taylor beschriebenen Deckplattenausrisse mittels
MRI erfaßt wurden, ist gegenwärtig unklar, sie sollen aber beim Verdacht dennoch
gesucht werden.

Invasive Diagnostik

Gerade bei den Weichteilverletzungen der HWS ist es nicht möglich, den von den
Patienten präsentierten Schmerz einer anatomischen Struktur zuzuordnen. Zwar
können radiologische Veränderungen bestehen, die als Indizien für die Pathologie
für ein bestimmtes Segment hinweisen können, doch genügt dieser Verdacht nicht,

um eine aggressive Therapie, z. B. operative Fusion, zu rechtfertigen. Unter solchen Umständen können weiterführende invasive diagnostische Maßnahmen hilfreich sein.

Diskographie

Grundsätzlich vermittelt die Diskographie Informationen über die anatomische Beschaffenheit des Nucleus pulposus, v. a. aber über die Intaktheit des Anulus fibrosus. Zudem hat die Schmerzprovokation während der Injektion einen diagnostischen Aussagewert. Dieses Verfahren eignet sich deshalb zur Identifikation einer pathologisch veränderten Zwischenwirbelscheibe oder zur Bestätigung eines Verdachtes einer schmerzverursachenden Bandscheibe. Die Diskographie wird am wachen Patienten durchgeführt, unter Röntgenkontrolle wird Kontrastmittel injiziert. Eine Ausbreitung des Kontrastmittels über die Grenze des Nucleus pulposus kann nur dann als pathologisch bewertet werden, wenn sich dieses nach dorsal in den Spinalkanal ergießt. Laterale Ausbreitung in die Unkovertebralgelenke kann einer normal einsetzenden degenerativen Erscheinung der zervikalen Bandscheibe entsprechen [19]. Whitecloud u. Seago [64] sehen die Indikation zur Diskographie bei unklaren, segmental bedingten Schmerzen. Osler [36] berichtet über 81 % gute Operationsresultate, deren Indikation sich über die Diskographie abstützte. Die Aussagekraft der Diskographie allerdings bzw. des sog. „memory pain" wird in der Literatur unterschiedlich beurteilt [2, 31]. Wird die unterschiedliche Beurteilung im Verhältnis zur Komplikationsrate betrachtet, welche z. T. bis zu 13 % geschätzt wird [4], so ist die Indikation zur Durchführung einer Diskographie äußerst sorgfältig zu stellen.

Infiltration der Intervertebralgelenke

Wiederum um die Segmentdiagnostik näher zu umkreisen, empfehlen Boguk et al. [2], eine unter Bildverstärker durchgeführte Infiltration der Wirbelbogengelenke vorzunehmen. Die Aussagekraft basiert primär auf der temporären Schmerzausschaltung durch gezielte Applikation eines Lokalanästhetikums. Allerdings wird die Aussagekraft wiederum, wie bei der Diskographie, durch die plurisegmentale Innervation der Intervertebralgelenke limitiert [1, 27].

„Fixateur externe"

In Anlehnung an den lumbalen „fixateur externe" entwickelten Grob et al. eine chirurgische externe Fixation der verdächtigen instabilen Segmente [20]. Da es sich um einen äußerst invasiven diagnostischen Eingriff handelt, müssen die Leiden des Patienten wie auch die Schmerzen glaubhaft sein, und die Lebensqualität muß erheblich eingeschränkt sein. Die Schmerzen des Patienten müssen allen konservativen therapeutischen Bemühungen widerstanden haben, und sämtliche anderen diagnostischen Mittel müssen ausgeschöpft sein. Der „fixateur externe" wird auf

1–3 verdächtige Segmente appliziert, welche als Schmerzverursacher in Frage kommen. Konkret wird dieser Verdacht aufgrund klinischer, manualmedizinischer und radiologischer Kriterien erstellt, die allein jedoch nicht ausreichen, um eine direkte Fusion zu rechtfertigen (Grob, persönliche Mitteilung 1994). Wenn folgende Kriterien auf die gleichen Segmente konzentriert werden können, kann eine temporäre Instrumentation mit „fixateur externe" diskutiert werden:

- klinische Lokalisation (Druckdolenz und segmentale Dysfunktion des entsprechenden Segmentes),
- degenerative Veränderungen,
- pathologische segmentale Beweglichkeit.
- Diskusveränderungen im MRI.

Neurophysiologische Untersuchung

Von der Neurophysiologie her stehen zur Verfügung:
- einerseits die Nadelelektromyographie zur Verifizierung von Denervierungszeichen,
- die F-Welle, kann gelegentlich hinweisend für eine radikuläre Kompression sein, wenn im Seitenvergleich eine deutliche Differenz der Latenz besteht.

Die sensorisch evozierten Potentiale sind bei den radikulären Syndromen nur selten aussagekräftig und schließen ein solches nicht aus [56]. Die motorisch evozierten Potentiale zur Beurteilung der kortikospinalen Bahnen sowie der motorischen Nervenwurzeln sind möglicherweise hilfreich, wobei über die Spezifität der Methode gegenwärtig im Hinblick auf das HWS-Trauma nichts Näheres ausgesagt werden kann. In einer eigenen Untersuchung haben wir bei 51 Verletzten mit sog. Weichteilverletzung der HWS bei 57% (29 Patienten) eine Verlängerung der zentralen motorischen Laufzeit festgestellt, was durchaus einer Läsion der Nervenwurzel entsprechen könnte [13].

Sicherlich, gerade bei Patienten, die eine persistierende radikuläre Symptomatik angeben, ist eine ausgedehnte neurophysiologische Untersuchung einschließlich der Nadelelektromyographie und der motorisch evozierten Potentiale durchaus gerechtfertigt, denn, sind eindeutige Befunde vorhanden, so rechtfertigen sie auch weitere aufwendige neuroradiologische Untersuchungen, insbesondere MRI, allenfalls in Funktion (Flexion/Extension zur Beurteilung der bewegungsinduzierten Verhältnisse zwischen der zervikalen Bandscheibe und dem Myelon bzw. der Nervenwurzel).

Neuropsychologie

Bei Patienten, die über Konzentrations- sowie Gedächtnisstörungen klagen, ist eine testmäßige, durch geschulte Fachpersonen durchgeführte Evaluation angebracht [17, 47, 48].

Nach dem heutigen Wissensstand führt eine HWS-Verletzung mit unkompliziertem somatischem Verlauf und ohne Kopfaufprall nicht zu bleibenden hirnorganisch begründbaren neuropsychologischen Ausfällen [10, 47, 48]. Schmerzinterferierende Aufmerksamkeit und Konzentrationsstörungen klingen in der Regel zusammen mit der Ausheilung der Distorsionsfolgen ab.

Wird nach Berücksichtigung sämtlicher Umstände und Befunde sowie nach Ausschluß aller ätiologischen Differentialdiagnosen eine traumatische Hirnschädigung angenommen, so ist der zu neuropsychologischen Defiziten führende Beschleunigungsmechanismus an der HWS zu bezweifeln. Vielmehr kommen zusätzliche Verletzungsmechanismen mit einer zerebralen Beteiligung, wie insbesondere eine Schädel-/Hirn-Traumatisierung infolge von Kopfanprall, in Betracht [10].

Konservative Therapie

Nach wie vor ist unklar, welche der zur Verfügung stehenden Therapiemodalitäten bei Weichteilverletzungen der HWS als adäquat angesehen werden können. Eine der wenigen zitationswürdigen Arbeiten von Mealy et al. [29] vergleicht prospektiv 2 randomisierte Gruppen: die Hälfte wird mit Ruhe/Wärmeapplikation, die andere Hälfte mit früher Mobilisation/Manipulation behandelt. Einen statistisch signifikanten Unterschied, bezogen auf Schmerz (mit der visuell analogen Skala gemessen), sowie in bezug auf die Beweglichkeit konnte zugunsten der frühen Mobilisation/Manipulation festgestellt werden. Die Autoren empfehlen bei HWS-Verletzungen eine frühe Mobilisation, kombiniert mit muskulärer Rehabilitation, v. a. im Sinne der isometrischen Übungen.

Leider haben die Autoren lediglich einen 4- und 8-Wochen-Follow-up gemacht, was für eine solche Studie als kurz angesehen werden kann, ferner beträgt die gesamte Population lediglich 56 Verletzte.

Gestützt mehr auf das Verständnis der Pathologie sowie die Kenntnisse der Reaktion des menschlichen Körpers auf eine Distorsion, wird in der Initialphase zunächst eine Ruhigstellung mittels weichem oder hartem Halskragen empfohlen, unterstützt durch analgetische und myorelaxierende medikamentöse Behandlung [57]. Nach 4–6 Wochen Ruhigstellung und Persistenz der Beschwerden ist es angebracht, eine mobilisierende Behandlung einzuleiten, wobei v. a. neuromuskuläre Therapien zum Zuge kommen sollen [57]. Die manuelle Therapie ist sinnvollerweise mit muskulärer Rehabilitation und Anleitung zu Heimübungen zu kombinieren.

Die Frequenz der Behandlungen von 2- bis 3mal pro Woche am Anfang und nach 3–4 Wochen 1mal pro Woche ist erfahrungsgemäß ausreichend. Wird kein signifikanter Durchbruch bzw. Linderung der Beschwerden nach 8–12 Behandlungen erreicht, soll das Therapiekonzept ernsthaft reevaluiert werden.

Beim Verdacht auf Aktivierung einer vorbestehenden Spondylarthrose kann eine Infiltration der Wirbelbogengelenke, wenn möglich nach vorheriger Darstellung mit Kontrastmittel, mit Lokalanästhetikum bzw. Depotsteroid lindernd wirken.

Bei Verletzten mit starken muskulären Verspannungen sowie Triggerpunkten können zur Linderung einerseits Lokalinfiltrationen mit Anästhetikum, kombiniert mit Kälteapplikationen, zur Anwendung kommen. Massagen mit Wärmeapplikation sind zwar bei Patienten beliebt, bringen jedoch nur selten einen entscheidenden Durchbruch und sollen als begleitende symptomatische Behandlung auf Dauer nur in Ausnahmefällen verschrieben werden.

Literatur

1. Bogduk N (1982) The clinical anatomy of the cervical dorsal rami. Spine 7, 4:319–330
2. Bogduk N, Windsor M, Inglis A (1988) The innervation of the cervical intervertebral discs. Spine 13, 1(1373):2–8
3. Buetti-Bäuml C (1954) Funktionelle Roentgendiagnostik der Halswirbelsäule. Fortschritte auf dem Gebiete der Röntgenstrahlen vereinigt mit Röntgenpraxis. Archiv Atlas, 70(61):19–23
4. Connor PM, Darden BV (1993) Cervical discography complications and clinical efficacy. Spine 18, 14:2035–2038
5. Crisco JJ, Panjabi MM, Dvořák J (1991) A model of the alar ligaments of the upper cervical spine in axial rotation. J Biomech 24(7):607–614
6. De Sèze C, Djian A, Abdelmoula M (1951) Etude radiologique de la dynamique cervicale dans le plan sagittal. (Une contribution radiophysiologique à l'étude pathogénique des arthroses cervicales). Rev Rhumat 18:37–46
7. Dvořák J (1988) Letter to the editor. Spine 13:595–597
8. Dvořák J (1988) Rotationsinstabilität der oberen Halswirbelsäule. In: Hohmann D, Kügelgen B, Liebig K (Hrsg) Neuroorthopädie, Bd 4. Springer, Berlin Heidelberg New York, S 37–60
9. Dvořák J (1990) Radiologischer Abklärungsgang bei Halswirbelsäulenverletzungen. Schweiz Med Wochenschr 120(2401):1989–1998
10. Dvořák J, Ettlin T, Jenzer G, Mürner J, Radanov BP, Walz F (1994) Standortbestimmung zum Zustand nach Beschleunigungsmechanismus an der Halswirbelsäule (zur Publ. eingereicht)
11. Dvořák J, Froehlich D, Penning L (1988) Functional radiographic diagnosis of the cervical spine. Spine 13(1453):748–755
12. Dvořák J, Hayek J, Zehnder R (1987) CT-functional diagnostics of the rotatory instability of the upper cervical spine, pt 2: An evaluation on healthy adults and patients with suspected instability. Spine 12, 8(1225):726–731
13. Dvořák J, Herdmann J, Janssen B (1990) Motor evoked potentials in patients with cervical spine disorders. Spine 15:10(2331):1013–1016
14. Dvořák J, Panjabi M, Gerber M, Wichmann W (1987) CT-functional diagnostics of the rotatory instability of upper cervical spine, pt 1: An experimental study on cadavers. Spine 12, 3(333):197–205
15. Dvořák J, Schneider E, Saldinger PF, Rahn BA (1988) Biomechanics of the cranio-cervical region: The alar and transverse ligaments. J Orthop Res 6(1571):452–461
16. Dvořák J, Valach L, Schmid S (1987) Verletzungen der Halswirbelsäule in der Schweiz. Orthopäde 16(2):2–12
17. Ettlin TM, Kischka U, Reichmann S, Radii EW, Heim S, Wenger D, Benson DF (1992) Cerebral symptoms after whiplash injury of the neck: a prospective clinical and neuropsychological study of whiplash injury. J Neurol Neurosurg Psychiat 55:943–948
18. Gargan MF, Bannister GC (1990) Long-term prognosis of soft-tissue injuries of the neck. J Bone Joint Surg (Br) 72-B, 5(5):901–903
19. Gen H (1990) A clinicopathological study of cervical intervertebral discs, pt 2: On morphological and roentgenological findings. Nippon Seikeigeka Gakkai Zasshi 64:572–582

20. Grob D, Dvořák J, Panjabi MM, Antinnes JA (1993) Fixateur externe an der Halswirbel-
    säule – ein neues diagnostisches Mittel. Unfallchirurg 96: 416–421
21. Hamer AJ, Gargan MF, Bannister GC, Nelson RJ (1993) Whiplash injury and surgically
    treated cervical disc disease. Injury 24(8): 549–550
22. Harris JH, Yeakley JW (1992) Hyperextension-dislocation of the cervical spine. Ligament
    injuries demonstrated by magnetic resonance imaging. J Bone Joint Surg (Br) 74(4): 567–
    570
23. Hohl M (1974) Soft-tissue injuries of the neck in automobile accidents. Factors influenc-
    ing prognosis. J Bone Joint Surg 56-A, 8: 1675–1682
24. Hohl M (1975) Soft tissue injuries of the neck. Clin Orthop 109: 42–49
25. Jónsson H, Bring G, Rauschning W, Sahlstedt B (1991) Hidden cervical spine injuries in
    traffic accident victims with skull fractures. J Spinal Disorders 4, 3: 251–263
26. Kakulas BA, Taylor JR (1992) Pathology of injuries of the vertebral column and spinal
    cord. In: Frankel HL (ed) Handbook of clinical neurology. Spinal cord trauma. Elsevier,
    Amsterdam, pp 21–51
27. Lang J (1991) Klinische Anatomie der Halswirbelsäule. Thieme, Stuttgart New York,
    S 1–161
28. Martin D, Schoenen J, Lenelle J, Reznik M, Moonen G (1992) MRI-pathological correla-
    tions in acute traumatic central cord syndrome: case report. Neuroradiology 34(4): 262–
    266
29. Mealy K, Brennan H, Fenelon GC (1986) Early mobilization of acute whiplash injuries.
    Br Med J (Clin Res) 292(6521): 656–657
30. Mende J (1980) Dokumentationen: Wege zu Wissen und Wohlstand oder lieber krank
    feiern als gesund schuften. Prolit, Hamburg
31. Meyer RR (1963) Cervical discography: A help or hindrance in evaluating neck, shoulder
    arm pain. AJR 90: 1208–1215
32. Norris SH, Watt I (1983) The prognosis of neck injuries resulting from rearend vehicle
    collisions. J Bone Joint Surg (Br) 65-B: 608–611
33. Oda T, Panjabi MM, Crisco JJ, Bueff HU, Grob D, Dvořák J (1992) Role of tectorial
    membrane in the stability of the upper cervical spine. Clin Biomech 7: 201–207
34. Ommaya AR (1984) The head: kinematics and brain injury mechanisms. In: Aldman B,
    Chapon A (eds) The biomechanics of impact trauma. Elsevier, Amsterdam, pp 117–138
35. Ono K, Yonenobu K, Fuji T, Okada K (1985) Atlanto-axial rotatory fixation. A radio-
    graphic study of its mechanism. Spine 10(7): 602–608
36. Osler GE (1987) Cervical analgesic discography. A test for diagnosis of the painful disc
    syndrome. S Afr Med J 71: 363–364
37. Panjabi M, Dvořák J, Crisco J, Oda T, Grob D (1991) Instabilität bei Verletzungen der
    Ligamenta alaria. Ein biomechanisches Modell. Orthopäde 20: 112–120
38. Panjabi MM, Dvořák J, Crisco J, Oda K, Wang P, Grob D (1991) Effect of alar ligament
    transection on upper cervical spine rotation. JOR 9: 584–593
39. Panjabi MM, Dvořák J, Duranceau J, Gerber M, Yamamoto I (1988) Three-dimensional
    movements of the upper cervical spine. Spine 13, 7: 726–730
40. Pearce JM (1989) Whiplash injury: a reappraisal. J Neurol Neurosurg Psychiat
    52(12): 1329–1331
41. Penning L (1968) Functional pathology of the cervical spine. Excerp Med 59: 1–25
42. Penning L (1992) Acceleration injury of the cervical spine by hypertranslation of the
    head. Part I. Effect of normal translation of the head on cervical spine motion: a
    radiological study. Eur Spine J 1: 7–12
43. Penning L, Wilmink JT (1987) Rotation of the cervical spine: A CT study in normals.
    Spine 12: 726–731
44. Radanov B, Dvořák J, Valach L (1991) Cognitive performance in patients after cervical
    spine injury ("whiplash injury"). Spine 17: 127–131
45. Radanov BP, Di Stefano G, Schnidrig A (1991) Neuropsychiatrische Faktoren im Ver-
    lauf des Syndromes nach Schleudertrauma der Halswirbelsäule. Akt Neurol 18: 26–27
46. Radanov BP, Di Stefano G, Schnidrig A, Ballinari P (1991) Role of psychosocial stress
    in recovery from common whiplash. Lancet 338: 712–715

47. Radanov BP, Di Stefano G, Schnidrig A, Sturzenegger M, Augustiny KF (1993) Cognitive functioning after common whiplash: a controlled follow-up study. Arch Neurol 50: 87–91
48. Radanov BP, Sturzenegger M, Di Stefano G, Schnidrig A, Aljinovic M (1993) Factors influencing recovery from headache after common whiplash. Br Med J 307: 652–655
49. Reich C, Dvořák J (1986) The functional evaluation of craniocervical ligaments in sidebending using x-rays. Manual Med 2(10): 108–113
50. Saldinger P, Dvořák J, Rahn BA, Perren SM (1990) The histology of alar and transverse ligaments. Spine 15: 257–261
51. Saternus K-S (1993) Pathomorphologie dieses Verletzungstyps. In: Moorahrend U (Hrsg) Die Beschleunigungsverletzung der Halswirbelsäule. Fischer, Stuttgart Jena New York, S 51–65
52. Saternus KS (1979) Verletzungen von Halswirbelsäule und von Halsweichteilen. In: Saternus KS (Hrsg) Die Wirbelsäule in Forschung und Praxis. Hippokrates, Stuttgart, S 84
53. Saternus KS (1982) Die Begutachtung des Schleudertraumas der Halswirbelsäule. Akt Traumatologie 12: 4–11
54. Saternus KS (1982) Zur Mechanik des Schleudertraumas der Halswirbelsäule, Übersichtsreferat. Z Rechtsmed 88: 1–11
55. Saternus KS (1983) Dynamik versus Morphologie der HWS: Bedeutung und Wertigkeit von röntgenologischen Veränderungen; pathologische Bewegungsmuster: Versteifung, Hypermobilität, Kneifzangenmechanismus. In: Hohmann D, Kügelgen B, Liebig K (Hrsg) Neuroorthopädie, Bd 1. Springer, Berlin Heidelberg New York Tokyo, S 119–126
56. Schmid UD, Hess CW, Ludin HP (1988) Somatosensory evoked potentials following nerve and segmental stimulation do not confirm cervical radiculopathy with sensory deficit. J Neurol Neurosurg Psychiat 51: 182–187
57. Schneider W, Dvořák J, Dvořák V, Tritschler T (1989) Manuelle Medizin. Therapie, 2. Aufl. Thieme, Stuttgart New York, S 1–149
58. Schonstrom N, Twomey L, Taylor J (1993) The lateral atlanto-axial joints and their synovial folds: an in vitro study of soft tissue injuries and fractures. J Trauma 35, 6: 886–892
59. Taylor JR, Finch PM (1993) Nack sprain. Austr Family Physician 22, 9: 1623–1629
60. Taylor JR, Twomey LT (1993) Acute injuries to cervical joints. Spine 18, 9: 1115–1122
61. Tepe HJ (1985) Die Häufigkeit osteochondrotischer Röntgenbefunde der Halswirbelsäule bei 400 symptomfreien Erwachsenen. Röfo 6: 659–663
62. Töndury G, Theiler K (1958) Entwicklungsgeschichte und Fehlbildungen der Wirbelsäule, 1. Aufl. Hippokrates, Stuttgart
63. White AA, Panjabi MM (1990) Clinical biomechanics of the spine, 2nd edn. Lippincott, Philadelphia
64. Whitecloud TS, Seago RA (1987) Cervical discogenic syndrome. Results of operative intervention in patients with positive discography. Spine 12: 313–316

Muskuläre Veränderungen, klinisch relevante Beschwerden nach HWS-Distorsion

U. Moorahrend

Das Phänomen „Muskelhartspann"

Eine willkürliche Rücknahme aktiver Kopf- und Halsbewegungen durch Anlegen einer Schaumstoffkrawatte (Schanz-Halskrawatte) über 72 h erbringt folgende objektive Befunde:

1. einseitiger und/oder doppelseitiger Muskelhartspann,
2. aktive und passive Einschränkung der Kopfbewegungen,
3. unterschiedlich ausgeprägte Berührungsempfindlichkeit im Nacken,
3. unauffällige Standardröntgendiagnostik und Funktionsaufnahmen.

Auch nach HWS-Distorsionen findet man einen persistierenden Hartspann der Nackenmuskulatur. Tritt ein solcher Muskelhartspann als begleitendes Symptom einer gestörten Funktion des Knochen-Bänder-Skeletts oder als direkter Unfallschaden auf?

Unterschiedliche Verteilung phasischer und tonischer Fasern in der Nackenmuskulatur

Muskelphysiologische Untersuchungen und Erkenntnisse [5] erbrachten, daß die tiefe Nackenmuskulatur mit Mm. splenius capitis, splenius cervicis, scaleni, M. levator scapulae, M. pectoralis major, M. trapezius (pars descendens) überwiegend tonische Muskelfasern enthält. Tonische Muskelfasern zeichnen sich durch eine hohe Anzahl sog. „slow-twitch-fibers" aus. Diese Fasern besitzen eine geringe Kontraktionsgeschwindigkeit. Ihre Energiegewinnung erfolgt über Glykogen und Muskelfett, das bei hohem O_2-Verbrauch zur Energiebereitstellung umgebaut wird. Die Milchsäureproduktion der Slow-twitch-Faser ist gering. Sie besitzt eine sehr hohe Kapillarversorgung (4,8 Kapillaren pro Faser) und enthält somit doppelt so viele Blutgefäße wie die phasischen Muskeln. Diese Fasern werden daher auch als „rote Muskelfasern" bezeichnet. Die tonischen oder posturalen Fasern zeichnen sich durch eine hohe Anzahl von Muskelspindeln aus. Sie sind versorgt durch α_2-Motoneurone [1]. Unter Hypomobilität kommt es zur deutlichen Abnahme der Faseranzahl im Muskelquerschnitt, unter anhaltender Funktionsstörung zu einer deutlichen Verkürzung tonischer Muskelgruppen. Das heißt, weniger Fasern müssen ein Mehr an Haltearbeit leisten (Tabelle 1).

B. Kügelgen (Hrsg.)
Neuroorthopädie 6
© Springer-Verlag Berlin Heidelberg 1995

Tabelle 1. Unterscheidungsmerkmale der Slow-twitch- und Fast-twitch-Fasern. (Nach [1])

	Slow twitch (I)	Fast twitch (II)
Funktion	Tonisch (postural)	Phasisch
Ermüdbarkeit	Langsam	Rasch
Reaktion	Langsam	Rasch
„Farbe"	Rot	Weiß
Spindelversorgung	Reichlich	Mäßig
Innervation	α_2-Motoneurone	α_1-Motoneurone
Verhalten bei Funktionsstörungen	Verkürzung	Abschwächung

Zweiphasigkeit der Aktivierung tonischer Nackenmuskulatur während des Unfallereignisses

Bereits Mense [2] konnte zeigen, daß durch mechanische oder auch chemische Reize Nozizeptoren der Muskulatur erregt werden. Hierdurch kommt es zur Reizübertragung auf die α- und γ-Motoneurone des Rückenmarks, die wiederum eine Aktivierung des α_2-Motoneurons hervorrufen und so eine Tonuserhöhung posturaler Muskelanteile bewirken [4].

Jüngste Veröffentlichungen aus dem Jahr 1994 zeigen, daß bei klassischen Heckkollisionen aktive Muskelkontraktionen mittels EMG aus der pars descendens des M. trapezius abgeleitet werden können, wenn der Oberkörper/Rücken Kraftschluß zur Sitzrücklehne gewinnt, noch bevor der Kopfkontakt zur Kopfstütze hergestellt ist. Erst 50 ms später tritt dieser Kopfkontakt ein [3].

Diese Untersuchungen belegen erstmals, daß mit dem plötzlichen Kraftschluß zwischen Rückenlehne und Oberkörper eine aktive Kontraktion der Schulter-Nacken-Muskulatur eingeleitet wird. Dieser Vorgang stellt einen höheren physiologischen Muskelreflex dar, ähnlich dem eines heftigen unvermuteten Schlages mit der flachen Hand auf den Rücken. Der mechanische Reiz wird über die Nozizeptoren der Muskulatur fortgeleitet und aktiviert die α-Motoneurone. Es folgt eine aktive Verkürzung der Nackenmuskulatur, die eine Verminderung der Entladungen der Muskelspindel einleitet. Noch vor Kraftschluß zwischen Kopf und Kopfstütze wird durch die Beschleunigung des Oberkörpers die Hyperextension von Kopf und Halswirbelsäule ausgelöst, die eine deutliche Druckerhöhung in den Facettengelenken bewirkt.

Unter Vernachlässigung der Beschleunigungskräfte beträgt diese Druckerhöhung ungefähr das 20fache gegenüber der „Normalposition Kopf". Durch die Druckerhöhung tritt eine Reizung von Mechanorezeptoren der Gelenkkapsel ein, die über den N. articularis eine kurzfristig folgende Aktivierung weiterer α_2-Motoneurone im Sinne eines Rekruitments herbeiführt. Das heißt, die begonnene Kontraktion wird durch eine All-over-Reizung der Muskulatur verstärkt. Hervorzuheben ist also, daß es sich bei dem Unfallereignis selbst um ein gekoppeltes 2phasiges, gleichgerichtetes, in seiner Wirkung potenzierendes Geschehen handelt. Dieses muß Auswirkungen an/in der Muskelzelle haben, z. B. eine massive Ausschüttung von Kalzium aus dem endoplasmatischen Retikulum der Zelle bewirken. Dieses Kalzium unterhält die „tetanische" Kontraktur der Muskelfaser [6]. In den folgenden Stunden nach dem Unfall setzt ein energieverbrauchender Prozeß mit starker Erhöhung der Ca-Mg-ATPase ein, die einen Rücktransport des Kalziums enzymatisch steuert. Dieser Prozeß „erschöpft" sich nach Stunden. Es treten durch Verkürzung der tonischen Muskelanteile Spannungen im Nacken mit einsetzender schmerzhafter Bewegungsbeeinträchtigung auf.

Schlußfolgerung

Die muskelphysiologischen Besonderheiten der tiefen Nackenmuskulatur sind allgemein bekannt und gut untersucht. Neue Ergebnisse über die aktive Arbeit der Nackenmuskulatur in der Initialphase des Unfallereignisses zeigen auf, daß eine neuromuskuläre biochemische Fehlsteuerung eingeleitet werden könnte. Daher ist die bisher praktizierte „Ruhigstellung" mittels Schanz-Halskrawatte die kontraindizierte Therapie. Sie verstärkt und unterhält die aktive Rücknahme von Kopfbewegungen, führt zur Verkürzung der tiefen Nackenmuskeln und vermindert die Anzahl tonischer Fasern. Dieses hat zwangsläufig Änderungen der Spontanbeweglichkeit in den Facettengelenken zur Folge, die wiederum diesen fehlgeschalteten Innervationsprozeß unterhalten.

Das logische Therapieziel einer HWS-Distorsion 1. und 2. Grades muß die Behandlung der „spastisch" verkürzten tonischen Muskulatur sein. Es bedarf

1. einer kompetenten Analgesie,
2. einer kurzfristigen, aber intermittierenden Ruhigstellung in der Schanz-Krawatte und
3. einer frühzeitigen Aufnahme aktiver schneller Kopfbewegungen,

um phasische Anteile in die Muskelsteuerung der Kopfhaltung und Halswirbelsäulenführung „einzuschalten". Jede Therapie muß so angelegt sein, um eine Tonussenkung der tiefen Nackenmuskeln zu erreichen. Äußere Wärme kann dabei wenig bewirken. Es gilt, den Effekt einer „membranstabilisierenden" Therapie der tonischen Muskelanteile zu erzielen. Da die biochemischen Vorgänge der Muskelzelle, der gestörten Sensitivität gegenüber afferenten Erregungen und der vermuteten gestörten Kalziumsteuerung noch zu wenig beweisbar sind, sollte zu allererst der Autoregulationsmechanismus der Muskulatur zum Einsatz kommen, um tonussenkend zu wirken.

Literatur

1. Dvořák V, Dvořák J (1991) Manuelle Medizin – Diagnostik. Thieme, Stuttgart New York
2. Mense S (1977) Nervous outflow from sceletal muscle following chemical noxious stimulation. J Physiol (London) 267:75–88
3. Meyer S, Hugemann W, Weber M (1994) Zur Belastung der Halswirbelsäule durch Auffahrunfälle. Teil 1. Verkehrsunfall und Fahrzeugtechnik 1:15–21
4. Schmidt RF, Kniffki KD, Schomburg ED (1981) Der Einfluß kleinkalibriger Muskelafferenzen auf den Muskeltonus. In: Bauer HJ, Koella WP, Struppler A (Hrsg) Therapie der Spastik. Verlag für angewandte Wissenschaften, München, S 71–83
5. Schneider W, Tritschler T (1981) Testung und Dehnung der verkürzten tonischen Muskulatur. Dok Orthop Universitätsklinik Balgrist, Zürich
6. Selzer ME (1992) Muskelphysiologie. In: Firbas W (Hrsg) Farbatlanten der Medizin. Bewegungsapparat I, Bd 7. Thieme, Stuttgart New York, S 154–156

Der posttraumatische Verlauf nach zervikozephaler Beschleunigungsverletzung. Klinische, neurophysiologische und neuropsychologische Aspekte *

M. Keidel

In der Regel führt das sog. HWS-Schleudertrauma zu einer zervikalen Weichteilverletzung, die bei dem leichten Trauma auf eine Schädigung von Muskel und Band beschränkt bleibt und bei mittelschwerem Traumagrad Nerv und/oder Gefäß einbezieht. Dies gilt für mehr als 90% der Fälle (vgl. auch Beitrag Schröter, S. 23 ff). Nur bei den seltenen schwerwiegenden Schleuderungen läßt sich darüber hinausgehend eine knöcherne Verletzung der Halswirbelsäule radiologisch nachweisen, wie es der Krankheitsbegriff eigentlich nahelegt.

Es überrascht, daß bei akzelerationsbedingten Zerrungen des perispinalen Weichteilmantels zervikozephale Beschwerden wie Nackenschmerz, Kopfschmerz, depressiv-neurasthenische und vegetative Beschwerden über mehr als ein Jahrzehnt bestehen bleiben können, zumindest in retrospektiven Studien mit selektierten Patienten, die wegen Entschädigungsansprüchen begutachtet wurden (Gargan u. Bannister 1990; Parmar u. Raymakers 1993).

Zielsetzung

Da prospektive Studien über den „spontanen" Heilungsverlauf des akuten zervikozephalen Syndroms nach einer HWS-Beschleunigungsverletzung bislang nicht oder zeitlich zu grob „gekörnt" vorliegen, soll in den folgenden Ausführungen auf eigene Untersuchungsergebnisse eingegangen werden, die innerhalb der letzten Jahre in einer prospektiven Untersuchungsreihe mit 100 akut verunfallten „Schleudertraumapatienten" erhoben werden konnten. Darüber hinaus wird über neue funktionsdiagnostische Möglichkeiten der neurophysiologischen und neuropsychologischen Objektivierung der vegetativen und depressiv-neurasthenischen Beschwerden sowie der apparativen Quantifizierung der Druckschmerzempfindlichkeit der Schulter-Nacken-Muskulatur nach einer HWS-Beschleunigungsverletzung berichtet.

Es werden zu folgenden Bereichen Angaben gemacht: deskriptive Charakterisierung und quantitative Analyse des akuten posttraumatischen Beschwerdebildes mit prozentualer Häufigkeit der Symptome; prospektiver Verlauf der Rückbildung von Kopfschmerz, Nackenschmerz, neuropsychologische Beeinträchtigung

---

* Teile der Arbeit wurden mit dem Wolffram-Kopfschmerz-Preis 1993 der deutschen Migräne- und Kopfschmerzgesellschaft und mit dem Neuroorthopädie-Preis 1994 ausgezeichnet.

B. Kügelgen (Hrsg.)
Neuroorthopädie 6
© Springer-Verlag Berlin Heidelberg 1995

im Leistungsbereich, Änderung der Befindlichkeit, „depressive" Verstimmung, kardioautonome Störungen und algesimetrisch quantifizierte Druckschmerzempfindlichkeit der gezerrten Nackenmuskulatur sowie zentrale Schmerzverarbeitung; Ermittlung von Faktoren, die sich prognostisch ungünstig auf den Verlauf auswirken und als mögliche Prädiktion einer verzögerten Beschwerderückbildung herangezogen werden können. Anhand der Literatur werden Folgeerkrankungen aufgeführt, die den posttraumatischen Verlauf komplizieren können, sowie der Einfluß degenerativer HWS-Veränderungen und anhängiger Entschädigungsansprüche auf den Beschwerdeverlauf diskutiert.

Terminologie

Das frühere „HWS-Schleudertrauma" oder die derzeitige „HWS-Beschleunigungsverletzung" ist als eine Sonderform der HWS-Distorsion anzusehen, die Hals- und/oder Kopftraumen im Sinne von Kontaktverletzungen mit direkter Energieeinwirkung (z. B. durch Schlag) per definitionem ausschließt. Sie ist statt dessen biomechanisch durch eine passive, meist brüske, be- und entschleunigte Wechselbewegung („Peitschenschlag") von Kopf und Kopfhalteapparat gekennzeichnet, die meist bei Verkehrsunfällen durch (indirekte) Energieeinwirkung z. B. am Rumpf verursacht wird (Keidel u. Diener, 1993 m). Entgegen der ursprünglichen (definitorischen) Restriktion der Schleuderung in eine anteroposteriore Ebene nach Heckaufprall ist nach derzeitigem Verständnis eine Schleuderung in beliebiger Richtung – auch nach Seit- oder Frontalaufprall – möglich und pathogenetisch wirksam. Zur eingehenderen terminologischen Erörterung wird auf den Beitrag von Schröter (S. 23) und insbesondere auf die dort zitierte Monographie von Kamieth (1990) verwiesen. Wir gebrauchen in den folgenden Ausführungen den Begriff „zervikozephale Beschleunigungsverletzung" (ZBV) synonym, da entsprechend der Unfallmechanik nicht nur die Halswirbelsäule geschleudert wird, sondern unter Einbeziehung des perispinalen Weichteilmantels der gesamte Hals und darüber hinausgehend der Kopf, der aufgrund seiner Massenträgheit biomechanisch besonders bedeutsam ist.

Klinik

Symptomatologie

Zahlreiche Berichte über die prozentuale Häufigkeit, mit welcher die Schlüsselsymptome nach beschleunigungsbedingter HWS-Distorsion wie Nackensteife, Nackenschmerz und okzipital betonter Kopfschmerz auftreten, liegen vor (Hohl 1974; Dvorák et al. 1987 und Beitrag S. 53; Keidel u. Diener 1993 k–m; Keidel et al., im Druck; Prosiegel et al. 1993 in Moorahrend 1993). Die Ergebnisse wurden jedoch meist Jahre nach der zervikozephalen Schleuderverletzung an selektierten Patienten erhoben, deren Beschwerden zwischenzeitlich chronifiziert oder remittiert waren und die sich retrospektiv in der Regel im Rahmen einer Begutachtung an die zurückliegende Symptomatik erinnern sollten. Subjektiv nicht im Vordergrund stehende, gering ausgeprägte oder auch seltene Initialsymptome werden mitunter nicht mehr memoriert, was zu einer Verfälschung des posttraumatischen Beschwerdebildes führen kann.

Wir haben deshalb in einer prospektiv angelegten Verlaufsuntersuchung die posttraumatische Symptomatik in der Akutphase nach einer leichten HWS-Beschleunigungsverletzung standardisiert erfaßt, quantitativ analysiert, ein Häufigkeitsprofil der Beschwerden erstellt sowie Nacken- und Kopfschmerz und paravertebralen zervikalen Muskelschmerz, der algesimetrisch erfaßt wurde, in der Rückbildungsdynamik verfolgt.

Die Beschwerdeangaben beziehen sich auf eine homogene Gruppe von Patienten ($n_{max} = 100$). Es wurden nur Patienten einbezogen, die folgende Kriterien erfüllten:

Beschleunigungsverletzung der HWS mit zervikozephalem Syndrom ohne neurologische Ausfallerscheinungen (Grad I oder I-II bzw. leicht bis mittelschwer; Erdmann 1973; Schmidt 1989); akutes Trauma, nicht älter als 14 Tage; kein direktes Nackentrauma; keine knöcherne Verletzung der HWS; kein begleitendes Schädel-Hirn-Trauma; kein klinisch faßbares neurologisches Defizit; keine zerebralen Vorerkrankungen (z. B. entzündlich, toxisch, hypoxisch, traumatisch); keine Kopfschmerzanamnese (z. B. Migräne, Spannungskopfschmerz); keine psychiatrische Erkrankung (z. B. Depression).

Von 80 Patienten, die eine HWS-Distorsion im Rahmen eines Verkehrsunfalls ohne begleitende direkte Kontaktverletzung des Schädels erlitten haben, wurde innerhalb der ersten 14 Tage, im Mittel 3 Tage nach der HWS-Beschleunigungsverletzung, eine ausführliche spezielle Anamnese erhoben. Zur Standardisierung wurde ein Fragebogen entwickelt, der im Beisein des Untersuchers von dem Patienten ausgefüllt wurde. In dem standardisierten Interview wurde u. a. Beginn, Ausprägung, Charakter, Lokalisation und Ausstrahlung der posttraumatischen Schmerzen erfragt, darüber hinaus vegetative, neurasthenische und sämtliche sonstigen unfallabhängigen Beschwerden. Eine Anamneseerhebung im Gespräch mit dem Untersucher erfolgte zusätzlich neben eingehender klinischer und apparativer Untersuchung (Keidel et al. 1992 a, b, 1993 a-j). Die quantitative Analyse der Daten erfolgte mittels deskriptiver Statistik.

Nuchaler Schmerz

Jeder der in der Akutphase nach einem HWS-Beschleunigungstrauma untersuchten Patienten (n = 80) gab einen Nackenschmerz an (Abb. 1). Der Nackenschmerz war bei einem Drittel der Patienten (37%) nachmittags und abends am stärksten. Ein Viertel (26%) verspürte den Nackenschmerz anhaltend ohne tageszeitliches Maximum. Nur 5% gaben ein Schmerzmaximum morgens und vormittags an. Die überwiegende Mehrheit der Patienten (80%; n = 64) verspürte den nuchalen

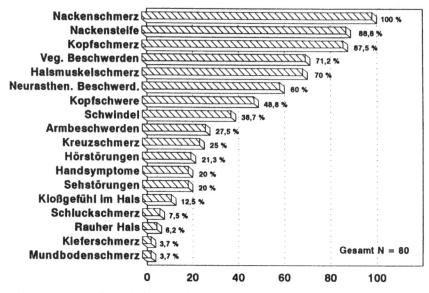

Abb. 1. Zusammenfassende barographische Darstellung der posttraumatischen Symptomkonstellation nach HWS-Distorsion (von oben nach unten mit absteigender Häufigkeit)

Schmerz beidseits. Die Schmerzstärke war hierbei in 40 % seitengleich und bei je einem Fünftel der Patienten zu etwa gleichen Teilen rechtsbetont (21 %) oder linksbetont (19 %) ausgeprägt. Bei nur 20 % der Patienten war der nuchale Schmerz unilateral lokalisiert (11 % rechts; 9 % links).

Als zweithäufigstes Symptom wurde von 89 % der Patienten über ein Gefühl der Nackensteife berichtet (vgl. Abb. 1).

Zu beachten ist, daß der zervikale Schmerz nicht auf die Nackenregion beschränkt bleibt, sondern die seitliche und vordere Halspartie mit entsprechendem Spontan- oder Druckschmerz der Halsmuskulatur (Mm. sternocleidii) in über zwei Drittel der Fälle (70 %; Abb. 1) einbezieht. Der Nackenschmerz strahlt bei 90 % der Patienten in den Hinterkopf aus, bei zwei Drittel der Patienten (65 %) in die Schulter(n), bei der Hälfte der Patienten (54 %) zwischen die Schulterblätter und bei einem Viertel (27,5 %) in den thorakalen Rückenbereich. 19 % geben einen kontinuierlichen Schmerz von zervikal bis lumbal an; 25 % der Patienten geben neben dem zervikozephalen Schmerzsyndrom posttraumatische Lumbagobeschwerden an, die am ehesten durch die direkte Energieeinwirkung bedingt sind.

Zephaler Schmerz

Einer leichten HWS-Beschleunigungsverletzung folgt in über drei Viertel der Fälle (87,5 %) Kopfschmerz als dritthäufigstes Kardinalsymptom (nach Nackenschmerz und -steife). Neben den Kopfschmerzen wurde von nahezu der Hälfte der Patienten (49 %) ein Gefühl der Kopfschwere angegeben.

Bezüglich der Analyse der klinischen Charakteristika und der Rückbildungsdynamik des Kopfschmerzes nach HWS-Distorsion (n = 100) hat sich folgendes gezeigt: Der posttraumatische Kopfschmerz tritt im Mittel 5 h und 13 min nach der Schleuderung auf, ist in 67% der Fälle okzipital betont, in 77% von dumpf-drückendem oder ziehendem Charakter und zeigt ein abendliches Maximum (Keidel et al. 1993; Langohr et al. 1994, vgl. nachstehende Übersicht).

Klinische Merkmale des posttraumatischen Kopfschmerzes nach HWS-Distorsion

Klinik:

Häufigkeit	88%,
Beginn	5 h 13 min,
Lokalisation	okzipital betont,
Charakter	dumpf-drückend-ziehend,
Frequenz	initial 8 h/Tag,
Tagesverteilung	abendliches Maximum;

Verlauf:

Dauer	3 Wochen (maximal 64 Tage),
Verlaufstypen	(„exponentiell", „zyklisch").

Verlauf der Kopfschmerzrückbildung

Es fand sich eine mittlere posttraumatische Kopfschmerzdauer von 21 Tagen. Die maximale Schmerzdauer wurde mit 64 Tagen angegeben. Eine Subgruppenanalyse ergab 2 unterschiedliche Verlaufstypen der Rückbildung. Neben einer Patientengruppe mit einem kontinuierlichen Kopfschmerzrückgang fanden sich zahlreiche Patienten mit einer „zyklischen" Schmerzrückbildung, bei der sich im Rahmen der Besserung schmerzfreie Tage mit „Schmerztagen" abwechselten.

Faktoren ohne Einfluß auf die Kopfschmerzdauer

Mittels Varianz- und Korrelationsanalyse wurde der Einfluß verschiedener Faktoren auf die Beschwerdedauer untersucht und der Frage nachgegangen, welche Faktoren eine verzögerte Beschwerderückbildung erwarten lassen. Es ergab sich kein (signifikanter) Einfluß auf die Kopfschmerzdauer für die folgenden Parameter:

- Geschlecht,
- Unfallschuld,
- Unfallhergang,
- Medikamenteneinnahme,
- kopfschmerzfreies Intervall,
- initiale Kopfschmerzfrequenz,
- Druckschmerzhaftigkeit der HWS-Muskulatur,

- Steilstellung der HWS,
- verminderte Varianz der Herzrate,
- Alteration des inhibitorischen Temporalisreflexes.

Diese Faktoren können insbesondere nicht als mögliche Prädiktoren einer evtl. verzögerten Beschwerderückbildung herangezogen werden.

Prognostisch ungünstige Faktoren für die Kopfschmerzrückbildung

Eine verzögerte Kopfschmerzrückbildung fand sich dagegen bei Patienten mit initial intensivem Kopfschmerz, mit deutlich eingeschränkter passiver HWS-Mobilität (insbesondere In- bzw. Reklination), mit schlechter Befindlichkeit und Stimmung, somatisch-vegetativen Beschwerden und bei höherem Alter (Keidel et al. 1993).

Faktoren in der Akutphase nach HWS-Distorsion, die eine verzögerte Schmerzrückbildung prädizieren:

- Alter,
- Kopfschmerzintensität,
- Beeinträchtigung durch Kopfschmerz,
- depressive Verstimmung,
- somatisch-vegetative Beschwerden,
- eingeschränkte HWS-Reklination.

Brachialer Schmerz

Bei einem Fünftel (19 %) der Patienten zieht der zervikale, nuchal betonte Schmerz bis in den Oberarm. Bei je 5 % besteht ein begleitender brachialer Schmerz, der bis in den Unterarm bzw. die Finger zieht. Bei 2,5 % zieht der Armschmerz bis in die Hand. Insgesamt geben 25 % der Verunfallten in der posttraumatischen Akutphase einen Armschmerz (bei unauffälligem Neurostatus) an. Die Armschmerzen treten in zwei Dritteln der Fälle (65 %) beidseits in gleicher Stärke (30 %) oder seitenbetont (rechtsbetont = 20 %; linksbetont = 15 %) auf. Auffällig ist die Präponderanz eines unilateralen Schmerzes zugunsten des linken Armes (30 %) gegenüber dem rechten (5 %).

Werden subjektive vegetative bzw. sensible Symptome hinzugenommen, so erhöht sich der Prozentsatz der Patienten mit Armbeschwerden auf 27,5 % (n = 22; vgl. Abb. 1). In dieser Patientengruppe wird neben Schmerz über Schwere- oder Schwellungsempfindungen, über ein Taubheits- oder Kribbelgefühl sowie ein Gefühl des „Eingeschlafenseins" und der subjektiven Kraftminderung berichtet. Schmerz, Schweregefühl, Gefühl des „Eingeschlafenseins" und subjektive Kraftminderung überwiegen.

Über Beschwerden in den Händen, die auch unabhängig von einem begleitenden Armschmerz angegeben werden, klagen 20 % der frisch verunfallten Patienten (16 von 80). Das Gefühl des „Eingeschlafenseins" wurde von über der Hälfte der Patienten angegeben (56 %), Kribbelparästhesien von einem Drittel (37 %) und subjektive Kraftminderung von einem Viertel (25 %). Seltener waren ein Schwere-, Schwellungs- oder Taubheitsgefühl. Brennende oder elektrisierende Mißempfindungen der Hände wurden von keinem der 80 Patienten angegeben.

Sinnesorgane

Sehstörungen

20 % der Patienten mit HWS-Distorsion geben an (innerhalb der ersten 14 Tage) nach dem Unfall Sehstörungen bemerkt zu haben (Abb. 1). Diese werden als Sternchen-, Schleier- oder Schattensehen bzw. als Schwarzwerden vor den Augen beschrieben. Sternchensehen wird von den Patienten mit posttraumatischen Sehstörungen am häufigsten angegeben (44 %), gefolgt von „Schwarzwerden" (37 %) und Schleiersehen (31 %).

Hörstörungen

In einem mit den Sehstörungen vergleichbaren Prozentsatz wird über Hörstörungen in der Akutphase nach dem Unfall berichtet (21 %; 17 von 80 Patienten; vgl. Abb. 1). Patienten mit Hörstörungen klagen vorwiegend über ein dumpfes Hören („wie Watte im Ohr") (48 %). Zu etwa gleichen Teilen wird von je einem Drittel der Patienten mit Hörstörungen ein Rauschen (36 %) oder (vorübergehende) Hörminderung (30 %) angegeben. Andere akustische Reizerscheinungen (Pfeifen, Brummen etc.) sind seltener.

Neurasthenische und vegetative Beschwerden

Der Anteil der Patienten, die initial nach einer HWS-Distorsion über ein neurasthenisches Syndrom mit vermehrter Reizbarkeit, Nervosität, Ein- und Durchschlafstörungen, mit rascher Erschöpf- und Ermüdbarkeit sowie mit Aufmerksamkeits-, Konzentrations- und Merkfähigkeitsstörungen klagen, liegt bei 60 % des untersuchten Kollektivs von 80 Patienten (vgl. Abb. 1).

Vegetative Anfangsbeschwerden wie Neigung zu Hyperhidrose mit Schweißausbrüchen, Kältegefühl, Zittern, „weiche Knie", Übelkeit oder orthostatische Dysregulation werden initial sogar von nahezu drei Viertel der verunfallten Patienten (71 %; Abb. 1) angegeben. Einen meist unsystematischen Schwindel gaben 39 % der Patienten an.

„Ventrales" Zervikalsyndrom

Sehr selten kann eine Überdehnung der vorderen Halsweichteile aufgrund von Longitudinal- und Rotationsbeschleunigungen mit forcierter Reklination im Rahmen des HWS-Beschleunigungstraumas zu Schluckbeschwerden, Kloßgefühl oder einen vorübergehend „rauhen Hals" führen. Nur wenige Patienten klagen hierüber

(Kloßgefühl 12,5%; Schluckschmerz 7,5%; rauher Hals 6%;). Mundboden-
schmerz und Kieferschmerz wird von jeweils 4% der Patienten mit HWS-Distorsion angegeben (s. Abb. 1).

Sonstige Beschwerden

Bei 17,5% der Verunfallten lassen sich Beschwerden eruieren, die auf den Unfall
zurückzuführen, aber nicht als Folge der HWS-Distorsion anzusehen sind. Diese
zusätzlichen Beschwerden sind meist Schmerzen, die durch Prellung oder Gurtzug
bedingt sind. Dies sind u. a. Hämatome (oder Platzwunden) bei Knie- oder Arm-
bzw. Ellbogenprellung sowie durch Gurtzug thorakal und im ventralen Flanken-
bereich.

Sämtliche relevanten Symptome, die in der Akutphase nach (indirekter) HWS-
Distorsion durch ein sog. „Schleudertrauma" auftreten, sind, entsprechend der
Häufigkeit gereiht, in Abb. 1 zusammengefaßt worden.

Die direkte und nicht retrospektive Befragung der Patienten mit HWS-Distorsion ergab das Vorliegen eines Nackenschmerzes bei jedem der verunfallten Patienten. Der Prozentsatz liegt gering über den Literaturberichten retrospektiver Studien mit 91% (Mittelwert aus 8 Studien, s. Keidel u. Diener 1993; Diener u. Keidel
1994). Die Häufigkeitsangabe bezüglich der Nackensteife (89%) unserer Studie ist
mit den Literaturangaben identisch.

Der hohe Pozentsatz von 88%, mit dem Kopfschmerzen nach HWS-Distorsion
auftreten, liegt zwar in dem Bereich der Inzidenzangaben retrospektiver Studien,
die eine große Streuung von 40%-97% aufweisen (40%-63%: Maimaris et al.
1988; 62%: Wiesner u. Mumenthaler 1975; 72%: Hohl 1974; 52%: Pearce 1989;
73%: Zenner 1987; 82%: Balla 1980), liegt aber deutlich über dem Mittelwert aus
diesen 7 Studien mit 66% (n = 852). Die höhere Kopfschmerz-Inzidenz unserer
Studie erscheint aufgrund der Anamneseerhebung in der Akutphase valider zu
sein, da retrospektive Studien auf eine ungenaue Beschwerdeschilderung, die Jahre
nach dem Unfall erfolgt, zurückgreifen müssen. Die einzige den Autoren bekannte
prospektive Studie, die von Balla 1980 durchgeführt wurde, ergab eine vergleichbare Kopfschmerzinzidenz von 82% bei Patienten mit „HWS-Schleudertrauma".

Transiente Störungen der Sinnesorgane und vegetativ-neurasthenische Beschwerden werden in den retrospektiven Studien unterschätzt. Das Auftreten von
Hör- und Sehstörungen wird von Wiesner u. Mumenthaler (1975) lediglich mit
2,6% bzw. 3,9% angegeben, liegt zumindest in der Frühphase nach HWS-Distorsion aufgrund unserer Untersuchungen jedoch bei 21,3% bzw. 20%. Gleiches gilt
für vegetative und neurasthenische Beschwerden, die entsprechend unseren Ergebnissen zumindest in der Akutphase nach HWS-Distorsion wesentlich häufiger
vorkommen, als bisher angenommen. 71% bzw. 60% der prospektiven Untersuchungsreihe stehen lediglich < 20% bzw. 42% retrospektiver Studien gegenüber.
Wir schlußfolgern, daß die im Vordergrund stehenden Schlüsselsymptome nach
HWS-Distorsion wie Nackenschmerz/-steife und Kopfschmerz, die von den Patienten auch noch länger nach dem Unfall reliabel memoriert werden können,
bezüglich ihrer Inzidenz in den bisherigen retrospektiven Studien aufgrund der

Übereinstimmung mit unseren „Akutdaten" richtig angegeben werden konnten. Unsere Studienergebnisse belegen jedoch, daß nur gering ausgeprägte, sehr flüchtige oder für den Patienten im Verlauf nicht bedeutsame Symptome dagegen retrospektiv bislang nicht erfaßt werden konnten oder zumindest unterschätzt wurden.

Wir glauben, mit den dargelegten Studienergebnissen einen Beitrag zur validen Quantifizierung des komplexen klinischen Bildes mit der entsprechenden Symptomvielfalt nach HWS-Distorsion geleistet zu haben.

„Spontanverlauf" der Rückbildung der posttraumatischen Symptomatik

Ein Drittel der Frischverletzten ist initial nach dem Unfallereignis beschwerde- und schmerzfrei. Erdmann (1973) berichtet von 32% (n = 28) in seinem Kollektiv von 88 Begutachtungspatienten, Wiesner u. Mumenthaler (1975) von 37,5%. Der Prozentsatz wird von Laubichler (1987) mit 31,7% bestätigt. Das lokale Schmerzsyndrom im Halsbereich entwickelt sich erst nach einem beschwerdefreien Intervall von 4–16 h mit einem Gipfel bei 12 h (Erdmann 1973). 6,7% der von Wiesner u. Mumenthaler untersuchten Patienten (n = 104) gaben sogar ein beschwerdefreies Intervall bis zu 48 h an. Die in der Studie von Maimaris et al. (1988) untersuchten Patienten (n = 102) entwickelten nur zu einem Drittel (37%) innerhalb der ersten Stunde Beschwerden, 50% statt dessen innerhalb eines Tages und 13% noch später. Das beschwerdefreie Intervall verkürzt sich mit zunehmendem Schweregrad des Schleudertraumas von 12–16 h (Grad I) über 4–8 h (Grad II) bis zum völligen Fehlen bei Grad III nach Erdmann. Anfängliche Symptomfreiheit spricht somit nicht gegen das Vorliegen einer HWS-Schleuderverletzung! Die Zeitspanne bis zum Erreichen des Beschwerdemaximums ist noch länger anzusetzen und kann bis zu 14 Tage umfassen (Erdmann 1973).

Das zervikozephale Schmerzsyndrom mit Nackenschmerz und okzipital betontem Kopfschmerz bildet sich in der Regel innerhalb von Tagen oder Wochen zurück (Edmeads 1987). In einer Studie von Deans et al. (1987) ist die Hälfte der Patienten (49%) mit schleudertraumabedingtem Nackenschmerz nach einem Vierteljahr beschwerdefrei (18% innerhalb der 1. Woche und weitere 18% innerhalb des 1. Monats). Nach Balla (1988) und Pearce (1989) sind dies sogar 66% bzw. 71% der Patienten. Auch Maimaris et al. (1988) berichtet, daß sich bei 88% der Patienten, die nach 2 Jahren symptomfrei waren, die Beschwerden schon innerhalb von 2 Monaten zurückgebildet hatten.

Nach einem halben Jahr sind 57% beschwerdefrei nach Deans et al. (1987) und 82% nach Pearce (1989); 74% (von n = 5000) nach Balla (1988) und 89% nach Pearce (1989) sind nach einem halben Jahr mit gelegentlichen Restbeschwerden zumindest wieder in den Arbeitsprozeß eingegliedert.

Ein Drittel (36%) klagt über gelegentlichen Nackenschmerz und nur 6% über anhaltenden Schmerz für die Dauer eines Jahres. Noch ein Viertel der Patienten (26,3%) gibt über ein Jahr hinaus bestehende Schmerzen an (anhaltend bei 3,7%; intermittierend bei 22,6%; Deans et al. 1987); Pearce (1989) berichtet lediglich von 15%.

Prolongierte Verläufe in einem höheren Prozentsatz gibt Maimaris et al. (1988) in einer retrospektiven Verlaufsuntersuchung von 102 Patienten an: 2 Jahre nach dem Ereignis gaben zwei Drittel der Betroffenen noch Restbeschwerden an. Über noch längere posttraumatische Beschwerdepersistenz bis zu 5 Jahren und darüber hinaus hatte Hohl schon 1974 berichtet. Die mittlere Beschwerdedauer von 146 Patienten lag in dieser Verlaufsstudie bei 2 Jahren. Die Patienten waren nach einem zeitlichen Mindestabstand von 5 Jahren im Mittel 7 Jahre und 3 Monate nach dem Unfall erneut untersucht worden. Wiesner u. Mumenthaler (1975) fanden bei 70 % ihres Patientengutes, das sich vorwiegend aus Begutachtungspatienten zusammensetzte, noch nach 3–6 Jahren intermittierende Restbeschwerden wie Beeinträchtigung der Kopfbeweglichkeit oder Dolenz der paravertebralen HWS-Muskulatur. Noch längere Verläufe mit Restbeschwerden bis zu 13 Jahren nach der Beschleunigungsverletzung sind möglich (Gargan u. Bannister 1990; Parmar u. Raymakers 1993; Robinson u. Cassar-Pullicino 1993). Gargan u. Bannister berichteten 1990 über eine Nachuntersuchung von Patienten (n = 43; 56 % mit unfallbezogenen Rechtsstreitigkeiten) 8–12 Jahre nach der ZBV, die in den ersten Jahren nach dem Unfall von Norris u. Watt (1983) schon voruntersucht worden waren. Nach dieser Zeit litten noch 74 % der Stichprobe an Nackenschmerz und 33 % an Kopfschmerz. Schwerwiegende, beeinträchtigende Restsymptome mit erforderlicher Schmerztherapie oder z. B. mit Verlust des Arbeitsplatzes verblieben bei 12 % der Patienten (Gargan u. Bannister 1990). In einem vergleichbaren Prozentsatz fanden Parmar u. Raymakers (1993) Nackenschmerzen bei 14 % einer Gruppe von Gutachtenpatienten (n = 100), die retrospektiv 8 Jahre nach der ZBV untersucht wurde. In beiden Studien änderte sich die Häufigkeit der Restsymptome, wie sie nach 2–3 Jahren angegeben wurde, im weiteren Verlauf nicht mehr wesentlich (Gargan u. Bannister 1990; Parmar u. Raymakers 1993). Es sollte nicht unerwähnt bleiben, daß solche Langzeitverläufe in Studien beobachtet wurden, bei denen sich die untersuchten Fälle meist aus (selektierten) Patienten mit anhängigen juristischen Verfahren rekrutierten, der Schweregrad der Beschleunigungsverletzung nicht angegeben wurde und explizite Angaben zur prätraumatischen Kopfschmerz- und HWS-Vorgeschichte fehlten.

Prognostisch ungünstige Faktoren für die Symptomrückbildung

Prinzipiell ist ein längere Persistenz der Beschwerden nach ZBV anzunehmen, wenn knöcherne Verletzungen der Halswirbelsäule und/oder eine Schädigung des Nervensystems mit neurologischen Defiziten vorliegen. Maimaris und Hohl fanden übereinstimmend, daß bei Vorhandensein von okzipitalem Kopfschmerz, von Fernsymptomen (wie z. B. Hand- oder Armschmerzen) oder anderweitigen neurologischen Reiz- bzw. Ausfallserscheinungen nach HWS-Schleudertrauma von einer ungünstigen Prognose auszugehen ist (Maimaris et al. 1988; Hohl 1974, 1989). Insbesondere für diejenigen Patienten, die diese Symptome während der ersten beiden Monate entwickeln, wird dann ein Übergang in ein „late whiplash syndrome" mit Persistenz der Beschwerden zumindest länger als ein halbes Jahr erwartet. Auf eine ungünstige Prognose weist auch ein früher Rückenschmerz hin, der begleitend zwischen den Schulterblättern betont auftritt. Letztgenannte Beobachtung weicht von den von Norris u. Watt schon 1983 getroffenen Aussagen ab, die ansonsten zu den gleichen Schlußfolgerungen gelangten wie Hohl und Maimaris et al.. Ergänzende Faktoren, die retrospektiv die Prognose eines HWS-Schleudertraumas verschlechtern, sind nach Maimaris et al. (1988) pathologische posttraumatische HWS-Röntgenbefunde z. B. mit Subluxation oder Fraktur, vorbestehende degenerative HWS-Veränderungen und bestehende versicherungsrechtliche Ansprüche. Nach Hohl (1974) sind dies ergänzend posttraumatische Umkehr der zervikalen Lordose, verminderte Beweglichkeit in einem HWS-Segment, Erfordernis einer Halskrause für länger als ein Vierteljahr oder Wiederaufnahme physikalischer Therapie nach zwischenzeitlicher Beschwerdefreiheit. In Abweichung von Norris u. Watt (1983), aber in Übereinstimmung mit Hohl (1974) war eine kyphotische Fehlhaltung der Halswirbelsäule nicht mit einer verschlechterten Prognose verknüpft. Verglichen mit einem Kollektiv (n = 67), das nach 2 Jahren beschwerdefrei war, waren die Patienten mit Beschwerdepersistenz (n = 35) länger arbeitsunfähig (6 vs. 2 Wochen), benötigten initial eine längere Behandlung (10 vs. 3 Wochen) und waren durchschnittlich älter (43 vs. 34 Jahre) (Maimaris et al. 1988).

Weitere Faktoren, die für eine verzögerte Beschwerderückbildung verantwortlich gemacht werden können, sind: Nackenschmerzbeginn innerhalb von 12 h nach der ZBV, initial ausgeprägte Kopf- oder Nackenschmerzintensität, vegetative Beschwerden, neurasthenische Symptome (wie z. B. Konzentrations- oder Schlafstörungen), depressive Verstimmung, beeinträchtigte Befindlichkeit, positive prätraumatische Anamnese für Spannungskopfschmerz, Nackenschmerz oder stattgehabte Schädel-Hirn-Traumata, deutliche Einschränkung der passiven HWS-Beweglichkeit (Inklination) oder höheres Alter (Keidel et al. 1993 a, c, d; Lee et al. 1993; Radanov et al. 1993; Parmar u. Raymakers 1993). Als ergänzende mögliche Ursachen für die Entwicklung eines „chronifizierten", häufig neurasthenisch anmutenden posttraumatischen Syndroms werden u. a. diskutiert: Unfallneurose bzw. „posttraumatic stress disorder" (PSD), abnorme depressive Erlebnisreaktion bzw. Entwicklung auf das Unfallgeschehen, ungünstige psychosoziale oder soziokulturelle Gegebenheiten, Aggravationstendenzen mit finanziellem oder psychosozialem Krankheitsgewinn oder Einflußnahme von Rechtsberatern (neben der nachstehend erwähnten Verflechtung mit anhängigen Rechtsstreitigkeiten) (Gay u. Abbott 1953; Gotten 1956; Leopold u. Dillon 1960; Hodge 1971; Farbman 1973; Trimble 1981; Balla 1988; Ritter u. Kramer 1991; Pearce 1992, 1994; Lee 1993; Ritter 1993). Quantitative, statistisch überprüfbare Studien liegen zu diesen Annahmen oder Einzelerfahrungswerten bislang nicht vor. Lediglich Radanov et al. konnten 1991 zeigen, daß ungünstige psychosoziale Faktoren keinen Einfluß auf den Verlauf nahmen.

Einfluß forensischer Belange auf den Verlauf

Es wird bei widersprüchlichen Literaturberichten derzeit kontrovers diskutiert, ob ein Zusammenhang zwischen der Beschwerdedauer nach ZBV und dem Vorliegen unfallbedingter sozialmedizinischer und forensischer Belange gegeben ist. Unter letzteren sind zumeist noch nicht entschiedene Schmerzensgeld-, Entschädigungs- und Rentenansprüche oder Fragen der Arbeitsunfähigkeit zu verstehen. Farbmann (1973) berichtet, daß eine besonders lange Beschwerdedauer mit anhängigen Versicherungsstreitigkeiten korreliert, neben einem Zusammenhang mit emotionalen Begleitumständen, medizinischer Vorgeschichte und intensiver Behandlungserfordernis der Unfallfolgen. Auch die Höhe der finanziellen Entschädigung korrelierte positiv mit der Dauer der Beschwerden.

Das Ausmaß der Einflußnahme dieser forensischen Faktoren auf den Spontanverlauf der Beschwerderückbildung wird jedoch unterschiedlich eingeschätzt. So fanden Maimaris et al. (1988) in der Gruppe mit Beschwerdepersistenz zwar in 57% der Fälle versicherungsrechtliche Anliegen, in der beschwerdefreien Gruppe dagegen nur zu 18% (p < 0,001). Andererseits persistierten die Beschwerden trotz Gewährung der Rechtsansprüche (im Mittel 9 Monate nach dem Unfall) über den Gesamtbeobachtungszeitraum von etwa 2 Jahren. Auch in vorausgegangenen Untersuchungen von Macnab (1964), Gotten (1956) und Hohl (1974) gingen die Beschwerden nach Klärung der juristischen Forderungen nicht vollständig zurück, sondern überdauerten bei 45%, 12% bzw. 17% der Patienten. Bei verspäteter Beendigung juristischer Auseinandersetzungen nach 18 Monaten blieben die Beschwerden danach sogar bei 62% der Betroffenen bestehen (Hohl 1974). So konnte von zahlreichen Arbeitsgruppen oder Autoren kein gesicherter Zusammenhang zwischen Dauer der Rechtsstreitigkeiten und der Beschwerdepersistenz nachgewiesen werden (Norris u. Watt 1983; Hohl 1974; Macnab 1964, 1971; Schutt u. Dohan 1968; Hodgson u. Grundy 1989; Pennie u. Agambar 1991; Robinson u. Cassar-Pullicino 1993).

Faktoren ohne Einfluß

Unfallhergang, Sitzplatz im Unfallwagen und Kopfstützengebrauch (evtl. nicht zweckgerecht positioniert) hatten keine Auswirkung auf die Prognose (Maimaris et al. 1988). Keinen Einfluß auf den Verlauf hatten darüber hinaus das Ausmaß der Karosserie- bzw. Sitzbeschädigung des Unfall-Pkw, initiale Bewußtlosigkeit, Nakkensteife mit schmerzhafter Muskelverspannung oder prävertebrale Weichteilschwellung (Maimaris et al. 1988; Miles et al. 1988; Hildingsson u. Toolanen 1990; Pennie u. Agambar 1991). Die Dauer der posttraumatischen Kopfschmerzen steht in keinem (signifikanten) Zusammenhang mit dem beschwerdefreien Intervall nach dem Unfall bis zum Kopfschmerzbeginn, ebenso nicht mit der initialen Kopfschmerzhäufigkeit, nicht mit der begleitenden Nackensteife oder Druckschmerzhaftigkeit der Nackenmuskulatur, nicht mit der Einnahme von antiphlogistischen oder muskelrelaxierenden Medikamenten und nicht mit dem Geschlecht (Keidel et al. 1993a, c, d). Eine günstigere Prognose hatten nach Hohl jüngere Menschen, Männer, initial nicht hospitalisierte Patienten und Patienten mit nur leichten Anfangssymptomen (Hohl 1974).

Faktoren, die mit oder ohne Einfluß auf den Velauf der Beschwerderückbildung sind, werden in Tabelle 1 aufgelistet (vgl. Keidel u. Diener 1993m; Keidel u. Pearce, im Druck).

Tabelle 1. Faktoren, die die Prognose des Beschwerdeverlaufs nach einer HWS-Beschleunigungsverletzung beeinflussen oder ohne Einfluß sind. In der Reihenfolge der Faktoren liegt keine Gewichtung

Ungünstig	Günstig	Ohne Einfluß
Neurologische Reiz- oder Aus- fallsymptome	Geringe Initialsympto- matik	Initiale kurze Bewußtlosig- keit
Hand- oder Armschmerz („Fernsymptome")	Fehlende Hospitalisie- rung	Schmerzhafte Nackensteife
Interskapulär betonter Rücken- schmerz	Kurze Arbeitsunfähigkeit	Prävertebrale Halsweich- teilschwellung
Okzipitaler Kopfschmerz	Frühe mobilisierende Physiotherapie	Unfallhergang
Pathologische Röntgenbefunde der HWS: (Subluxation, Fraktur, kypho- tische Knickbildung, Segment- blockade)	Kurze Behandlungsdauer	Sitzplatz im Unfallwagen
	Niedriges Alter	Ausmaß von Karosserie- bzw. Sitzbeschädigung
Degenerative HWS-Verände- rungen	Männliches Geschlecht	
Tragedauer einer Halskrause > ¼ Jahr		
Erneute physikalische Therapie nach Remission		
Forensische Belange?		

Degenerative HWS-Veränderungen und posttraumatischer Verlauf

Auch die Auswirkungen vorbestehender, sog. schicksalhafter degenerativer Verän- derungen der Halswirbelsäule auf den posttraumatischen Beschwerdeverlauf wer- den kontrovers diskutiert. Dies gilt ebenso für die Frage, ob ein Beschleunigungs- trauma der Halswirbelsäule die Progredienz zum Unfallzeitpunkt bestehender degenerativer HWS-Veränderungen fördert oder ein Neuauftreten im Anschluß begünstigt.

Hohl (1989) weist darauf hin, daß die häufig beobachtete Steilstellung der HWS keine sicher pathologische (biomechanische) Relevanz hat und eher eine Normva- riante darstellt, da röntgenkinematographische Untersuchungen keine Einschrän- kung der normalen HWS-Mobilität ergeben haben. Eine posttraumatische kypho- tische Knickbildung dagegen, die auch nichttraumatisch bei Bandscheibendegene- ration gesehen wird und sich meist nicht normalisiert, ist von Krankheitswert, da die HWS-Funktion beeinträchtigt wird. Ein monosegmentaler Knick wirkt sich schwerwiegender aus als eine bi- oder polysegmentale Veränderung. Die Prognose eines HWS-Schleudertraumas wird entsprechend verschlechtert (Hohl 1974, 1989).

Die Wahrscheinlichkeit des Auftretens degenerativer zevikaler Bandscheiben- veränderungen nach einem Schleudertrauma ist bei Patienten ohne vorbestehende Veränderungen mit 39 %, bei Betroffenen mit prätraumatischen degenerativen

HWS-Auffälligkeiten sogar mit 55% erhöht. Patienten, die bei einem Schleudertrauma bewußtlos waren, entwickeln mit einer höheren Rate degenerative HWS-Veränderungen (Hohl 1989). Die (spontane) Inzidenz in einem Vergleichskollektiv mit einem mittleren Alter von 30 Jahren liegt dagegen nur bei 6% (Hohl 1974). Über vergleichbare Ergebnisse berichtete Watkinson 1990. Bei 33% der Patienten mit ZBV fand er 10,8 Jahre nach dem Ereignis degenerative HWS-Veränderungen im Sinne einer zervikalen Spondylose, in der nicht traumatisierten Vergleichspopulation dagegen nur bei 10% (Watkinson 1990).

Es muß jedoch betont werden, daß – im Gegensatz zur Knickbildung – die Entwicklung degenerativer HWS-Veränderungen keine statistisch signifikante Verlängerung der subjektiven Beschwerden bedingt (Hohl 1989). Auch eine zum (Unfall)zeitpunkt der ZBV bestehende zervikale Spondylose oder Steilstellung der HWS beeinflußte nicht den Verlaufsausgang (Hildingsson u. Toolanen 1990).

Im Gegensatz zu den Berichten von Hohl und Watkinson bestätigen 2 erst kürzlich veröffentlichte Untersuchungen die Entstehung oder Förderung degenerativer HWS-Veränderungen durch eine zervikozephale Beschleunigungsverletzung nicht (Parmar u. Raymakers 1993; Robinson u. Cassar-Pullicino 1993). Parmar u. Raymakers fanden bei ZBV-Patienten 8 Jahre nach dem Ereignis keine erhöhte Inzidenz degenerativer HWS-Veränderungen. Diese Beobachtung wird von Robinson u. Cassar-Pullicino gestützt. In einer retrospektiven Follow-up-Studie über 13,5 Jahre zeigte sich, daß das akute Zervikalsyndrom nach ZBV nicht zur zervikalen Spondylose führt oder vorbestehende degenerative HWS-Veränderungen verschlimmert (Robinson u. Cassar-Pullicino 1993).

Komplikativer Verlauf

Im folgenden soll auf mögliche Schädigungsfolgen eingegangen werden, die den postakzidentellen Verlauf der HWS-Beschleunigungsverletzung mitunter letal komplizieren können. Nur die Kenntnis auch seltener Komplikationen kann die Prognose im Individualfall optimieren, da ein irreführendes Subsummieren der Beschwerden unter ein unspezifisches, „banales" zervikozephales Syndrom vermieden werden kann und die rasche Einleitung einer richtungweisenden Zusatzdiagnostik auch den frühzeitigen Beginn einer spezifischen Therapie, die über physikalische Maßnahmen hinausgeht, ermöglicht.

Kopf- und insbesondere der Nackenschmerz des „dorsalen" Zervikalsyndroms kann bis zur vollen Ausprägung auch im Regelfall innerhalb der ersten 2 Wochen nach dem Trauma noch an Intensität zunehmen (Erdmann 1973), ohne daß von einem komplizierten Verlauf ausgegangen werden muß. Eine darüber hinausgehende Beschwerdezunahme sowie Beschwerdepersistenz mit verzögerter Rückbildung können auf eine okkulte Wirbelkörperfraktur hinweisen, die auf den anteroposterioren, lateralen und schrägen Routineaufnahmen der HWS in Normal- und Funktionsstellung verborgen bleibt (Abel 1958). Es sind dann (nicht nur aufgrund der in den Vordergrund rückenden forensischen Probleme) native HWS-Schicht- und Zielaufnahmen der Atlas-/Densregion sowie zervikale CT- oder

NMR-Untersuchungen nachzuholen (Hohl 1989). Hierbei können weitere ein Zervikalsyndrom unterhaltende Traumafolgen wie Diskusprotrusion, -prolaps oder subakutes epidural-spinales Hämatom evtl. unter Zuhilfenahme von NMR und Myelographie aufgedeckt werden, da die radikuläre und/oder medulläre Reizsymptomatik dieser Komplikationen in der klinischen Frühphase mitunter nicht sicher von der spontanen Irradiation des Nackenschmerzes abgegrenzt werden kann (Diener u. Keidel 1995; Keidel u. Pearce, im Druck).

Besonderes Augenmerk sollte auch auf den Verlauf des häufig vernachlässigten *„ventralen" Zervikalsyndroms* mit u. a. Halsschmerz, zervikalem Kloßgefühl und Schluckbeschwerden gelegt werden. Im Regelfalle beruhen diese Beschwerden, wie auch die schmerzhafte Nackensteife, auf Überdehnung bzw. Einriß von Muskel, Bindegewebe und Gefäßen. Bei einem Viertel der Patienten (25 %: Birsner u. Leask 1954; 20,6 %: Miles et al. 1988) verbirgt sich hinter den Schluckbeschwerden jedoch ein retropharyngeales Ödem, das in den seitlichen Nativaufnahmen der HWS erkannt werden kann, falls darauf geachtet wird. Zum Ausschluß einer retropharyngealen Einblutung empfielt sich weitere bildgebende Diagnostik mit Sonogramm und CT. Gleiches gilt für eine symptomverstärkende Schilddrüsenschwellung mit möglicher Einblutung in den Drüsenkörper, die in tierexperimentellen Untersuchungen des HWS-Schleudertraumas am Affen in 50 % der Fälle beobachtet wurde (Wickstrom et al. 1967).

Bei Persistenz bzw. Verstärkung von Schluckbeschwerden, evtl. verbunden mit Temperaturanstieg und serologischen Entzündungshinweisen, muß insbesondere bei immunsupprimierten, abwehrgeschwächten oder älteren Verunfallten an die Verlaufskomplikation eines retropharyngealen Abszesses gedacht werden. Erregereintrittspforten sind dehnungsbedingte (Mikro)rupturen oder Perforationen des Ösophagus (Stringer et al. 1980; Agha u. Raji 1982; Morrison 1960). Eine Schlitzung der hyperextendierten Ösophaguswand durch einen Osteophyten oder kurzzeitige Einklemmung von später nekrotisierenden Wandanteilen zwischen 2 Wirbelkörpern bei Hyperflexion werden als ergänzend mögliche Schädigungsmechanismen diskutiert (Rotstein et al. 1986). Rotstein et al. berichten über das komplikative Auftreten einer Mediastinitis mit Fieberanstieg und Halsschwellung, die erst 2½ Wochen nach einem HWS-Schleudertrauma diagnostiziert wurde, obgleich zuvor zunehmende Hals- und Schluckbeschwerden angegeben wurden. Ein retropharyngealer Abszeß hatte sich phlegmonös in den mediastinalen Weichteilen ausgebreitet.

Der Verdacht auf eine posttraumatische intrakranielle Blutungskomplikation kann in der klinischen Frühphase mitunter nur aufgrund der Änderung der Kopfschmerzcharakteristik erhoben werden. Ommaya u. Yarnell berichteten 1969 über einen Patienten mit Entwicklung eines subduralen Hämatoms nach HWS-Schleudertrauma, das 10 Tage nach dem Unfall von einem holozephalen, in seiner Charakteristik neuartigen Kopfschmerz begleitet war, nachdem zuvor das zervikale Schmerzsyndrom weitgehend abgeklungen war. Erst 3 Wochen später manifestierte sich die neurologische Ausfallsymptomatik mit einer sensomotorischen Halbseitensymptomatik (Ommaya u. Yarnell 1969). Pathogenetisch werden Einrisse von Brückenvenen und von Übergangsabschnitten kortikaler Venen auf die duralen Sinus angenommen, die aufgrund einer Rotationsbeschleunigung des Gehirnes entstehen (Sellier u. Unterharnscheidt 1963; Krämer 1980). Prädisponiert für „schleudertraumabedingte", intrakranielle Blutungskomplikationen sind Patienten unter Antikoagulation (German et al. 1966; Bauer u. Pils 1984) oder mit Gerinnungsstörungen (z. B. Hepatopathie bei Alkoholismus). Bauer u. Pils berichten von einem markumarisierten Patienten, der nach einem HWS-Schleudertrauma (ohne Kontaktverletzung des Kopfes) an subduralen, subarachnoidalen und intrazerebralen Blutungen starb.

Auch Wandschäden extrakranieller Abschnitte der hirnversorgenden Arterien stellen relevante Komplikationen des HWS-Schleudertraumas dar. Ursächlich dürfte eine Arterienüberdehnung bei HWS-Hyperextension verantwortlich gemacht werden. Die klinische Gefahr im posttraumatischen Verlauf stellt eine sekundäre appositionelle Thrombosierung im Bereich von Intimaeinrissen dar, die ihrerseits als Emboliequelle mit distalen Gefäßverschlüssen zerebrale Insulte nach einem freien Intervall bedingen kann. So sind Thrombosen der A. carotis interna mit Verschluß am Abgang oder langstreckigen Stenosen nach direkten Kopf- und/oder Halsverletzungen bekannt (Little et al. 1969; Gänshirt 1972; Engelhardt 1972). Histologisch finden sich Gefäßwanddissektionen, intramurale Einblutungen und Intimaeinrisse (Gänshirt 1972). Kessler et al. (1987) berichten über einen Patienten, der 12 Tage nach isoliertem HWS-Schleudertrauma einen computertomographisch nachgewiesenen ausgedehnten Mediainsult rechts mit entsprechender Hemiparese links entwickelte. Entsprechend stellte sich angiographisch eine segmentäre, langstreckige Stenose der rechten A. carotis interna mit Konturunregelmäßigkeiten am Abgang dar.

Die Patienten bleiben über die posttraumatische Initialphase hinaus gefährdet, da die Möglichkeit embolisch bedingter Reinsulte für einen längeren Zeitraum bestehen bleibt. Kessler et al. konnten in dem vorgestellten Fall thrombozytenszintigraphisch noch nach über $2\,^1/_2$ Monaten (78 Tage) nach dem Schleudertrauma plättcheneinbauende Aktivität der in das Lumen flottierenden Abscheidungsthromben nachweisen.

Hierbei gilt es, die Aa. vertebrales einzubeziehen, da auch diese nach einer Schleuderverletzung der Halswirbelsäule einseitig in 17% (n = 18; Herrschaft 1971) oder doppelseitig mit letalem Ausgang (Simeone u. Goldberg 1968) thrombosieren können und reversible oder irreversible Durchblutungsstörungen im vertebrobasilären Stromgebiet nach sich ziehen. Hinz u. Tamasaka (1968) fanden bei Post-mortem-Untersuchungen von 31 Verkehrstoten mit Schleuderverletzungen des Halses ohne direkte HWS-Traumatisierung in 16% der Fälle Vertebralisverletzungen, meist als Rupturen. Besonders gefährdet sind Patienten mit arteriosklerotischen Gefäß- und degenerativen HWS-Veränderungen, die eine kombinierte Schleuderung der HWS mit ausgeprägter Torsionskomponente im kraniozervikalen Übergangsbereich erlitten haben. Die reine Hyperextensions-/-flexionsschleuderung in a.-p.-Richtung führt bei nicht degenerativ veränderter HWS zu keiner mechanischen Beeinträchtigung der A. vertebralis (Hinz u. Tamasaka 1968; Herrschaft 1971). Simeone u. Goldberg berichteten 1968 über eine histologisch gesicherte Vertebralisdissektion bei Eintritt in das Foramen costotransversarium von

HWK 6 nach HWS-Hyperextension mit thrombotischem Vertebralisverschluß und initialem Wallenberg-Syndrom einschließlich zerebellärer Symptomatik. Eine solche Vertebralisthrombosierung kann ein gleichzeitig bestehendes, ursprünglich mechanisch verursachtes zervikomedulläres Syndrom nach Schleudertrauma durch eine sekundäre spinal-vaskuläre Insuffizienz verschlimmern (Lewin 1965). Die Komplikation einer traumatischen Vertebralisthrombosierung sollte besonders erwogen werden: bei anamnestischen Hinweisen auf einen kombinierten Schleudermechanismus (mit HWS-Torsion), auf arteriosklerotische Gefäßveränderungen oder auf vorbestehende Gefäß- oder kraniozervikale Skelettanomalien, bei klinischen Hinweisen auf ein Hirnstamm- und/oder Kleinhirnsyndrom oder auf eine Verschlechterung der Bewußtseinslage und bei radiologischen Hinweisen auf WK-Frakturen, HWS-Gefügeschaden [mit (Sub)luxationen], bestehenden degenerativen Veränderungen oder Anomalien.

Das *zervikobrachiale Syndrom* nach HWS-Schleudertrauma ist vielschichtig. Neben medullärer (s. unten) oder nuchaler Schmerzausstrahlung sind radikuläre Reiz- oder Ausfallerscheinungen als Komplikation nach traumatischer Diskusprotrusion oder -ruptur mit Prolaps häufig. Taylor u. Kakulas (1991) sowie Davis et al. (1991) machen auch schon minimale Einrisse des Anulus fibrosus oder Weichteilverletzungen der Facettengelenke, die dem radiologischen Nachweis meist entgehen, wegen der schlechten Heilungstendenz des geschädigten bradytrophen Gewebes für prolongierte Beschwerden verantwortlich. In einer Postmortem-Analyse von 43 Unfallopfern fanden sich in 96 % Bandscheibenläsionen, in 72 % Schäden der Facettengelenke und nur in 28 % Wirbelkörperfrakturen der Halswirbelsäule (Taylor u. Kakulas 1991).

Armplexusaffektionen nach Traktion insbesondere bei Seitaufprall sind selten. Sind die Beschwerden weder radikulär noch peripher zuordenbar, sollte nicht ungeprüft wegen „unspezifischer" Symptome von einem „psychovegetativen Syndrom" ausgegangen werden, da sich als Komplikation bei nahezu einem Drittel der Patienten mit HWS-Schleudertrauma (in 31 %; 26/84; Capistrant 1986) ein posttraumatisches „thoracic outlet syndrome" (TOS) entwickelt. Die Symptome können sich verzögert, im Mittel bis zu 5 Monaten nach dem Schleudertrauma, verlaufskomplizierend einstellen (Capistrant 1977).

Bei der Erstuntersuchung sind Hinweise für eine Commotio oder Contusio spinalis zu erfragen und klinisch-neurologische Zeichen eines *zervikomedullären Syndroms* (z. B. im Sinne einer beginnenden Querschnittsymptomatik) mit der Affektion langer Bahnen auszuschließen. Dies gilt insbesondere, wenn sich radiologische Auffälligkeiten der HWS ergeben haben.

Ausführliche Angaben zur Pathogenese, Diagnostik und Therapie möglicher verlaufskomplizierender Verletzungsfolgen einer ZBV können der Literatur entnommen werden (vgl. u. a. Keidel u. Diener 1993 m; Keidel u. Pearce, im Druck).

Zusammenfassende Darstellung möglicher Komplikationen nach ZBV

Zervikal:
- dorsales/ventrales Zervikalsyndrom (HWS-Distorsion, Überdehnung des perispinalen Weichteilmantels),
- dorsal: Nackensteife, nuchales Schmerzsyndrom (Ausstrahlung okzipital, intraskapulär, skapulär, proximal brachial),
- ventral: Dysphagie, Halsschwellung,
- retropharyngeales Ödem/Hämatom,
- Ösophagusperforation/-ruptur,
- retropharyngealer Abszeß,
- Medianitis/Sepsis,
- intratyreoidales Hämatom (experimentell).

Zervikozephal:
- Kopfschmerzsyndrom,
- vegetatives Syndrom,
- posttraumatisches („pseudoneurasthenisches") Syndrom,
- amnestisches Syndrom,
- intrakranielles Hämatom (subdural/-arachnoidal, intrazerebral),
- Karotisthrombose/-verschluß,
- Vertebralisthrombose/-verschluß,
- Hirnstammsyndrom (mit Hirnnervenausfällen; mechanisch, vaskulär),
- Contusio cerebri (Rotationsbeschleunigung ohne direktes Kontakttrauma, Kalottenanprall; z. B. Orbitalhirn mit Anosmie);
- retinale/vitreale Blutungen (Neugeborene, Kleinkinder),
- „whiplash maculopathy" (reversible Glaskörperablösung in der Fovea centralis),
- Innenohreinblutung (experimentell).

Zervikomedullär:
- Commotio spinalis,
- Contusio spinalis,
- Transversalsyndrom (Myklonkompression z. B. durch HWS-Gefügeschaden (Fraktur, Dislokation, Knickbildung, Diskusruptur/-prolaps, epidurales Hämatom),
- Hämatomyelie,
- Syringomyelie,
- Spätmyelopathie.

Zervikobrachial:
- Radikulopathie,
- Plexusaffektion,
- „thoracic outlet syndrome",
- Reflexdystrophie.

Der Überblick über die Vielzahl relevanter Folgeschäden nach Schleuderverletzung der HWS zeigt, daß auch derzeit in seltenen Fällen noch letale Verläufe selbst bei leichten HWS-Schleudertraumen beobachtet werden, wenn mögliche Komplikationen nicht rechtzeitig erkannt werden. Zur Verbesserung der Prognose des postakzidentellen Verlaufs mit entsprechender Minderung der Komplikationsrate nach HWS-Schleudertrauma ist eine sorgfältige Erstanamnese bzw. Untersuchung und interdisziplinäre Zusammenarbeit erforderlich. Da spontan mitunter nur von ausstrahlendem Nackenschmerz und Nackensteife berichtet wird, ist gezielt nach „ventral"-zervikalen, medullären, zephalen, radikulären und auch visuellen oder vestibulocochleären Symptomen zu fragen. Die Kopfschmerzanamnese gilt es bezüglich Schmerzcharakter, -intensität, -lokalisation und zeitlichem Auftretensmuster besonders im Längsschnitt sorgfältig zu erheben, da jede auffällige Änderung der Charakteristik zu zerebraler Diagnostik Anlaß geben sollte, noch vor dem Auftreten neurologischer Herdsymptomatik. Die Vermeidung populativ seltener, aber individuell mitunter letaler Komplikationen bleibt eine interdisziplinäre Aufgabe der suffizienten, engmaschigen Längsschnittbeobachtung des Patienten.

Neurophysiologie

Algesimetrie

Apparative Quantifizierung von posttraumatischem Nackenschmerz

Der nahezu obligate Nackenschmerz, verbunden mit Nackensteife nach ZBV, ist durch eine schmerzhafte Verspannung der Schulter-Nacken-Muskulatur gekennzeichnet (s. oben), die in der klinischen und gutachterlichen Untersuchung palpatorisch durch Ausübung von Druck auf die gezerrte Muskulatur mit dem palpierenden Finger erfaßt wird. Die klinische Beurteilung der spontanen oder durch Palpation hervorgerufenen Muskelschmerzstärke ist jedoch aufgrund der subjektiven Angaben des Patienten und der jeweiligen Beurteilerqualitäten des Untersuchers zwangsläufig qualitativ. Verlaufsbeurteilung und Begutachtung der Schmerzen werden hierdurch erschwert oder vereitelt, da eine reliable Vergleichbarkeit der Befunde bei mehreren Untersuchern nicht gesichert ist.

Wir haben deshalb Nacken- und Schulterschmerzen in der Akutphase nach HWS-Beschleunigungsverletzung Grad I oder II mittels psychophysikalischer Algesimetrie im Vergleich mit einer Normalpopulation quantifiziert und den Verlauf der Rückbildung mit prospektiven Kontrolluntersuchungen objektiviert.

Durch Verwendung eines Druckalgometers (Göbel 1992), das die standardisierte, apparative Applikation definierter Druckreize ermöglichte, wurden Muskelschmerzen in den rechten und linken M. splenius sowie M. trapezius induziert. Die Methode wurde dahingehend modifiziert, daß eine rechnergestützte Aufnahme und Auswertung der Untersuchungswerte möglich wurde. Bei konstantem Auflagedruck (Verlaufsverfahren) wurde die zunehmende Schmerzempfindungsstärke von den Patienten (n = 23; w. = 13, m. = 10; mittleres Alter = 28,9 Jahre, 18–53 Jahre) dementsprechend PC-interaktiv auf einer graduierten Skala von Schmerzschwelle bis maximal erträglicher (Schmerz)toleranzgrenze im Verlauf angegeben (Kategorienunterteilungsverfahren). Ohne daß die Patienten über die aktuelle Dauer der Schmerzapplikation informiert waren, wurde die empfundene Schmerzintensität digital gegen die Zeit aufgezeichnet. Anhand der ansteigenden Funktion der Schmerzintensität in Abhängigkeit von der Reizdauer wurden rechnergestützt individuell maximale Reizdauer, Schmerz- und Toleranzschwellenwert sowie Steigung und Integral der Funktion berechnet. 24 Normalpersonen (w. = 11, m. = 13; mittleres Alter = 28,7 Jahre, 19–53 Jahre) bildeten das parallelisierte Vergleichskollektiv.

In der Patientengruppe, die im Mittel 7 Tage nach dem „Schleudertrauma" untersucht wurde, fanden sich folgende signifikante Veränderungen: Die Schmerztoleranzschwelle wurde bei kürzerer (erträglicher) Reizdauer rascher erreicht. Entsprechend war die Steigung des Anstieges der Schmerzempfindungsstärke größer. Die Fläche (Integral) unter der Schmerzintensitätsfunktion in Abhängigkeit von der Zeit (maximale Reizdauer = 180 s) war größer. Abbildung 2 zeigt die seitengetrennt erfaßte, signifikant erhöhte Druckschmerzempfindlichkeit der Nackenmuskulatur (M. splenius) und der Schultermuskulatur (M. trapezius) in der Patientengruppe, die innerhalb der ersten 14 Tage nach der HWS-Schleuderung untersucht wurde (schraffierte Balken). Der Mittelwert der Schmerzempfindungsstärke der 4 einzeln untersuchten Muskeln ist ergänzend dargestellt (rechtes Säulenpaar). Der jeweilige, deutlich niedrigere Gruppenmittelwert der Normalpersonen ist als heller Balken gegenübergestellt. Die als Steigung erfaßte Schmerzempfindlichkeit (Abb. 2 a) trennt schärfer als das Integral (Abb. 2 b).

Wir konnten somit mit unseren Untersuchungen quantitativ nachweisen, daß Patienten mit posttraumatischem zervikozephalem Schmerzsyndrom eine erhöhte Schmerzempfindlichkeit aufweisen. Dies gilt sowohl für die aufgezeigte zervikomuskuläre Schmerzevozierung als auch für die andernorts dargestellte digitale und kraniale Schmerzinduktion (Nebe et al. 1993; Keidel et al. 1993 g). Durch die numerische Quantifizierungsmöglichkeit der Druckschmerzempfindlichkeit der Schulter-/Nackenmuskulatur mittels dem der klinischen Palpation überlegenen Verlaufsverfahren konnte ein Verfahren erprobt werden, mit dem es gelingen kann, den Spontanverlauf der Remission und den Einfluß medikamentöser, physikalischer, manualmedizinischer oder krankengymnastischer Therapie auf die zervikozephalen Schmerzen prospektiv zu analysieren.

Algesimetrischer „Spontanverlauf" der Schmerzrückbildung

Zur Quantifizierung klinischer und gutachterlicher Verlaufsbeurteilung haben wir deshalb die gleiche Population von „frisch" verunfallten Patienten (ZBV, Grad I bzw. I/II) in einer prospektiven Verlaufsanalyse algesimetrisch nach 3 Wochen, 4 Wochen und 6 Wochen nachuntersucht (Nebe et al. 1993). Ziel war die Analyse der Rückbildungsdynamik des posttraumatischen zervikozephalen Schmerzsyndroms anhand der in der Querschnittsuntersuchung (s. oben) nachgewiesenen erhöhten Druckschmerzempfindlichkeit der Nacken-/Schulter-Muskulatur und der erhöhten (Kopf)schmerzempfindlichkeit der Kalotte bei Skalpschmerzinduktion am Vertex.

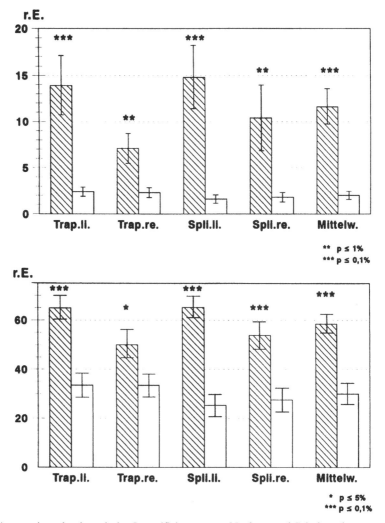

Abb. 2 a, b. Apparative, algesimetrische Quantifizierung von Nacken- und Schulterschmerz bei Zervikalsyndrom nach ZBV (**a** Steigung, **b** Integral). Höhere Muskelschmerzempfindlichkeit der zervikalen paravertebralen Muskulatur (Mm. splenii und trapezii) in der Akutphase nach „HWS-Schleudertrauma". Signifikant steilerer Anstieg und höheres Integral der entsprechenden Schmerzintensität-Zeit-Funktionen in der Patientengruppe (*schraffierte Säule*: Mittelwert aus n = 23) verglichen mit der Normalpopulation (*weiße Säulen*, n = 24); *r. E.* relative Einheiten

In den einzelnen Verlaufsuntersuchungen ergaben sich folgende signifikante (p < 0,05) Unterschiede: Sowohl die Muskelschmerzempfindlichkeit (Schmerzmaximum, Steigung, Integral) als auch die Druckempfindlichkeit der Schädelkalotte am Vertex (Integral) nahmen im Verlauf der 6 Wochen nach dem ZBV kontinuierlich ab. Als Parameter der Muskelschmerzempfindlichkeit wurde die Summe der 4 einzelnen Schmerzwerte für den je einseitig gemessenen M. trapezius und den

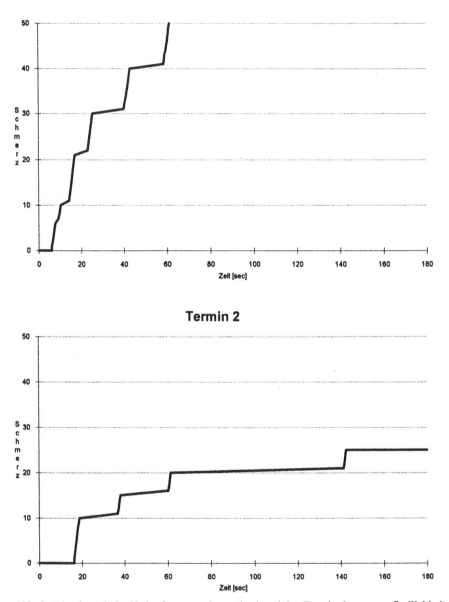

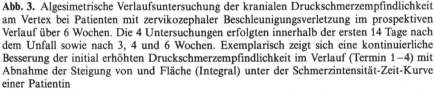

Abb. 3. Algesimetrische Verlaufsuntersuchung der kranialen Druckschmerzempfindlichkeit am Vertex bei Patienten mit zervikozephaler Beschleunigungsverletzung im prospektiven Verlauf über 6 Wochen. Die 4 Untersuchungen erfolgten innerhalb der ersten 14 Tage nach dem Unfall sowie nach 3, 4 und 6 Wochen. Exemplarisch zeigt sich eine kontinuierliche Besserung der initial erhöhten Druckschmerzempfindlichkeit im Verlauf (Termin 1–4) mit Abnahme der Steigung von und Fläche (Integral) unter der Schmerzintensität-Zeit-Kurve einer Patientin

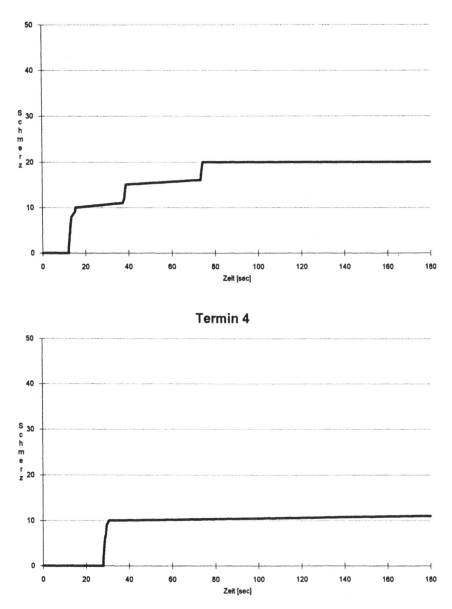

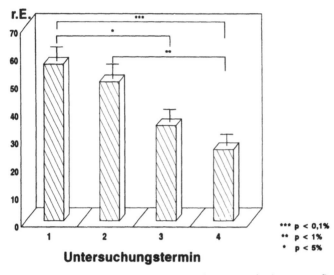

Abb. 4. Signifikante Abnahme der kranialen Druckschmerzempfindlichkeit (Integral) als Gruppenmittel (23 Patienten) im prospektiven posttraumatischen Verlauf über 6 Wochen; (2., 3. und 4. Termin nach 3, 4 und 6 Wochen); *r. E.* relative Einheiten

M. splenius herangezogen. Die Abb. 3 gibt in exemplarischer Weise die zu den 4 Untersuchungsterminen gewonnenen Schmerzintensität-Zeit-Kurven für die Vertexschmerzinduktion bei einem Patienten wieder. In dem posttraumatischen Verlauf erholte sich die initial erhöhte kraniale Druckschmerzempfindlichkeit wieder, sichtbar an der Abnahme der Steilheit des Schmerzanstieges und damit verbundener Abnahme der Fläche (Integral) unter der Kurve, die über 180 s bis zum Ende der Reizung mit konstantem Druck registriert wurde.

Entsprechend dem paradigmatischen Einzelverlauf von Abb. 3 nimmt auch das Gruppenmittel (23 Patienten) des Integrals als Maß für die empfundene kraniale Schmerzstärke im prospektiven posttraumatischen Verlauf über 6 Wochen signifikant ab (Abb. 4).

Auch die direkt nach der ZBV im Rahmen des nuchalen Schmerzsyndroms mit Nackensteife auftretende, erhöhte Druckschmerzhaftigkeit der paravertebralen HWS-Muskulatur (s. oben; Mm. splenius und trapezius) erholt sich innerhalb von 6 Wochen nach der Beschleunigungsverletzung (Abb. 5 a–c). Die Besserung ist am ausgeprägtesten während der ersten 4 Wochen (vgl. Barogramme für Integral und Steigung, Abb. 5 a, b).

Wir schlußfolgern, daß eine objektive Verlaufsbeurteilung des Schmerzsyndroms nach HWS-Beschleunigungsverletzung durch algesimetrische Bestimmung der Druckempfindlichkeit des Schädels und der Schulter- und Nackenmuskulatur gelingt. Die Ergebnisse des hier angewandten algesimetrischen Verfahrens weisen darauf hin, daß es nach einer ZBV innerhalb der ersten 6 Wochen zu einer kontinuierlichen Verminderung der initial erhöhten Schmerzempfindlichkeit an lokal involvierten Strukturen wie dem Schädel und der Schulter- und Nackenmuskulatur kommt. Für die Schmerzmessung im Verlauf eignet sich bei der Druckalgome-

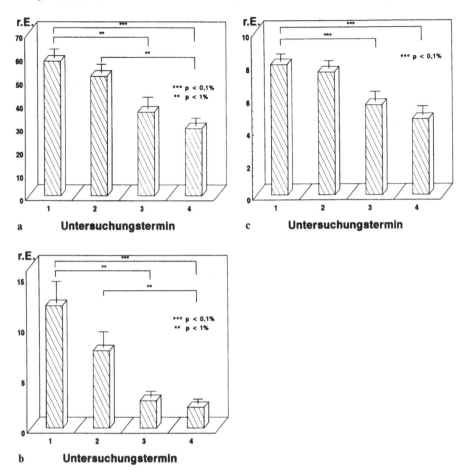

Abb. 5 a–c. Die Druckschmerzhaftigkeit der Mm. splenii und M. trapezius wurde für jeden Patienten rechts und links algesimetrisch erfaßt und für alle 4 Messungen ein Summenwert berechnet. Der Gruppenmittelwert (n = 23) dieser individuellen Summen von Steigung und Fläche der Schmerzintensitätsfunktion sowie individuell erträglichem Schmerzmaximum in Abhängigkeit von der Druckreizdauer ist für jeden der 4 Untersuchungstermine barographisch dargestellt. Die in der Akutphase nach HWS-Distorsion erhöhte Druckschmerzhaftigkeit der Schulter-Nacken-Muskulatur entsprechend dem zervikalen Schmerzsyndrom erholt sich signifikant im prospektiven Verlauf über 6 Wochen. **a** Abnahme des Integrals; **b** Abnahme der Steigung; **c** Abnahme des Maximums; *r. E.* relative Einheiten

termethode am besten das Integral unter der Schmerzintensität-Zeit-Kurve. Auch die Steigung der Kurve und das Schmerzmaximum können verwendet werden. Mit der quantitativen algesimetrischen Messung der Muskeldruckschmerzhaftigkeit stehen Parameter zur Verfügung, mit denen sich der Rückbildungsverlauf des zervikozephalen Schmerzsyndroms nach HWS-Beschleunigungsverletzung zur Evaluierung angewandter Therapiemaßnahmen oder zur möglichen Klärung gutachterlicher Fragen objektivieren läßt.

Spektrale EKG-Analyse zur Verlaufsanalyse
des vegetativen Syndroms

Das zervikozephale Schmerzsyndrom nach HWS-Beschleunigungsverletzung ist häufig mit vegetativen Begleitbeschwerden assoziiert, die sich u. a. mit orthostatischer Dysregulation, Tachykardien, Thermodysregulation, unsystematisiertem Schwindelgefühl und meist nicht näher bezeichneten Störungen der Befindlichkeit äußern (Krämer 1980; Kügelgen 1993; Keidel et al. 1991, 1992, 1993). Aufgrund fehlender Symptomspezifität wird gerade bei protrahiertem Beschwerderückgang nicht selten von einer Psychogenie des zervikozephalen Schmerzsyndroms und insbesondere des vegetativen Beschwerdekomplexes ausgegangen. Untersuchungen hierzu mittels objektivierender funktioneller Zusatzdiagnostik liegen bislang nicht vor.

Wir haben deshalb versucht, in einer prospektiven Untersuchungsreihe mit akut verunfallten „HWS-Schleudertraumapatienten" Veränderungen der spontanen Varianz der Herzfrequenz als mögliches Korrelat vegetativ-neurasthenischer, im engeren Sinne kardioautonomer Herz-Kreislauf-Störungen zu objektivieren. Von 57 Patienten mit zervikozephalem Beschleunigungstrauma Grad I bzw. I-II (mittleres Alter = 28 Jahre; w = 34; m = 23; Unfall < 14 Tage; Einschlußkriterien s. oben, Abschn. „Symptomatik") wurde im Mittel 3 Tage nach dem Unfall ein EKG als Extremitätenableitung (Typ I nach Einthoven) abgeleitet. Patienten mit zerebralen Vorerkrankungen, Zustand nach Schädel-Hirn-Trauma, positiver Kopfschmerzanamnese, psychiatrischen oder kardialen Erkrankungen und mit Einnahme herzwirksamer Medikamente wurden von der EKG-Untersuchung ausgeschlossen. Zum Vergleich erfolgten zudem Ableitungen von einer parallelisierten Normalpopulation (n = 50; w. = 28; m. = 22; x = 28 Jahre $\pm$ 8,5 SD). Nach ausreichender Adaptationszeit wurde die spontane Varianz der Herzrate im Liegen und im Stehen für eine Analyseepoche von 5 min mittels „fast Fourier transformation" (FFT) analysiert.

Das EKG war bei den Patienten in der Akutphase nach dem Unfall pathologisch verändert. Nach Spektralanalyse der spontanen Herzrate zeigte sich eine hochsignifikante Erniedrigung der spektralen Leistungdichte in dem mittleren Frequenzband von 0,05–0,15 Hz. Dies entspricht einer verminderten Ausprägung der langsamen physiologischen Zu- und Abnahme der Herzfrequenz mit Periodendauern um 10–20 s (sog. Mayer-Wellen). Die raschere respirationsbedingte Herzratenvariation (Frequenzband 0,15–0,5 Hz) sowie langsame Schwankungen der Herzrate im Frequenzbereich von 0,01–0,05 Hz zeigten keine signifikanten Abweichungen von den Ergebnissen des Normalkollektivs. Auch die evozierten Änderungen der Herzrate bei vertiefter Inspiration, nach Lagewechsel (Ewing-Test) und während 5-minütigen Stehens waren nicht signifikant verändert. Kontrolluntersuchungen nach 6 Wochen und 12 Wochen zeigten keine Besserung der veränderten EKG-Parameter. Lediglich der akut nach dem Unfall erniedrigte Quotient aus der spektralen Leistungsdichte des Mayer-Wellenbereiches (0,05 Hz– 0,15 Hz) und der respiratorisch bedingten Herzratenvarianz (0,15 Hz–0,5 Hz) erholte sich während des prospektiven Beobachtungszeitraums und hatte sich nach einem halben Jahr ohne signifikante Abweichung von dem Referenzkollektiv wie-

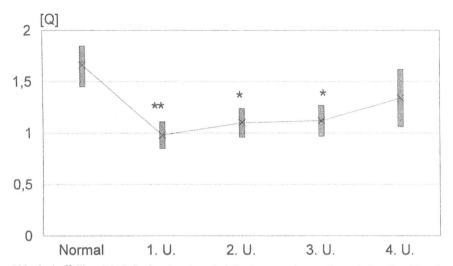

Abb. 6. Auffällige EKG-Spektralanalyse bei Patienten mit zervikozephaler Beschleunigungsverletzung (n = 50) innerhalb der ersten 14 Tage nach dem Trauma (1. Untersuchung)
mit hochsignifikant erniedrigtem Quotienten der spektralen Leistungsdichte (II. Band liegen-
d : III. Band liegend) im Vergleich zur Normalpopulation (n = 60; *linker Balken* = Mittelwert ± SD) als möglicher Hinweis auf ein relatives Sympathikusdefizit (s. auch Text). Normalisierung erst bei der 4. Kontrolluntersuchung ½ Jahr nach dem Unfall (*rechter Balken;*
*p < 0,05, **p < 0,01). Die pathologische Varianz der spontanen Herzrate läßt auf eine
Störung des (kardial-)autonomen Nervensystems in der Frühphase nach HWS-Beschleunigungsverletzung schließen. Da der N. vagus mediierte respiratorische Varianzanteil keine
Änderung aufzeigt, aber der in der spektralen Leistungsdichte geminderte Frequenzbereich
auf Einflüssen des N. vagus und Sympathikus beruht, erscheint die bandbezogene pathologische Erniedrigung der Varianz vorwiegend durch ein relatives Sympathikusdefizit bedingt
zu sein. Die posttraumatischen Veränderungen lassen sich auch noch bei klinisch nicht mehr
manifesten vegetativen Beschwerden nachweisen. Die Ergebnisse weisen ein organisches
Korrelat des vegetativen Syndroms nach einer zervikozephalen Beschleunigungsverletzung
nach und lassen die Einführung der spektralen Herzratenanalyse in der klinischen Funktionsdiagnostik und Verlaufskontrolle posttraumatischer vegetativer Beschwerden als sinnvoll
erscheinen

der normalisiert. Bezüglich weiterer Einzelheiten wird auf die Referenzen von
Keidel et al. (1991, 1993 d, f, h, i, j, 1994 b) verwiesen.

Antinozizeptive Hirnstammreflexanalyse im prospektiven Verlauf

Es war ein Anliegen der im folgenden referierten Untersuchung, bei meist unauffälligen bildmorphologischen Befunden der Frage nach einer zumindest funktionellen, akzelerationsbedingten „Läsion" subkortikaler Strukturen bzw.
schmerzmodulierender Systeme bei Patienten mit zervikozephalen Schmerzen
nach HWS-Beschleunigungsverletzung Grad I oder II durch klinisch-neurophysio-

logische, antinozizeptive Hirnstammreflexuntersuchungen nachzugehen und ein
verändertes antinozizeptives Reflexverhalten auch bei posttraumatischem zervikozephalem Schmerzsyndrom als Akzelerationsfolge nach HWS-Beschleunigungsverletzung aufzuzeigen.

Während maximaler Willkürkontraktion der Kaumuskulatur führt Reizung
des N. trigeminus (V/II + III) zu einer hirnstammmediiierten, antinozizeptiven
frühen und späten reflektorischen Inhibition der EMG-Aktivität des M. temporalis (inhibitorischer Temporalisreflex, ITR; exterozeptive Suppression, ES 1 bzw.
ES 2). Bei verschiedenen Schmerzsyndromen wurde über eine Verkürzung der
späten Antwort (ES 2) des inhibitorischen M.-temporalis-Reflexes berichtet. Diese
Verkürzung wird unter Heranziehung tierexperimentell erhobener Daten auf eine
Einflußnahme des antinozizeptiven, zentralen, schmerzkontrollierenden Systems
(periaquäduktales Grau; Raphekern) auf das Reflexgeschehen zurückgeführt.
Vorwiegend serotonerge Projektionen des Raphekerns und des Nucleus reticularis
lateralis führen zu einer Hemmung inhibitorischer Interneurone mit (indirekter)
Facilitierung des motorischen Trigeminuskerns, so daß eine Verkürzung der reflek-
torischen späten (polysynaptischen) EMG-Suppression resultiert. Das limbische
System nimmt indirekten Einfluß auf das Reflexgeschehen über das periaquäduk-
tale Grau.

Das Hirnstammreflexverhalten von insgesamt 130 Individuen wurde postakzi-
dentell elektromyographisch untersucht. 61 Patienten mit frischem Schleudertrauma der Halswirbelsäule, das nicht länger als 14 Tage zurücklag, wurden im
Mittel 3 Tage nach dem Ereignis elektrophysiologisch untersucht (Einschlußkriterien s. oben). Sämtliche Patienten litten an einem akuten zervikozephalen Syndrom
mit spontaner und/oder bewegungsabhängiger Schmerzhaftigkeit der Nacken-/
Schultermuskulatur, Verspannungsgefühl der Nacken- und Halsmuskulatur mit
Nackensteife sowie okzipitotemporal betontem dumpf-ziehendem Kopfschmerz.
Die eingeschlossenen Patienten erhielten keine spezifische antiphlogistische, analgetische oder muskelrelaxierende Medikation. Die Normalpopulation (n = 69)
war bezüglich Alter und Geschlecht parallelisiert.

Die Oberflächen EMG-Ableitungen erfolgten vom rechten M. temporalis während maximaler Willkürinnervation der Kaumuskulatur durch Kieferschluß mit
maximalem Kaudruck. Der Ramus maxillaris und mandibularis des ipsilateralen
N. trigeminus (N. V/2 + 3) wurde simultan stimuliert. Mindestens 10 einzelne
EMG-Reflexantworten wurden für jeden Patienten bzw. Probanden gespeichert
und bezüglich folgender Größen analysiert: Beginn, Ende und Dauer der ersten
Hemmphase (frühe exterozeptive Suppression, ES 1), der nachfolgenden interpo-
nierten EMG-Aktivität (IE) und der folgenden 2., späten EMG-Hemmung (ES 2).
In die statistische Analyse gingen pro Individuum die Mittelwerte der Einzelpara-
meter ein, die aus 10 EMG-Antworten gebildet wurden.

Die Patienten mit zervikozephalem Syndrom nach HWS-Schleudertrauma
zeigten als hervorstechende Auffälligkeit eine hochsignifikante Verkürzung der
späten Suppressionsdauer (ES 2; p < 0,001) um 13 ms von 49 ms (der Normalpopulation) auf einen Gruppenmittelwert von 36 ms. Die Dauer der späten M.-tem-
poralis-Hemmung ist als Mittelwert aus 10 Einzelantworten für jeden Patienten in
das Punktediagramm von Abb. 7 eingetragen und den Werten der Normalperso-

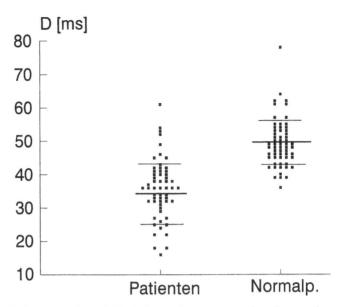

Abb. 7. Punktediagramm der Dauer der reflektorischen, späten exterozeptiven Suppression (ES 2) der M.-temporalis-Aktivität. Ein Punkt = Mittelwert aus 10 Reflexantworten pro Patient (*links*) oder Normalperson (*rechts*). Kennzeichnung des Gruppenmittelwertes (n = 610 bzw. n = 690) $\pm$ einfache SD. Evident ist die Verkürzung der ES-2-Dauer (36 ms) in der Patientengruppe im Vergleich zu der Referenzgruppe (49 ms).

Die Dauer der frühen exterozeptiven Suppression (ES 1) und die interponierte EMG-Aktivität (IE), die die reflektorische frühe und späte exterozeptive EMG-Suppression voneinander trennt, war bei den Patienten im Vergleich zu der Normpopulation dagegen signifikant verlängert (nicht abgebildet). Zur intraindividuellen Normierung und somit Erhöhung der Reliabilität spezifischer Reflexänderungen bei Verlaufsuntersuchungen sowie zur Erstellung „gesunder" Normwerte wurden die Absolutwerte der Reflexkomponenten zusätzlich miteinander in Beziehung gesetzt. ES 2/ES 1 und ES 2/IE waren ebenfalls hochsignifikant erniedrigt bei den Patienten; ES 1/IE ergab keine signifikante Abweichung

nen gegenübergestellt (Abb. 7, rechts). Die Gruppenmittelwerte (n = 610 bzw. n = 690) $\pm$ einfache Standardabweichung sind gekennzeichnet.

Erholung des inhibitorischen Temporalisreflexes im postakzidentellen Verlauf

31 Patienten wurden ein halbes Jahr ($\bar{x}$ = 179 Tage) nach der HWS-Schleuderung elektromyographisch nachuntersucht. Das in der Akutphase nach dem Unfall berichtete zervikozephale Schmerzsyndrom war bis zu diesem Zeitpunkt bei allen Patienten vollständig remittiert. Begleitend hierzu zeigte sich eine Zunahme der Dauer der späten exterozeptiven Suppression des Temporalis-EMGs, die im Vergleich zu der Erstuntersuchung hochsignifikant war (Wilcoxon-Test; vgl. Abb. 8).

Der Gruppenmittelwert der ES-2-Dauer hatte während des halbjährigen Beobach-
tungszeitraumes von 34 ms (vgl. auch Abb. 7) auf 50 ms zugenommen. Die initial
verkürzte ES-2-Dauer hatte sich damit normalisiert, da diese von der Suppressionsdauer der gesunden Referenzpopulation mit 49 ms (n = 69) nicht mehr signifikant abwich (s. Abb. 8).

Da die vergleichende Untersuchung nach 6 Monaten (Abb. 8) zwar eine Normalisierung des antinozizeptiven Reflexverhaltens zeigte, aber der große zeitliche
Abstand zwischen Erst- und Kontrolluntersuchung keine Aussage über das Verlaufsprofil der Reflexerholung erlaubte, wurden (identische) 47 Patienten engma-
schig zu 4 Terminen innerhalb von 14 Tagen sowie 6, 12 und 24 Wochen nach dem
Unfall prospektiv untersucht. Die Gruppenmittelwerte der Reflexparameter wurden auf signifikante Unterschiede zu dem Gruppenmittel des Vergleichskollektivs
von 82 Normalpersonen überprüft (T-Test). Es hat sich im postakzidentellen
Verlauf über ein halbes Jahr von dem 1.–4. Untersuchungstermin eine stetige
Verlängerung der initial verkürzten ES-2-Dauer gezeigt (Abb. 9). 6 Wochen nach
dem Unfall und im weiteren Verlauf (nach 12 bzw. 24 Wochen) hatte sich die
ES-2-Dauer normalisiert und wich nicht mehr signifikant von dem Vergleichskollektiv ab. Der Verlauf der Rückbildung der initialen Verkürzung der späten exterozeptiven Suppression ist barographisch in Abb. 9 wiedergegeben.

Zur Verminderung der Varianz wurde die absolute Dauer der späten exterozeptiven Suppression auf die Dauer der frühen Suppressionsperiode normiert und der
ES 2:ES 1-Quotient gebildet. Auch dieser Reflexindex zeigte im Follow up ein
Verlaufsprofil, das mit der ES-2-Erholung vergleichbar ist. Der Quotient blieb bis
12 Wochen nach dem Unfall signifikant erniedrigt, wenngleich die Signifikanzni-
veaus kontinuierlich von 1‰ auf 5% abnahmen. Die Quotientenzunahme ist in den
ersten 6 Wochen am ausgeprägtesten (vgl. auch ES-2-Verhalten in Abb. 9). 24
Wochen nach dem Unfall wich der Index nicht mehr signifikant von dem Wert des
Normalkollektivs ab.

Eine mit unserem Ergebnis vergleichbare Verkürzung von ES 2 ist von Schoenen et al. bei Patienten mit chronischem Spannungskopfschmerz 1987 erstmals
beschrieben und von zahlreichen Arbeitsgruppen bestätigt worden (Göbel 1992;
Wallasch et al. 1991).

Die Autoren schlossen wie Schoenen et al. auf eine Dysfunktion des zentralen
schmerzvermittelnden bzw. -kontrollierenden Systems mit gestörter Projektion
serotonerger Bahnsysteme zum motorischen Kerngebiet des N. trigeminus
(Wallasch et al. 1991). Ein ähnlicher Mechanismus ist auch für die ES-2-Verkür-
zung bei zervikozephalem Syndrom nach Schleuderverletzung zu diskutieren.
Auch eine direkte (präsynaptische) serotonerge Modulierung des motorischen
Kerngebietes könnte im Tierversuch nachgewiesen werden (Aghajanian u. McCall
1980; Schaffar et al. 1984) und kann als möglicher unterliegender Mechanismus
der Reflexauffälligkeiten nicht ausgeschlossen werden.

Darüber hinaus stehen die neuronalen Strukturen des Hirnstammes, die den
Reflex vermitteln, unter Einflüssen des limbischen Systems, des periaquedualen
Graus, der Amygdala und des Hypothalamus; Strukturen, die auch die Nozizep-
tion beeinflussen. Eine direkte Schädigung dieser Strukturen im Rahmen des
Schleudertraumas scheint jedoch unwahrscheinlich, da in die Untersuchung nur

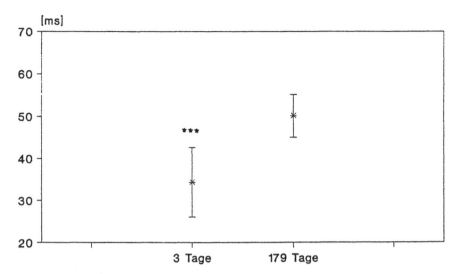

Abb. 8. Erholung der ES-2-Dauer, die bei anfänglichem zervikozephalem Schmerzsyndrom verkürzt war, von 34 ms auf 50 ms nach ½ Jahr ($\bar{x} = 179$ Tage) nach dem Unfall ($p < 0{,}001$; $n = 310$; 10 Reflexantworten/Patient; Mittelwert $\pm$ einfache SD). Sämtliche Patienten waren bei der Zweituntersuchung schmerzfrei. Kein signifikanter Unterschied mehr zu den Normalpersonen ($n = 69$)

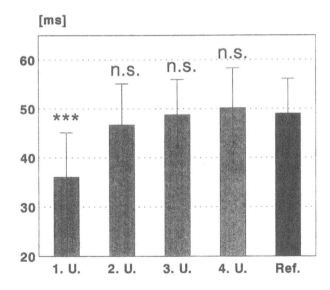

Abb. 9. Prospektive Verlaufsanalyse der Rückbildung der initialen ES-2-Verkürzung des antinozizeptiven M.-temporalis-Reflexes über 4 Untersuchungstermine (*1. U – 4. U*) < 14 Tage sowie 6, 12 und 24 Wochen nach dem HWS-Akzelerationstrauma. Gruppenmittelwerte der Patienten ($n = 47$) $\pm$ einfache SD: *graue Säulen*. Normalkollektiv ($n = 82$): *schwarze Säule* (Ref.). Numerische Daten: s. Text. Initial hochsignifikante ES-2-Verkürzung (*** = $p < 0{,}001$). Normalisierung der ES-2-Dauer nach 6 Wochen bei zwischenzeitlich eingetretener Schmerzfreiheit der Patienten

Patienten mit einem leichtgradigen HWS-Schleudertrauma eingeschlossen wurden. Eine indirekte Alteration des Reflexgeschehens durch ein posttraumatisch verändertes „Transmittermilieu" ist dagegen denkbar, da bei Ratten nach Beschleunigungsversuchen eine Katecholaminreduktion nachgewiesen werden konnte (Boismare et al. 1985). Wir nehmen darüber hinaus an, daß ein vermehrter propriozeptiver Input (und/oder Schmerz) nach Überdehnung der zervikalen Muskulatur via retikulärer Bahnsysteme zu einer Fazilitierung des motorischen Trigeminuskerngebietes führt und eine Habituation des polysynaptischen, späten Fremdreflexanteiles (ES 2) nach sich zieht, die sich schon bei nicht repetitiver Stimulation in einer verkürzten ES-2-Dauer manifestiert.

Unsere Untersuchungen zeigen, daß eine verkürzte ES-2-Dauer nicht spezifisch für einen primären Kopfschmerz ist, wie dies für den Kopfschmerz vom Spannungstyp angenommen wurde (Schoenen et al. 1987). Wir schlußfolgern deshalb, daß Veränderungen des inhibitorischen Hirnstammreflexverhaltens als Hinweis auf eine Alteration zentraler Schmerzmodulation nicht auf Migräne- oder Spannungskopfschmerz beschränkt sind, sondern auch bei sekundärem posttraumatischem zervikozephalem Schmerzsyndrom nachgewiesen werden können. Darüber hinaus weisen unsere prospektiven Untersuchungsergebnisse darauf hin, daß die akzelerations-bedingte, direkte oder indirekte Funktionsalteration der am Reflexgeschehen beteiligten nervösen Strukturen bei Patienten mit ZBV mit posttraumatischer ITR-Alteration in der postakzidentellen Frühphase lediglich transient ist und sich innerhalb von 6 Monaten bei zwischenzeitlich wieder erreichter Kopf- und Nackenschmerzfreiheit auch wieder vollständig erholt (Keidel et al. 1993). Dies gilt insbesondere für das (inter)neuronale Netz, das den späten Reflexanteilen unterliegt und für die aufgezeigte ES-2-Verkürzung verantwortlich gemacht werden kann. Die Ergebnisse lassen die Annahme als berechtigt erscheinen, die ES-2-Verkürzung als biologischen „Marker" des zervikozephalen Schmerzsyndroms aufzufassen und als möglichen Prädiktor der posttraumatischen Schmerzdauer heranzuziehen (Keidel et al. 1992 a, 1993 a, b, d, e, h, i, j, 1994 a; Keidel 1992; Keidel und Diener 1992 c). Eine weitere Validierung dieser Nutzanwendungen im klinischen und gutachterlichen Bereich sollte durch ergänzende Untersuchungen erfolgen.

Neuropsychologie

Neuropsychologische Defizite im prospektiven Verlauf

Neben den vegetativen Beschwerden und dem Schmerzsyndrom, deren elektrophysiologische Korrelate vorstehend diskutiert wurden, klagen die Patienten mit ZBV oft über eine mitunter längerdauernde Minderung von Auffassung, Konzentration und Gedächtnis mit rascher Erschöpfbarkeit (Krämer 1980; Diener u. Keidel 1993, 1995). In der Literatur wird häufig von einem im Subjektiven verhafteten und damit nicht objektivierbaren pseudoneurasthenischen bzw. zervikoenzephalen (Kügelgen 1993) Syndrom ausgegangen.

Wir sind deshalb der Frage nachgegangen, ob sich subjektiv erlebte Leistungseinbußen nach HWS-Schleudertrauma mittels standardisierter neuropsychologischer Testverfahren objektivieren und quantifizieren lassen. In einer prospektiven
Längsschnittstudie wurde der postakzidentelle Leistungsverlauf der akut schleu-
dertraumatisierten Patienten über ein Vierteljahr erfaßt.

Zum Erhalt einer homogenen Stichprobe wurden nur Patienten in die Studie
einbezogen, die die am Anfang dieses Beitrages genannten Einschlußkriterien
erfüllten. 30 jeweils identische Patienten nahmen an den Messungen teil (Alters-
durchschnitt 28 Jahre; 16 Frauen, 14 Männer).

Die Patienten wurden zu 3 verschiedenen Zeitpunkten getestet. Die erste Untersuchung erfolgte innerhalb der ersten 14 Tage – im Mittel 5,6 Tage – nach dem
Unfall. Die 2. Testung wurde 6 und die dritte Messung 12 Wochen nach dem Unfall
durchgeführt.

Die Konzentration für anhaltende Arbeit wurde mit dem *Revisionstest* (Rev. T)
nach Stender gemessen. Aufmerksamkeit, Wahrnehmungstempo und kognitive
Verarbeitungsgeschwindigkeit wurden mit dem *Zahlenverbindungstest* (ZVT) nach
Oswald quantifiziert. Mit den 3 Subtests des *Farbe-Wort-Interferenztests* (FWIT)
nach Stroop wurden ebenfalls die Aufmerksamkeits- und Konzentrationsleistun-
gen erfaßt. Das *Leistungsprüfsystem* (LPS) nach Horn wurde eingesetzt, um kognitive Funktionen wie räumliche Vorstellung und Analyse, verbale Flüssigkeit und
allgemeines Bildungsniveau zu erfassen. Die verbalen Gedächtnisfunktionen wurden anhand des *Münchener verbalen Gedächtnistests* (MVGT) nach Ilmberger
überprüft. Hierbei wurden die Aufmerksamkeitsspanne sowie das Kurzzeit- und
Langzeitgedächtnis überprüft. Mit dem *Recurring-Figures-Test* wurde das figurale
Gedächtnis untersucht. Es wurden die Parallelformen der Tests ZVT, LPS und
MVGT verwandt.

Sämtliche neuropsychologische Funktionen, die untersucht wurden, zeigten im
intraindividuellen, prospektiven Verlauf eine signifikante Erholung. Es zeigten sich
hierbei keine Geschlechtsunterschiede.

Sowohl die Konzentration für anhaltende Arbeit (Rev. T) als auch die kognitive
Vearbeitungsgeschwindigkeit und das Arbeitstempo (ZVT) zeigten schon 6 Wochen nach dem Unfall eine deutliche Verbesserung, die bis zum 3. Meßzeitpunkt
nach 12 Wochen noch zunahm. Die Informationsverarbeitungsgeschwindigkeit
und Aufmerksamkeitsleistung in der FWIT-Aufgabe „Farbwörter lesen" veränderte sich über die 12 Wochen nicht. Allerdings zeigten sich in den Aufgaben
„Farbe benennen" und „Interferenz" nicht nach 6, sondern erst nach 12 Wochen
signifikannte Verbesserungen.

Die Leistungen in den LPS-Subtests 7–9 für das visuell-räumliche Vorstel-
lungs- und Planungsvermögen sowie die Leistung im Subtest 10 für die visuellen
kontextabhängigen Analysefähigkeiten besserten sich innerhalb der ersten 6 Wochen nach dem Schleudertrauma signifikant. Auch in den folgenden 6 Wochen
zeigte sich in diesem Bereich eine weiterhin fortschreitende Besserung, so daß bei
der zweiten Kontrolluntersuchung nach 12 Wochen hochsignifikante Verbesserungen nachgewiesen werden konnten. Auch verbale oder sprachliche Funktionen wie
Worteinfall (LPS 6) zeigten signifikante Verbesserungen nach 6 und 12 Wochen.
Das Erkennen von Schreibfehlern fragmentarisch wiedergegebener Wörter im

Subtest 12 zur Überprüfung verbaler Wahrnehmungs- und Analysefähigkeiten war bei Erst- und Zweituntersuchung gleich ausgeprägt und zeigte erst nach 12 Wochen, also bei der 3. Messung, eine hochsignifikante Verbesserung.

12 Wochen nach dem zervikozephalen Beschleunigungstrauma hatte sich das verbale Gedächtnis der Patienten deutlich gebessert. Sämtliche Testvariablen des MVGT (ausgenommen MVGT 3 und 6) ergaben signifikant höhere Werte als bei der Erstuntersuchung. Die somit in der Frühphase der Beschleunigungsverletzung auftretenden Beeinträchtigungen der intraindividuellen verbal-mnestischen Funktionen bestanden zumindest für einen Zeitraum von 6 Wochen, da sich zum Zeitpunkt der ersten Follow-up-Untersuchung noch keine signifikante Besserung (MVGT 1–2, 4–6) zeigte. Sowohl die Leistungen nach Vorlage der Interferenzliste als auch die des Langzeitgedächtnisses bezogen auf freie Wiedergabe und Wiedergabe mit semantischen Hinweisen zeigten 6 Wochen nach dem Unfall noch keine Erholung. Signifikante Besserungen dieser Werte zeigten sich erst nach 12 Wochen.

Ähnlich den verbalen Gedächtnisleistungen nahmen auch die nichtverbalen, figuralen Gedächtnisfunktionen der Patienten im Recurring-Figures-Test innerhalb des ersten Vierteljahres nach dem Trauma signifikant zu. Abweichend von dem langsameren Erholungsverlauf des verbalen Gedächtnisses, der erst ein Vierteljahr nach dem Unfall zu signifikant höheren Testergebnissen führte, zeigte sich hier eine raschere (signifikante) Besserung der figuralen Gedächtnisleistung, die sich schon in der Zweituntersuchung nach 6 Wochen abzeichnete und sich nach einem Vierteljahr noch deutlicher manifestierte.

Der intraindividuelle Erholungsverlauf der Leistungseinbußen konnte somit in der prospektiven Verlaufsanalyse über ein Vierteljahr objektiviert werden (Yagüez et al. 1992; Keidel et al. 1991, 1992 b, c, 1993 d, h, i, 1994 c, im Druck; Wilhelm et al. 1992). Zum sicheren Ausschluß von Lerneffekten trotz Verwendung von Testparallelformen und der Wahl großer Intervalle zwischen den einzelnen Untersuchungsterminen erfolgte zwischenzeitlich auch der Vergleich der Testergebnisse der Patienten mit einer bezüglich Alter und Geschlecht parallelisierten Gruppe von Normalpersonen, die mit den identischen Testverfahren prospektiv in gleichen Zeitabständen testpsychologisch analysiert wurden. Initiale Leistungseinbußen, die sich im Verlauf wieder erholten, konnten auch in diesem parallelisierten Gruppenvergleich nachgewiesen werden und bestätigen somit die dargestellten Ergebnisse, die unter Bezug auf die (anhand der Eichkollektive gewonnenen) Testnormen erhoben worden waren.

Zusammenfassend konnte gezeigt werden, daß sich verbale Gedächtnis- und Abstraktionsleistungen, kognitive Selektivität (Informationsverarbeitungsgeschwindigkeit) sowie interferenzbedingte mnestische und kognitive Defizite erst 12 Wochen nach dem Unfall wieder signifikant erholt hatten. Konzentration, anhaltende Aufmerksamkeit, visuelles Vorstellungs- und Analysevermögen und visuellfigurales Gedächtnis besserten sich schon innerhalb der ersten 6 Wochen signifikant und auch noch in den nachfolgenden 6 Wochen. Es ist somit gelungen, „pseudo-neurasthenisch" anmutende Beschwerden im Leistungsbereich auch bei nur leichtgradigen zervikozephalen Beschleunigungstraumen zu objektivieren und ein testpsychologisches Korrelat eines damit „real-neurasthenischen" Syndroms nachweisen zu können (Keidel et al. 1991; 1992 b, c, 1993 d, h, i, 1994 c, im Druck).

Eine ausführliche Diskussion der Ergebnisse im Literaturvergleich findet sich in Keidel et al. (1992 b).

Die Untersuchungsergebnisse sind von besonderer Relevanz für Therapie und Begutachtung. Zum einen ermöglicht der frühe Nachweis von Leistungseinbußen auch den frühen Einsatz von z. B. rehabilitativen Leistungstrainingsprogrammen ergänzend zu den konventionellen physikalischen Therapiemaßnahmen, um möglicherweise so die Zahl der Langzeiterkrankungen zu reduzieren (Yagüez et al. 1992). Zum anderen ergibt sich für manche Begutachtungsfragen der diagnostische Beleg eines realneurasthenischen Syndroms nach HWS-Schleudertrauma, und es empfielt sich Zurückhaltung bei der diagnostischen Annahme einer Pseudoneurasthenie (Keidel et al. 1992, 1993). Es wird derzeit untersucht, ob in der Akutphase erhobene neuropsychologische Testergebnisse prädiktive Aussagen über eine eventuelle verzögerte Beschwerderückbildung erlauben.

Zusammenfassung

100 Patienten mit einer HWS-Distorsion (im Rahmen einer HWS-Beschleunigungsverletzung) wurden klinisch, algesimetrisch und elektrophysiologisch mit unterschiedlicher Fallzahl im Vergleich zu einem parallelisierten Normalkollektiv untersucht. Die Untersuchungen erfolgten erstmals in der Akutphase zur Querschnittbeurteilung und anschließend nach 6, 12 und 24 Wochen zur prospektiven Beurteilung der Verlaufsdynamik. Quer- und Längsschnittanalyse der posttraumatischen Beschwerden hat u. a. ergeben, daß bisherige retrospektive Studien die initiale Inzidenz neurasthenischer und vegetativer Beschwerden, begleitender Kreuzschmerzen sowie transienter Störungen der Sinnesorgane unterschätzt und die mittlere Dauer posttraumatischer zervikozephaler Schmerzen deutlich überschätzt haben. Die mittlere posttraumatische Kopfschmerzdauer lag in unseren Untersuchungen bei 3 Wochen. Schlüsselsymptome waren Nackenschmerz, Nackensteife und Kopfschmerzen. Prognostisch ungünstige Faktoren, die die Schmerzrückbildung verzögerten, waren hohes Alter, initial heftiger Schmerz, deutlich eingeschränkte HWS-Inklination, depressive Verstimmung und somatisch-vegetative Beschwerden. Faktoren ohne Einfluß auf die Remission wurden ermittelt. Der Zusammenhang zwischen forensischen Faktoren oder degenerativen HWS-Veränderungen und der Beschwerdedauer wurde anhand der Literatur erörtert. Es wurde auf seltene, den Verlauf komplizierende Folgeerkrankungen eingegangen.

Es hat sich gezeigt, daß bei dem posttraumatischen Nackenschmerz die erhöhte paravertebrale Muskeldruckschmerzhaftigkeit psychophysikalisch mittels Druckalgesimetrie objektiviert werden kann und sich innerhalb der ersten 6 Wochen bei HWS-Beschleunigungsverletzungen leichten Grades wieder normalisiert. Diese Ergebnisse sind in Verbindung mit dem elektrophysiologischen Schmerzkorrelat der antinozizeptiven Reflexveränderungen (ES-2-Verkürzungen), die sich im prospektiven Verlauf über ein halbes Jahr ebenfalls vollständig erholen, auch für therapeutische Aspekte der Neuroorthopädie bedeutsam, da es gelingt, die Aus-

wirkungen krankengymnastischer, physikalischer und medikamentöser Therapie
oder manualtherapeutischer Manöver auf nuchalen Schmerz und Muskelverspannung zu objektivieren und im Verlauf zu beurteilen.

Auch Aspekte des posttraumatischen, sog. pseudoneurasthenischen Syndroms
wie Störungen der Befindlichkeit, depressive Verstimmung, vegetative Störungen
und Defizite im Leistungsbereich konnten elektrophysiologisch sowie test- und
neuropsychologisch in unseren Untersuchungen objektiviert werden und belegen
die Existenz eines realneurasthenischen Syndroms. Unterschiedlich rasch erholten
sich sämtliche defizitären Bereiche innerhalb eines halben Jahres wieder. Spektrale
EKG-Analysen deckten kardioautonome Störungen auf, die am ehesten durch ein
relatives Sympathikusdefizit bedingt sind und zusatzdiagnostisch auch noch nach
subjektiver Beschwerdefreiheit nachweisbar waren. Unter den neuropsychologischen Störungen besserten sich Aufmerksamkeit, Konzentration und visuelles Gedächtnis schon nach 6 Wochen, verbales Gedächtnis und kognitive Defizite erst
nach 12 Wochen. Der frühe Nachweis von Leistungseinbußen, Stimmungsände-
rung oder Befindlichkeitsstörungen sollte u. a. den frühen Einsatz von rehabilitativen Leistungstrainingsprogrammen oder anderer supportiver Maßnahmen zur
möglichen Vermeidung von meist gutachterlich problematischen Langzeitverläu-
fen ermöglichen.

Epilog

Das Hauptgewicht dieses Beitrages wurde zum einen auf Verlaufsaspekte der
Beschwerderückbildung nach einer zervikozephalen Beschleunigungsverletzung
gelegt, zum anderen auf neue Möglichkeiten der objektivierenden Funktionsdiagnostik von posttraumatischem Schmerz sowie neurasthenischem Syndrom
mit vegetativen Beschwerden, seelischer Beeinträchtigung und Leistungsstörun-
gen. Bezüglich weiterer Angaben des derzeitigen diagnostischen Procederes im
klinischen Alltag wird auf den Beitrag von Dvorák (s. S. 53) verwiesen, bezüglich
der hier nicht angesprochenen therapeutischen Möglichkeiten auf den Beitrag von
Moohrarend (s. S. 69) und die aufgeführte Literatur. Gutachterliche Fragen waren
nicht Gegenstand der Abhandlung und werden u. a. von Spohr in diesem Band
(s. S. 11) dargestellt. In der Synopsis unserer Untersuchungsergebnisse (vgl. auch
die Zusammenfassung) muß festgehalten werden, daß sich auch für die subjektiven, mitunter neurasthenisch anmutenden Qualitäten der Beschwerdeschilderung
objektive und quantitativ überprüfbare Korrelate aufdecken lassen. Im Regelfall
sind sämtliche Symptome nach einer leichten HWS-Beschleunigungsverletzung
innerhalb von einem Viertel- bis Halbjahr vollständig abgeklungen. Retrospektive
Studien – meist mit „Gutachtenpatienten" – erwecken den falschen Eindruck einer
normalerweise langen Beschwerdedauer (über Jahre). Da im Einzelfall jedoch
mitunter bedrohliche Verlaufskomplikationen möglich sind, ist in der medizinischen Versorgung der zervikozephalen Beschleunigungsverletzung eine enge interdisziplinäre Zusammenarbeit – zum Wohle des Patienten – erforderlich.

Literatur

Abel S (1958) Moderately severe whiplash injuries of the cervical spine and their roentgeno-graphic diagnosis. Clin Orthop 12: 189

Agha FP, Raji MR (1982) Oesophageal perforation with fracture dislocation of cervical spine due to hyperextension injury. Br J Radiol 55: 369–372

Aghajanian GK, McCall RB (1980) Serotonergic synaptic input to facial motoneurons: localization by electronmicroscopic autoradiography. Neurosci 5: 2155–2162

Balla JI (1980) The late whiplash syndrome. Aust N Z J Surg 50: 610–614

Balla JI (1988) Report to the Motor Accidents Board of Victoria on whiplash injuries, 1984. In: Headache and cervical disorders (chapter 10) in: Hopkins A (ed) Headache, problems in diagnosis and management. Saunders, London, pp 256–269

Balla JI, Karnaghan J (1987) Whiplash headache. Clin Exp Neurol 23: 179–182

Bauer G, Pils P (1984) Hirnblutung nach Auffahrunfall. Unfallheilkunde 87: 37–39

Birsner JW, Leask H (1954) Retropharyngeal soft tissue swelling due to whiplash injury. Arch Surg 68: 369–373

Boismare F, Boquet J, Moore N et al. (1985) Hemodynamic, behavioural and biochemical disturbances induced by experimental craniocervical injury (whiplash) in rats. J Auton Nerv Sys 13: 137–147

Capistrant TD (1977) Thoracic outlet syndrome in whiplash injury. Ann Surg 185/2: 175–178

Capistrant TD (1986) Thoracic outlet syndrome in cervical strain injury. Minn Med 69/1: 13–17

Davis S J, Teresi IM, Bradley WG et al. (1991) Cervical spine hyperextension injuries: MR findings. Radiology 180: 245–251

Deans GT, Magalliard JN, Kerr M, Rutherford WH (1987) Neck sprain – a major cause of disability following car accidents. Injury 18: 10–12

Diener HC, Keidel M (1995) Aktuelle Entwicklungen im Bereich der Migräne und des HWS-Schleudertraumas. In: Elger CE, Dengler R (Hrsg) Jahrbuch der Neurologie 1995. Biermann, Zülpich: 73–99

Dvorák J, Valach L, Schmid S (1987) Verletzungen der Halswirbelsäule in der Schweiz. Orthopäde 16: 2–12

Edmeads J (1987) Does the neck play a role in migraine? In: Blau JN (ed) Migraine. Chapman Hall, London, pp 653–654

Engelhardt P (1972) Über traumatische Carotisthrombosen. Nervenarzt 43: 527–530

Erdmann H (1973) Schleuderverletzung der Halswirbelsäule, Erkennung und Begutachtung. Hippokrates, Stuttgart (Die Wirbelsäule in Forschung und Praxis, Bd 56)

Farbman AA (1973) Neck sprain. JAMA 223: 1010–1015

Fischer D, Palleske H (1976) Das EEG nach der sogenannten Schleuderverletzung der Halswirbelsäule (zervikozephales Beschleunigungstrauma). Zbl Neurochir 37: 25–35

Gänshirt H (Hrsg) (1972) Der Hirnkreislauf. Thieme, Stuttgart New York

Gargan MF, Bannister GC (1990) Long-term prognosis of soft-tissue injuries of the neck. J Bone Joint Surg 72-B: 901–903

Gay JR, Abbott KH (1953) Common whiplash injuries of the neck. JAMA 152: 1698–1704

German WJ, Flanigan S, Davey LM (1966) Clin Neurosurg 12: 344

Göbel H (Hrsg) (1992) Schmerzmessung. Theorie, Methodik, Anwendungen bei Kopf-schmerz. Fischer, Stuttgart Jena New York

Göbel H, Dworschak M, Wallasch TM (1993) Exteroceptive suppression of temporalis muscle activity: perspectives in headache and pain research. Cephalalgia 13: 15–19

Gotten N (1956) Survey of one hundred cases of whiplash injury after settlement of litigation. JAMA 162: 865–867

Herrschaft H (1971) Die Beteiligung der Arteria vertebralis bei der Schleuderverletzung der Halswirbelsäule. Arch Orthop Unfallchir 71: 248–264

Hildingsson C, Toolanen G (1990) Outcome after soft-tissue injury of the cervical spine. Acta Orthop Scand 61/4: 357–359

Hinz P, Tamasaka L (1968) Arteria vertebralis und Schleuderverletzung der Halswirbelsäule. Arch Orthop Unfallchir 64: 268–277

Hodge JR (1971) The whiplash neurosis. Psychosomatics 12: 245–249

Hodgson SP, Grundy M (1989) Whiplash injuries: their long-term prognosis and its relation to compensation. Neuro Orthop 7: 88–91

Hohl M (1974) Soft-tissue injuries of the neck in automobile accidents. J Bone Joint Surg 56/8: 1675–1682

Hohl M (1989) Soft-tissue neck injuries. In: The Cervical Spine (2nd edn). Lippincott, Philadelphia, pp 436–441

Kamieth H (Hrsg) (1990) Das Schleudertrauma der Halswirbelsäule. Die Wirbelsäule in Forschung und Praxis, Bd 111. Hippokrates, Stuttgart

Keidel M, Yagüez L, Wilhelm H, Jüptner M, Diener HC (1991) Reales Leistungsdefizit bei „Pseudo-Neurasthenie" nach HWS-Schleudertrauma. Akt Neurol 18: 16

Keidel M, Vandenesch P, Jüptner M, Diener HC (1991) Zur Organizität „pseudo"-vegetativer Beschwerden nach zervikozephalem Beschleunigungstrauma. Akt Neurol 18: 16–17

Keidel M (1992) Das zervikozephale Syndrom nach Akzelerationstrauma der Halswirbelsäule im prospektiven Verlauf. Neurophysiologische und neuropsychologische Aspekte. Habilitationsschrift, Medizinische Fakultät der Universität Essen

Keidel M, Rieschke P, Jüptner H, Diener HC (1992 a) Recovery of impaired temporalis reflex in the follow up of whiplash injury. Movement Disorders 7 [Suppl 1]: 165

Keidel M, Yagüez L, Wilhelm H, Diener HC (1992 b) Prospektiver Verlauf neuropsychologischer Defizite nach zervikozephalem Akzelerationstrauma. Nervenarzt 63: 731–740

Keidel M, Diener HC (1992 c) Die Schleuderverletzung der Halswirbelsäule: Neue neuropsychologische und neurophysiologische Befunde – mögliche Verlaufsprädiktoren? Physiotherapie 83: 506–508

Keidel M (1993) Pathophysiologie und Therapie der HWS-Schleuderverletzung. In: Schimrigk K (Hrsg) Ophthalmoneurologie, Therapiekontrolle, Prävention, Band 7. Verhandlungen der Deutschen Gesellschaft für Neurologie, Homburg, S 509–511

Keidel M, Eisentraut R, Baume B, Yagüez L, Diener HC (1993 a) Prospective analysis of acute headache following whiplash injury. Cephalalgia 13 [Suppl 13]: 118

Keidel M, Rieschke P, Jüptner M, Diener HC (1993 b) Antinociceptive reflex alteration in postraumatic headache. Cephalalgia 13 [Suppl 13]: 106

Keidel M, Eisentraut R, Diener HC (1993 c) Predictors for prolonged recovery from post-traumatic headache in whiplash injury. IASP Publications, Seattle, p 12

Keidel M, Yagüez L, Jüptner M, Diener HC (1993 d) Prospective follow-up of outcome in acute whiplash injury. Can J Neurol Sci 20 [Suppl 4]: 200

Keidel M, Rieschke P, Diener HC (1993 e) Impaired temporalis reflex in whiplash injury. Electroenceph Clin Neurophysiol 87/1: 18

Keidel M, Vandenesch P, Koeppen S, Diener HC (1993 f) Decrease of heart rate variability due to whiplash injury. Electroenceph Clin Neurophysiol 87/2: 119

Keidel M, Lüdecke C, Nebe J, Jüptner M, Diener HC (1993 g) Algesimetrische Objektivierung erhöhter Schmerzempfindlichkeit nach zervikozephalem Akzelerationstrauma. 13. Jahrestagung/ V. Kongreß der Deutschen Migräne- und Kopfschmerzgesellschaft, Essen, 3.–5. Juni 1993

Keidel M, Yagüez L, Wilhelm H, Diener HC (1993 h) Das zervikoenzephale Syndrom nach HWS-Akzelerationstrauma im prospektiven Verlauf. In: Schimrigk K (Hrsg) Ophthalmoneurologie, Therapiekontrolle, Prävention, Band 7. Verhandlungen der Deutschen Gesellschaft für Neurologie, Homburg, S 503–505

Keidel M, Yagüez L, Wilhelm H et al. (1993 i) Gutachterliche Aspekte neurophysiologischer und neuropsychologischer Auffälligkeiten nach zervikozephalem Beschleunigungstrauma. Nervenheilkunde 12: 239–242

Keidel M, Yagüez L, Wilhelm H et al. (1993 j) Pathophysiologische Korrelate des akuten zervikozephalen Syndroms nach HWS-Beschleunigungsverletzung. In: Schimrigk K (Hrsg) Ophthalmoneurologie, Therapiekontrolle, Prävention, Band 7. Verhandlungen der Deutschen Gesellschaft für Neurologie, Homburg, S 506–508

Keidel M, Diener HC (1993 k) Kopfschmerzsyndrome nach HWS-Trauma. Pragmatische Diagnostik und Therapie. MMW 135/28/29: 384–385

Keidel M, Diener HC (1993 l) Headache and acceleration trauma of the cervical spine. News in Headache 3/3: 1

Keidel M, Diener HC (1993 m) Schleudertrauma der Halswirbelsäule. In: Brandt T, Dichgans J, Diener HC (Hrsg): Therapie und Verlauf neurologischer Erkrankungen. Kohlhammer, Stuttgart, S 642–652

Keidel M, Rieschke P, Jüptner M, Diener HC (1994 a) Pathologischer Kieferöffnungsreflex nach HWS-Beschleunigungsverletzung. Nervenarzt 65: 241–249

Keidel M, Vandenesch P, Jüptner M, Diener HC (1994 b) Pathologische Varianz der Herzrate nach zervikozephaler Beschleunigungsverletzung im prospektiven Verlauf. Z EEG EMG 25: 48–49

Keidel M, Yagüez L, Wilhelm H, Diener HC (1994 c) Neuropsychologische Defizite nach HWS-Schleudertrauma im prospektiven Verlauf. In: Haupts M, Durwen HF, Gehlen W, Markowitsch HS (Hrsg) Neurologie und Gedächtnis. Huber, Bern, S 89–99

Keidel M, Freihoff J, Yagüez L, Wilhelm H, Diener HC (im Druck) Neuropsychologische Defizite nach zervikozephaler Beschleunigungsverletzung. In: Deecke L et al. (Hrsg) Topographische Diagnostik des Gehirns. Klinik, Neurophysiologie, Neuropsychologie, Morphologie. Springer, Wien New York

Keidel M, Pearce JM (in press) Whiplash injury. In: Brandt Th, Dichgans J, Diener HC, Caplan LR, Kennard Ch (eds) Neurological disorders: course and treatment. Academic Press, San Diego

Kessler Ch, Hipp M, Langkau G, Pawlik G, Petrovici J-N (1987) Plättchenszintigraphische Befunde bei Carotisthrombosen nach Halswirbelsäulen-Schleudertrauma. Nervenarzt 58: 428–431

Krämer G (1980) Das zervikozephale Beschleunigungstrauma („HWS-Schleudertrauma") in der Begutachtung. Unter besonderer Berücksichtigung zentralnervöser und psychischer Störungen. Akt Neurol 7: 211–230

Kügelgen B (1993 a) Neuropsychiatrische und manualtherapeutische Aspekte des traumatischen „zervikoenzephalen Syndroms". Nervenheilkunde 12: 243–246

Kügelgen B (1993 b) Das posttraumatische zervikoenzephale Syndrom. In: Böcker F, Kügelgen B, Skiba N (Hrsg) Neurotraumatologie. Springer, Berlin Heidelberg New York Tokyo

Langohr HD, Keidel M, Göbel H, Baar H, Wallasch TM (1994) Kopfschmerz nach Schädel-Hirn-Trauma und HWS-Distorsion, Diagnose und Therapie. Therapieempfehlungen der Deutschen Migräne- und Kopfschmerz-Gesellschaft. Arcis, München: 49–57

Laubichler W (1987) Die Problematik einer Begutachtung von Verletzungen der Halswirbelsäule einschließlich cervicocephalem Beschleunigungstrauma. Unfallchirurg 90: 339–346

Lee J, Giles K, Drummond PD (1993) Psychological disturbances and an exaggerated response to pain in patients with whiplash injury. J Psychosom Res 37: 105–110

Leopold RL, Dillon H (1960) Psychiatric considerations in whiplash injuries of the neck. Pa Med J 63: 385–389

Lewin W (1965) Cerebral effects of injury to the vertebral artery. Br J Surg 52: 223–225

Little JM, May J, Vanderfiel GK, Lamond S (1969) Traumatic thrombosis of the internal carotid artery. Lancet II: 926–939

Macnab I (1964) Acceleration injuries of the cervical spine. J Bone Joint Surg 46: 1797–1799

Macnab I (1971) The „whiplash syndrome". Orthop Clin North Am 2: 389–403

Maimaris C, Barnes MR, Allen MJ (1988) „Whiplash injuries" of the neck: a retrospective study. Injury 19: 393–396

Miles KA, Maimaris C, Finlay D, Barnes MR (1988) The incidence and prognostic significance of radiological abnormalities in soft tissue injuries to the cervical spine. Skeletal Radiol 17: 493–496

Moorahrend U (Hrsg) (1993) Die Beschleunigungsverletzung der Halswirbelsäule mit interdisziplinärem Konsens. Fischer, Stuttgart Jena New York

Morrison A (1960) Hyperextension injury of the cervical spine with rupture of the oesophagus. J Bone Joint Surg 42: 356–357

Nebe J, Keidel M, Lüdecke C, Jüptner M, Diener HC (1993) Quantitative Druckschmerzempfindlichkeit nach HWS-Schleudertrauma im Vergleich zu Gesunden und in der prospektiven Verlaufsanalyse. Schmerz 7 [Suppl 1]: 43–44

Norris SH, Watt I (1983) The prognosis of neck injuries resulting from rear-end collisions. J Bone Joint Surg 65-B: 608–611

Ommaya AK, Yarnell P (1969) Subdural haematoma after whiplash injury. Lancet II: 237–239

Ommaya AK, Faas F, Yarnell P (1968) Whiplash injury and brain damage. JAMA 4: 75–79

O'Neill B, Haddon W, Kelley AB, Sorenson W (1972) Automobile head restraint – frequency of neck injury claims in relation to the presence of head restraints. Am J Pub Health 62: 399–406

Parmar HV, Raymakers R (1993) Neck injuries from rear impact road traffic accidents: prognosis in persons seeking compensation. Injury 24: 75–78

Pearce JMS (1989) Whiplash injury: a reappraisal. J Neurol Neurosurg Psychiat 52: 1329–1331

Pearce JMS (1992) Whiplash injury, fact or fiction. Headache Q Curr Treatment Res 3: 45–50

Pearce JMS (1994 a) Headache. J Neurol Neurosurg Psychiatry 57: 134–143

Pearce JMS (1994 b) The post-traumatic syndrome and whiplash injury. In: Kennard C (ed) Recent Advances in Clinical Neurology. Churchill Livingstone, Edinburgh

Pennie B, Agambar L (1991) Patterns of injury and recovery in whiplash. Spine 22: 57–59

Prosiegel M, Michael C, Zihl J (1993) Gutachterliche Besonderheiten aus der Sicht des Neuropsychologen. In: Moorahrend U (Hrsg) Die Beschleunigungsverletzung der Halswirbelsäule mit interdisziplinärem Konsens. Fischer, Stuttgart Jena New York

Radanov BP, Di Stefano G, Schnidrig A, Ballinari P (1991) Role of psychosocial stress in recovery from common whiplash. Lancet 338: 712–715

Radanov BP, Sturzenegger M, Di Stefano G, Schnidrig A, Aljinovic M (1993) Factors influencing recovery from headache after common whiplash. BMJ 307: 652–655

Ritter G (1993) Psychomentale Störungen nach Halswirbelsäulenschleudertraumen. Nervenheilkunde 12: 247–249

Ritter G, Kramer J (eds) (1991) Unfallneurose, Rentenneurose, Posttraumatic Stress Disorder. Perimed, Erlangen

Robinson DD, Cassar-Pullicino VN (1993) Acute neck sprain after road traffic accident: a long-term clinical and radiological review. Injury 24/2: 79–82

Rotstein OD, Rhame FS, Molina E, Simmons RL (1986) Mediastinitis after whiplash injury. Can J Surg 29/1: 54–56

Schaffar N, Jean A, Calas A (1984) Radioautographic study of serotoninergic axon terminals in the rat trigeminal motor nucleus. Neurosci Letters 44: 31–36

Schmidt G (1989) Zur Biomechanik des Schleudertraumas der Halswirbelsäule. Versicherungsmedizin 4: 121–125

Schoenen J, Jamart B, Gerard P et al. (1987) Exteroceptive suppression of temporalis muscle activity in chronic headache. Neurology 37: 1834–1836

Schutt CH, Dohan FC (1968) Neck injury to women in auto accidents. J Am Med Assoc 206: 2689–2692

Sellier K, Unterharnscheidt F (1963) Mechanik und Pathomorphologie der Hirnschäden nach stumpfer Gewalteinwirkung auf den Schädel. Springer, Berlin Heidelberg New York (Hefte Unfallheilkunde, H. 76)

Simeone FA, Goldberg HI (1968) Thrombosis of the vertebral artery from hyperextension injury to the neck. J Neurosurg 29: 540–544

Stringer WL, Kelly DL, Johnston FR et al. (1980) Hyperextension injury of the cervical spine with oesophageal perforation. Case report. J Neurosurg 53: 541–543

Taylor JR, Kakulas BA (1991) Neck injuries. Lancet 338: 1343

Trimble MR (ed) (1981) Post-traumatic neurosis: from railway spine to the whiplash. Wiley, New York

Unterharnscheidt F, Higgins LS (1969) Traumatic lesions of brain and spinal cord due to nondeforming angular acceleration of the head . Texas Reports on Biology and Medicine 27/1: 128–166

Wallasch TM, Reinecke M, Langohr HD (1991) EMG – Analyse der exterozeptiven Suppression der Temporalismuskelaktivität bei Kopfschmerzen vom Spannungstyp. Nervenarzt 62: 123–126

Watkinson AF (1990) Whiplash injury. BMJ 301: 983

Wickstrom J, Martinez J, Rodriguez R (1967) Cervical sprain syndrome and experimental acceleration injuries of the head and neck. The Prevention of Highway Injury, Ann Arbor, Univ. Michigan, Highway Safety Research Institute, pp 182–187

Wiesner H, Mumenthaler M (1975) Schleuderverletzungen der Halswirbelsäule. Eine katamnestische Studie. Arch Orthop Unfall Chir 81: 13–36

Wilhelm H, Keidel M, Yagüez L, Diener HC (1992) Prospektive Verlaufsuntersuchung neuropsychologischer Leistungsfunktionen bei postakzidentellem Beschleunigungstrauma. In: Montada L (Hrsg) Bericht über den 38. Kongreß der DGfPs 1992, Band 1. Hogrefe, Göttingen, S 366–367

Yagüez L, Keidel M, Wilhelm H, Diener HC (1992) A prospective neuropsychological study of the consequences of whiplash injury. Eur J Neurosci [Suppl 5]: 283

Yagüez L, Keidel M, Wilhelm H, Diener HC (1992) Nachweis neuropsychologischer Defizite nach HWS-Schleudertrauma: Relevanz für die Rehabilitation. In: Mauritz K-H, Hömberg V (Hrsg): Neurologische Rehabilitation 2. Huber, Bern Göttingen, S 54–60

Zenner P (Hrsg) (1987) Die Schleuderverletzung der Halswirbelsäule und ihre Begutachtung Springer, Berlin Heidelberg New York Tokyo

HWS-Beschleunigungsverletzungen – Eine Analyse von 15 000 Pkw-Pkw-Kollisionen

H. Münker, K. Langwieder, E. Chen und W. Hell

Sowohl in der Diagnostik als auch in der Therapie und der Begutachtung nehmen die HWS-Beschleunigungsverletzungen noch immer eine Sonderstellung ein. Weder in der Diagnostik noch in der Behandlung gibt es einheitliche Strategien. Auch in der Begutachtung kommt es – oft in Ermangelung objektiver Nachweiskriterien – zu erheblich divergierenden Einschätzungen. So ist die Forderung nur zu verständlich, die unsinnige Antizipation von Glaubwürdigkeit und Unglaubwürdigkeit des indivduellen Beschwerdebildes nach einer Beschleunigungsverletzung durch die wissenschaftliche Analyse aufgrund bestehender Fakten und deren ganzheitlichen Zusammenhängen zu ersetzen [16].

Ziel der vorliegenden Arbeit ist es, an einem möglichst großen Kollektiv Aussagen über Häufigkeit und Schwere von HWS-Beschleunigungsverletzungen zu treffen und Symptome, Diagnostik, Art der Erstbehandlung und Unfallumstände zu ermitteln.

Material und Methodik

Am 1. Januar 1990 startete die bisher umfangreichste Datensammlung über Verkehrsunfälle im Rahmen der Schadenverhütungsarbeit der deutschen Autoversicherer. Gezielte Informationen über alle Verkehrsunfälle mit Personenschäden im Zeitraum vom 01.01.90 bis zum 31.12.90 wurden durch einen speziellen Meldebogen erfaßt (sog. „FS '90"). Von 110 Versicherungsgesellschaften gingen insgesamt 136 460 Unfallmeldungen ein, die als Ausgangsmaterial für die weiteren Untersuchungen eingesetzt werden konnten.

In den vom HUK-Verband registrierten Unfällen waren 79 772 Pkw-Pkw-Unfälle enthalten. Aus dieser Grundgesamtheit wurden 15 000 Unfälle per Zufallsauswahl herausgezogen und ausgewertet. Einschränkend muß vermerkt werden, daß möglichst alle Unfälle mit Getöteten analysiert werden sollten. Dennoch konnte gezeigt werden, daß diese Auswahl durchaus repräsentativ für das Unfallgeschehen 1990 in Deutschland ist [6]. Bei den Verletzten handelte es sich um unschuldige Unfallgeschädigte. Über etwaige Verletzungen der Unfallverursacher gibt es im vorliegenden Material nur unvollständige Angaben.

Neben den EDV-gespeicherten Meldebögen lagen eigens angefertigte Exzerpte der Versicherungsdossiers vor. Hieraus wurden 1164 Fälle randomisiert ausgewählt, die 240 Fälle randomisiert ausgewählter Fälle mit Kollisionen enthielten,

B. Kügelgen (Hrsg.)
Neuroorthopädie 6
© Springer-Verlag Berlin Heidelberg 1995

bei denen mindestens 3 Insassen verletzt wurden. Außerdem enthielt diese Stichprobe 204 Kollisionen mit mindestens 2 Verletzten. Dies sollte einen Vergleich der unterschiedlichen Sitzpositionen ermöglichen.

In der Regel waren im Hinblick auf medizinische Daten mindestens der Erstbehandlerbefund und ein medizinisches Gutachten vorhanden. Die Dossiers enthielten teilweise keine Angaben zu speziellen Fragestellungen, so daß bezüglich einzelner Fragestellungen differente Grundgesamtheiten entstanden.

Für die Erfassung der medizinischen Daten wurde ein Auswertungsbogen entwickelt, der mit Hilfe eines Eingabeprogramms unter Verwendung des Datenbankprogramms *DBase IV* benutzt wurde. Für verschiedene Fragestellungen wurden statistische Berechnungen mit dem χ^2-Test und Cochran's-Trend-Test durchgeführt. [1]

Ergebnisse und Diskussion

Aufgrund der wachsenden Anzahl zugelassener Pkw (1990: 36,7 Mio.) und der damit verbundenen hohen Verkehrsdichte mit entsprechend hohen Unfallzahlen hat das Problem der HWS-Beschleunigungsverletzungen nicht nur aus medizinischer Sicht, sondern auch volkswirtschaftlich unveränderte Aktualität. So hat die Zahl der erfaßten Unfälle im Jahr 1990 zum zweitenmal seit Einführung der Statistik 1953 die 2-Mio.-Marke überschritten. Die Zahl der Bagatellunfälle war so hoch wie nie zuvor. Der Anteil tödlicher Verletzungen erreichte hingegen einen Tiefststand. Auch schwere Verletzungen waren deutlich rückläufig ($-4,1\%$), während bei den leichten Verletzungen eine geringfügige Zunahme im Vergleich zum Vorjahr auffiel. 58% der Verkehrstoten und 63% der Verletzten kamen in einem Pkw zu Schaden [40].

In der FS '90 wurden 15000 Pkw-Pkw-Kollisionen mit Personenschaden ausgewertet. In der Grundgesamtheit wurden bei 12193 Unfällen (81,3%) HWS-Verletzungen gemeldet. Dies bedeutet, daß eine HWS-Verletzung von mindestens einem Fahrzeuginsassen in 81,3% der Pkw-Pkw-Kollisionen gefunden wird. Maag et al. [29] fanden, daß 68% aller Ansprüche aus Verkehrsunfällen an die Versicherungen wegen einer HWS-Beschleunigungsverletzung gestellt wurden. Verglichen mit weiteren Studien ist dieser Anteil unverhältnismäßig hoch. Hier lag der Anteil der HWS-Verletzten an allen Verletzten bei 18% [28] bzw. bei weniger als 12% [11].

Für dieses auf den ersten Blick überraschende Ergebnis müssen zunächst 4 Gründe angeführt werden:

1. Erstmals wurden in dieser Studie alle Personenschäden – auch leichteste – miteinbezogen.
2. Die Anzahl der Auffahrunfälle hat mit zunehmender Verkehrsdichte erheblich zugenommen.

---

[1] Für seine Hilfe bei den statistischen Auswertungen danken wir Herrn Dr. Ackermann, Med. Statistik der Joh.-Wolfgang-Goethe-Universität, Frankfurt am Main.

3. Bei unverschuldeten Unfällen und dem schwierigen Beweis der nicht erlittenen HWS-Verletzung wird versucht, „Entschädigungen" zu erhalten. Auch die Projektion gesundheitlicher Einschränkungen auf den Unfall ist bekannt [39]. Zenner [45] fand chronifizierte Beschwerden aber auch bei nicht bestehenden Entschädigungsansprüchen, während Norris u. Watt [33] eine solche Korrelation von Beschwerden und Entschädigungsansprüchen beschreiben. Radanov et al. [35] sahen hierfür keinen Beweis und unterstellten psychogene Einflüsse, ohne ein typisches Persönlichkeitsprofil ermitteln zu können.

4. Fahrzeugtechnische Entwicklungen bedingen den Rückgang schwerer Verletzungen anderer Körperteile (Kopf!) und begünstigen das Auftreten „leichterer HWS-Verletzungen".

Die leichten Verletzungen überwogen in diesem Kollektiv klar. Der maximale AIS-Wert [1] bei HWS-Verletzten war in einer Stichprobe von 310 Verletzten in mehr als 90% „1" (Tabelle 1). Jedoch kann der AIS-Score zu falschen Schlüssen führen, wenn er zu anderen Zwecken als zur Abschätzung des Mortalitätsrisikos benutzt wird [26]. Gemäß der Zuordnung in die ISS-Skala (Injury Severity Score: 0–75) handelte es sich bei diesen Leichtverletzten um ISS „1" (nur HWS-Verletzung) und „2" (HWS-Verletzung und Prellung o. ä.).

Kollisionsarten

Unstrittig ist mittlerweile, daß HWS-Beschleunigungsverletzungen mit komplexen Distorsionen nicht nur aus der reinen Heckkollision resultieren, sondern – insbesondere seit der Einführung von 3-Punkt-Sicherheitsgurten – auch als Folge von Frontal-, Seit- und Mischkollisionen entstehen können [17, 44].

Tabelle 1. Abbreviated Injury Scale: AIS-Unterteilung

AIS	Verletzungsgrad	Verletzungsbeispiele
0	Unverletzt	–
1	Gering	Prellungen, Hautabschürfungen, Platzwunden, HWS-Distorsion
2	Mäßig	Geschlossene distale Radiusfraktur, Commotio cerebri, Sternumfraktur
3	Schwer	Offene Radiusfraktur, geschlossene Femurfraktur, Pneumothorax einseitig, Rückenmarkkontusion
4	Bedeutend, Überleben wahrscheinlich	Milzruptur, subdurales Hämatom < 100 ccm
5	Kritisch, Überleben unsicher	Aortenruptur, subdurales Hämatom > 100 ccm
6	Maximale Verletzung, praktisch nicht überlebbar	Hirnstammzerquetschung

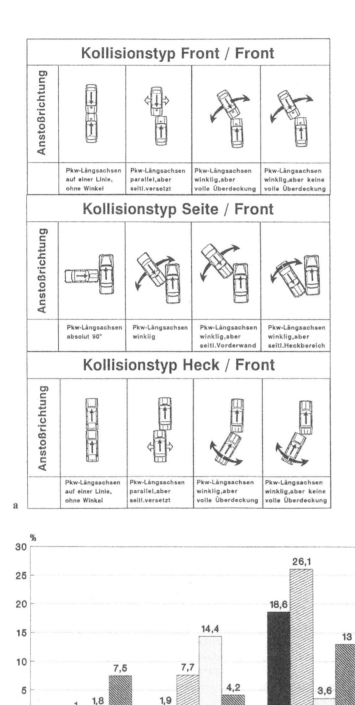

a

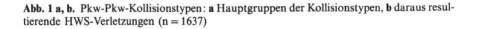

b

Abb. 1 a, b. Pkw-Pkw-Kollisionstypen: **a** Hauptgruppen der Kollisionstypen, **b** daraus resultierende HWS-Verletzungen (n = 1637)

In der vorliegenden Studie finden sich bei 15 000 Kollisionen am häufigsten (53,8%) Heckkollisionen.

Seit- (32,6%) und Frontalkollisionen (13,6%) wurden seltener beobachtet. Bei Seitkollisionen handelt es sich sowohl um Seit-Front- als auch um Seit-Seit-Kollisionen, so daß hier der der Anteil der Verletzten, die mit ihrem Pkw anprallten, auch den Frontalkollisionen zugeordnet werden muß. Betrachtet man die Unfälle, die zu HWS-Verletzungen führten, zeigt sich eine andere Aufteilung: Zwar war hier auch die Heckkolision als häufigster Unfalltyp anzutreffen, jedoch lag der Anteil mit 61,3% deutlich höher (Abb. 1). Entsprechend vermindert fanden sich die Anteile der Seit- und Frontalkollisionen an den Unfällen, aus denen HWS-Verletzungen resultierten. Somit kann festgestellt werden, daß HWS-Verletzungen überproportional häufig bei reinen Heckkollisionen auftreten (χ^2-Test; p < 10^{-6}), und die HWS-Verletzung kann in der Tat als typisch für diese Kollisionsart angesehen werden [5, 30], zumal bei 93,4% der Heckkollisonen zumindest ein Insasse eine HWS-Verletzung meldet (Abb. 2).

Sitzposition/Gewichtsklasse

327 Unfälle mit HWS-Verletzten wurden bezüglich der Sitzposition untersucht, Voraussetzung waren 3 oder mehr verletzte Insassen.

67% der Fahrer und 67,5% der 314 Beifahrer wurden an der Halswirbelsäule verletzt.

Bei den 78 Fondinsassen hinten links kamen bei 32%, bei 160 Fondinsassen hinten rechts 35% HWS-Verletzungen vor. Die Position „hinten Mitte" wurde nur 18mal besetzt. Dabei erlitten 4 Personen (22%) Verletzungen der HWS.

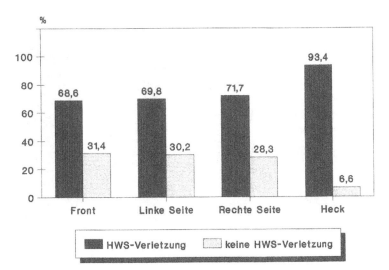

Abb. 2. Erste Anstoßfläche bei Kollisionen mit/ohne HWS-Verletzung (n = 14 969)

Diese Verletzungsquote zeigt einerseits die Wichtigkeit passiver Sicherheitseinrichtungen insbesondere für die vorderen Sitze, wenn auch eine schwere HWS-
Verletzung mit Querschnittssymptomatik bei einem (nicht angegurteten) Fondinsassen beobachtet wurde. Andererseits müssen die deutlich geringeren Verlet-
zungshäufigkeiten bei Fondinsassen unter Berücksichtigung der weitaus geringeren Gurtanlegequoten interpretiert werden. Bei durchschnittlich 93 % aller Insassen sind nur 58 % auf den Fondsitzen angegurtet (Frontsitze: 96 %) [3]. Diese
Verletzten erleiden demzufolge andere, schwerere Verletzungen.

Betrachtet man die Gewichtsklassen der Fahrzeuge, so werden erwartungsge-
mäß Insassen von leichten Pkw (bis 800 kg) häufiger HWS-verletzt als Insassen
mittelschwerer Pkw. Das Risiko, eine HWS-Verletzung zu erleiden, ist am gering-
sten in schweren Pkw (1300 kg und mehr; Abb. 3; Cochran's-Trend-Test: lineare
Regression p=0,0004; χ^2-Vierfeldertafel mit Yates-Korrektur), obgleich das
Durchschnittsalter dieser Verletzten höher liegt als das in leichteren, kleineren und
preiswerten Fahrzeugen (Abb. 4). Dies ist in erster Linie durch die Fahrzeugkon-
struktion, z. B. mit einer größeren Energieaufnahme durch die Karosserie zu
erklären. Die Fahrzeugverformung läßt zwar auf die Anprallgeschwindigkeit
schließen, jedoch nur bedingt auf die Energie, die auf den Insassen einwirkt. Das
unterschiedliche Deformationsverhalten verschiedener Fahrzeugmodelle und die
differierende Verformungssteifigkeit der Pkw begründen diese Unterschiede. Deshalb ist auch eine Bewertung der Verletzung durch ermittelte Fahrgeschwindigkei-
ten und Differenzgeschwindigkeiten nicht zulässig, zumal Geschwindigkeitsanga-
ben der Unfallbeteiligten in aller Regel vage sind und berechnungsrelevante
Parameter nicht oder nur mit großen Fehlerbreiten vorliegen (vgl. [41]). Größerer
materieller Schaden bedeutet nicht automatisch eine schwerere Verletzung der
HWS. Allenfalls bei Bagatellschäden läßt der Fahrzeugschaden darauf schließen,
daß eine Verletzung der HWS nicht stattgefunden haben kann [5].

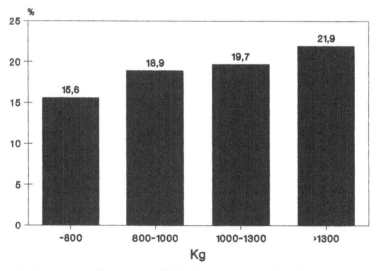

Abb. 3. Anteil der Fahrer ohne HWS-Verletzung bei 4 Pkw-Gewichtsgruppen (n = 14969)

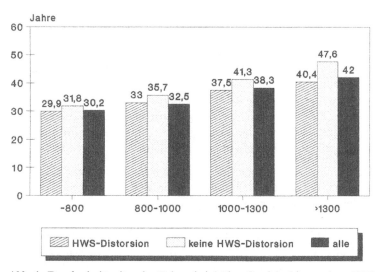

Abb. 4. Durchschnittsalter der Fahrer bei 4 Pkw-Gewichtsklassen (n = 5817)

Sicherheitsgurte/Kopfstützen/Airbag

Weitere wichtige passive Sicherheitseinrichtungen sind neben der Sitzkonstruktion, deren Sicherheitsrelevanz im Hinblick auf die HWS-Beschleunigungsverletzung noch untersucht werden muß, die Sicherheitsgurte, die Kopfstützen und in jüngerer Zeit der Airbag.

Für die Analyse des Verletzungsmechanismus ist die Frage nach dem Kopfanprall von großer Wichtigkeit. Findet ein Kontakt des Kopfes statt, stehen die daraus resultierenden schweren Verletzungen im Vordergrund, die sich dann aber auch in Kombination mit HWS-Verletzungen finden können.

Das freie Schwingen des Kopfes bei einem „non-contact mechanism" ist eine Conditio sine qua non der HWS-Beschleunigungsverletzung. In der Auswertung wurden trotzdem die Kopfanpralltraumen miterfaßt und in die Auswertung einbezogen, da die Frage eines Kopfanpralls zumeist nur indirekt aus angegebenen Begleitverletzungen beantwortet werden kann. Der Anteil durch Symptome definierter Kontaktverletzungen lag in einer Stichprobe bei ca. 4–8% (vgl. Abb. 9).

Der Sicherheitsgurt vermindert das Risiko schwerer Kopfverletzungen, wenngleich der Kopfanprall trotz Gurtanlage möglich ist, z. B. wenn es sich um einen Auffahrunfall mit größter Intensität handelt (Intrusion der Fahrgastzelle!), der Gurt seine Rückhaltefunktion nicht erfüllen kann oder es zu Seitkollisionen oder Überschlag kommt [42]. Mit zunehmender Gurtanlegequote wird aber die Auftretenshäufigkeit von HWS-Beschleunigungsverletzungen größer. Dies scheint der Preis („trade-off") für den Schutz vor höhergradigen Verletzungen zu sein.

Kopfstützen müssen, um eine richtige Wirkung entfalten zu können, richtig positioniert sein. Die größte Schutzwirkung liegt in einer flächigen Abstützung des Kopfes und Vermeidung der Hyperextension. Trotzdem gelingt es bisher aus folgenden Gründen nicht, diese Schutzwirkung exakt anzugeben:

– Es wird zwar die Überbiegung vermieden, nicht aber der rückwärtige Aufprall
   (= Translationsmechanismus) des Kopf-Hals-Bereiches. Damit erfolgt statt der
   HWS-Distorsion ohne Kopfstütze zwar eine weniger belastungsintensive HWS-
   Prellung, der Insasse wird aber trotzdem – nur in leichterer Form – verletzt.
– Ein weiteres Problem bei Effektivitätsbetrachtungen über Kopfstützen ist zwei-
   fellos die „subjektive Verletzungsbeurteilung". Das heckseitig getroffene Fahr-
   zeug ist meist unfallunschuldig, und damit können im Falle einer Verletzung
   Ansprüche an Versicherungen resultieren.

Den größten Schutz bieten Kopfstützen beim häufigsten Kollisionstyp, der Heckkollision. Bei diesem Kollisionstyp ist fraglos ein Rückgang der schweren HWS-
Verletzungen zu verzeichnen, vergleicht man die Häufigkeit knöcherner Verletzungen vor Einführung der Kopfstützen (Erdmann [9]: 3,4%) mit den aktuellen
Zahlen (Abb. 11). In den vergangenen Jahren hat die Gurtanlegequote stetig zugenommen, so daß der Rückgang der schweren Verletzungen auch dadurch zustande
kommt. Dies deckt sich mit der Untersuchung von Foret-Bruno et al. [11], die nur
in 1,1% schwere Verletzungen fanden. Kamieth [19] fand in seinem Krankengut
noch 2,8% knöcherne Verletzungen. Jedoch werden in einem hohen Anteil vor-
handene Kopfstützen nicht exakt positioniert (Friedel et al. [12]: 40%, Blauert
(persönliche Mitteilung): 72%) und können ihre Schutzwirkung nicht oder nicht
voll entfalten [34]. Für die Kopfstützenart (Rahmen-/Vollkopfstützen) konnten
keine signifikanten Unterschiede bezüglich der Auftretenswahrscheinlichkeit von
HWS-Verletzungen festgestellt werden (Abb. 5; χ^2-Test: p = 0,65, zweiseitig). Auf-
gesteckte Kopfstützen spielen keine Rolle mehr, da nahezu alle Fahrzeuge auf den
Frontsitzen serienmäßig mit Kopfstützen ausgerüstet sind.

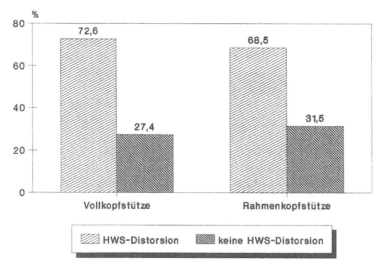

Abb. 5. Kopfstützenarten bei HWS-Verletzungen (n = 368)

Ein Fahrer- oder Beifahrerairbag läßt einen Rückgang von HWS-Verletzungen bei Frontalaufprall durch die Reduktion der Hyperflexion vermuten, bei Seitkollisionen könnte ein noch in der Entwicklungsphase befindlicher Seitenairbag in Kopfhöhe verletzungsmindernd wirken. Statistische Erhebungen in größerem Umfang liegen derzeit noch nicht vor.

Eine protektive Anspannung der Halsmuskulatur nach dem Erkennen der drohenden Kollision soll den Ausprägungsgrad der Verletzung reduzieren [27, 31]. Bezüglich dieser Fragestellung kann die vorliegende Studie keine Aussage machen.

Klinik

Geschlechtsverteilung / Alter

Frauen, Säuglinge und Kleinkinder sowie ältere Menschen werden gewöhnlich zu den am meisten HWS-verletzungsgefährdeten Personen gerechnet [11, 23, 26, 29]. Dafür verantwortlich zu machen ist im wesentlichen ein schwächerer passiver Halteapparat und die niedrigere Sitzhöhe bei Frauen [10], das ungünstige Verhältnis von Kopf- zu Körpergewicht bei Kindern und das Vorliegen degenerativer Veränderungen mit Elastizitätsverlust der HWS [25] besonders beim älteren Menschen. In der Tat erleidet ein höherer Anteil von Frauen (78,4 von 100 verletzten Frauen) HWS-Verletzungen im Vergleich zu Männern (62,6 von 100 verletzten Männern). Für die Untersuchung dieses Teilaspekts wurden Kollisionen mit mehr als einem Verletzten pro Fahrzeug ausgewählt und das geschlechtsspezifische Risiko im Vergleich herausgearbeitet.

Betrachtet man aber die Altersverteilung des Gesamtkollektivs und der HWS-Verletzten, so fällt auf, daß der relative Anteil von HWS-Verletzungen ab dem 50. Lebensjahr signifikant abnimmt (Abb. 6; χ^2-Test: $p < 10^{-6}$). Gleiches wurde von Leinzinger u. Grabuschnigg [25] bei einem kleineren Kollektiv gefunden. Geringere Schmerzempfindlichkeit, evtl. verantwortliche selbständige Tätigkeit, möglicherweise aber auch eine „stabilisierende" Osteochondrose bei geringer Gewalteinwirkung wurden als mögliche Erklärungen genannt. Die vorgeschädigte Halswirbelsäule muß jedoch generell als verletzungsanfälliger erachtet werden [20, 43].

Symptome

Über 70% der Verletzten suchten sofort einen Arzt auf. Der Anteil derer, die sich nach 48 h oder später in ärztliche Behandlung begaben, lag bei 12,7% (Abb. 7). Mit zunehmendem zeitlichen Abstand zum Unfall wird der kausale Zusammenhang zwischen Unfall und Verletzung immer unwahrscheinlicher ([9, 20, 31, 36] u. a.). In mehr als der Hälfte von 1023 Verletzten wurden 1 oder 2 Symptome angegeben (Abb. 8). Am häufigsten geklagte Symptome waren:

– Nackenschmerzen,
– Bewegungseinschränkung der HWS,
– Muskelverspannungen,
– Druckschmerz,
– Kopfschmerzen (Abb. 9).

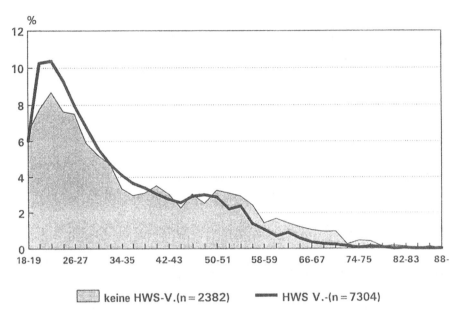

keine HWS-V.(n = 2382)   HWS V.-(n = 7304)

Abb. 6. Altersverteilungen

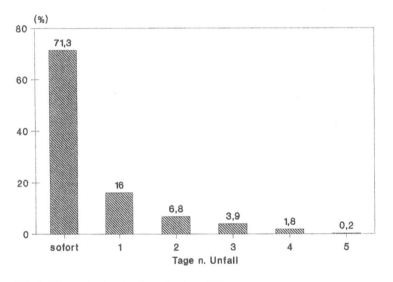

Abb. 7. Zeitpunkt des Arztbesuchs (n = 456)

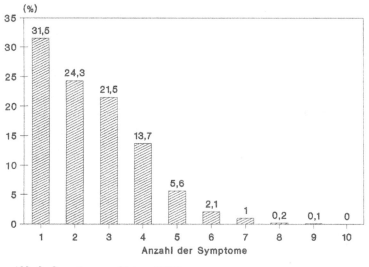

Abb. 8. Symptomanzahl (n = 1023)

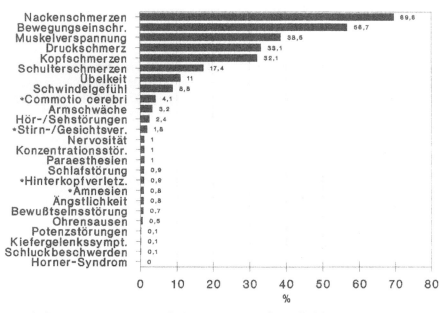

Abb. 9. Symptome (n = 884) x̄ = direkte/indirekte Kopfanprallzeichen

Hörstörungen [4] und Sehstörungen wurden sehr selten beobachtet. Vegetative Symptome – wie von Kuhlendahl [22] bereits 1953 als zervikozephale Symptomatik bezeichnet – wurden ebenfalls nur sehr selten festgestellt. Der Anteil beklagter Gleichgewichtsstörungen lag bei 8,8 %. Allerdings läßt sich im vorliegenden Material nicht zwischen vegetativen Beschwerden und einer tatsächlichen zervikal begründeten Gleichgewichtsstörung – wie von Hülse [15] beschrieben – unterscheiden. Auch Kiefergelenkssymptome bei HWS-Beschleunigungsverletzungen von Weinberg [42] und Goldberg [13] beschrieben und von Howard et al. [14] in Abrede gestellt, fanden sich nur bei einem Verletzten (von 884). Häufigste Begleitverletzung war die „gurtbedingte" Thoraxprellung.

Diagnostik

60 % der Verunfallten wurden zunächst in einer Klinik behandelt und etwa ein Drittel durch den Hausarzt (Abb. 10). Bei 744 dokumentierten Fällen wurde in 2/3 der Fälle eine Röntgenuntersuchung der HWS durchgeführt, ergänzende CT- oder NMR- Untersuchungen bei weniger als 1 % der Verletzten. Ohne pathologischen Befund waren 71 % der Röntgenaufnahmen; eine Steilstellung der HWS wurde bei jedem 4. Verletzten radiologisch festgestellt (Abb. 11). Kettner u. Guebert [19] haben eine Steilstellung oder eine harmonische Gegenverbiegung der HWS jedoch auch bei 20 % der unverletzten Normalbevölkerung gefunden. Der Anteil festgestellter Frakturen der HWS liegt in unserem Untersuchungsgut bei 0,6 %.

Therapie

Bei den meisten Patienten wurde nur eine Therapieart verordnet. Nur in 7 % der Fälle wurden mehr als 3 Therapiearten angewandt. In erster Linie handelte es sich um Medikamente (NSAR, Muskelrelaxanzien, Analgetika) und Plastozotkragen (Abb. 12).

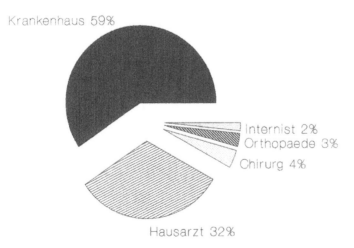

Abb. 10. Erstbehandler der HWS-Verletzungen (n = 433)

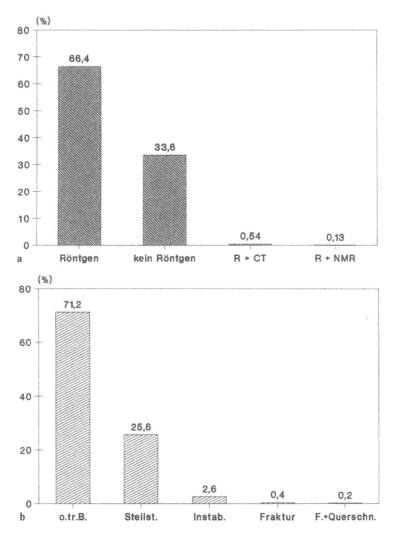

Abb. 11 a, b. Röntgenuntersuchungen: **a** Anteil der Röntgenuntersuchungen (R), n = 744; **b** Röntgenbefunde bei HWS-Verletzten, n = 465

Bei einem geringen Anteil (40 Fälle) der Dossiers war die Tragedauer vermerkt. Statistisch nicht signifikant, jedoch bemerkenswert ist, daß die Plastozotkragen von mehr als ¾ der Verletzten länger als 1 Woche und von 11 der 40 Personen länger als 3 Wochen getragen wurden, obwohl die Zervikalstützen nur in den ersten Tagen nach dem Unfall einen therapeutischen Nutzen haben. Eine zu lange Fixierung führt zu einer muskulären Insuffizienz, die ihrerseits das Beschwerdebild unterhalten kann [21].

Auch in unserem Untersuchungsgut besteht analog den Feststellungen von Dvorak et al. [8] keine „unité de doctrine". Genaue Aufzeichnungen über die

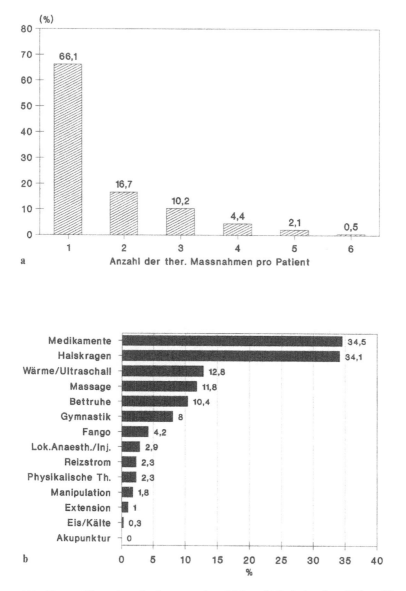

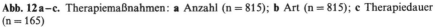

Abb. 12 a–c. Therapiemaßnahmen: **a** Anzahl (n = 815); **b** Art (n = 815); **c** Therapiedauer (n = 165)

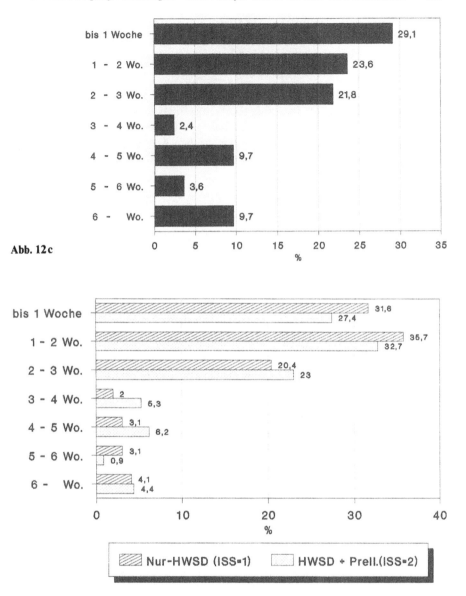

Abb. 12 c

Abb. 13. Arbeitsunfähigkeit in Wochen bei HWS-Distorsion (n = 211)

Therapiedauer enthielten 165 der 1164 speziell ausgewerteten Fälle. Bei ca. 50% wurde die Behandlung spätestens nach 2 Wochen abgeschlossen, bei fast 10% zog sie sich über 6 Wochen hinaus (Abb. 12 c).

Arbeitsunfähigkeit / Entschädigung

Bei isolierter HWS-Distorsion wurde die Arbeitsfähigkeit in ca. ⅔ der Fälle innerhalb der ersten 2 Wochen nach dem Unfallereignis wiedererlangt (Abb. 13), soweit vermerkt (n = 280), wurden bei einem gleichgroßen Anteil ein Schmerzensgeld bis zu DM 1000,– gezahlt. 10,4% erhielten keine Entschädigung.

Schlußfolgerungen

Zusammenfassend zeigt die vorliegende Studie an einer großen Zahl von Verletzten die Problematik der HWS-Beschleunigungsverletzungen. Verglichen mit anderen Studien besteht ein auffallend hoher Anteil von HWS-Verletzungen in der Bundesrepublik und die Häufigkeit der Verletzungen entspricht nicht den bei verbesserten Sicherheitsvorkehrungen zu erwartenden Zahlen. Ein Grund dafür ist, daß bestehende Sicherheitseinrichtungen noch nicht serienmäßig in die Pkw eingebaut sind (Fahrer-/Beifahrer-/Seit-Airbag) oder durch falschen Gebrauch (Einstellung von Kopfstützen) ihren Sicherheitsgewinn verlieren bzw. nicht genutzt werden (Sicherheitsgurt bei Fondinsassen). Auch durch die Verbesserung der vorhandenen Systeme und Sicherheitsvorkehrungen am gesamten Pkw wird sich ein Rückgang der tatsächlichen HWS-Verletzungen erreichen lassen.

Ein weiterer wichtiger Grund erscheint uns die leichtfertige Diagnose bei Angabe nur eines Symptoms zu sein. Durch das Feststellen der Diagnose wird ein nahezu gesetzmäßig ablaufender Prozeß in Bewegung gesetzt, der zumeist in einer Abfindungsregelung mit der Versicherung endet. Bei der Schwierigkeit des Nachweises der leichten Distorsion erhält ein nicht zu beziffernder, mutmaßlich hoher, Anteil von Verletzten Versicherungsleistungen von bis zu DM 1.000,– bei Angabe von 1–2 Symptomen ohne weiteren – insbesondere objektivierbaren – Befund. Wir stellen bei HWS-Beschleunigungsverletzungen somit einen hohen materiellen „Krankheitsgewinn" fest. Die vorliegenden Zahlen müssen im Licht dieser Einschränkung beurteilt werden. Auch die Versicherer müssen ihre Praxis zum Wohle der Versicherten überprüfen und ihrerseits durch exakte Prüfung ärztlicher Berichte nur noch dann Entschädigungen zahlen, wenn die Verletzung nach den vorliegenden Befunden ausreichend glaubhaft gemacht werden kann.

Im klinischen Alltag stellen den Arzt erfahrungsgemäß die Patienten vor Probleme, die keinen sekundären Krankheitsgewinn haben oder schon entschädigt sind und bei weiterhin fehlendem objektivem Nachweis fortgesetzt über Beschwerden klagen (vgl. [45]). Wichtig ist, daß anläßlich der Erstkonsultation, die in Deutschland wesentlich häufiger in der Klinik stattfindet als in der Schweiz (vgl. [8]), eine genaue Beurteilung erfolgen sollte. Hierzu gehören die exakte Anamnese, etwa mit einem speziellen HWS-Bogen, und neben der – soweit durchführbaren – klinischen Untersuchung eine obligate Röntgenuntersuchung der HWS in 2 Ebenen. Außerdem hilft eine frühe manualmedizinische *Befunderhebung* (ohne Manipulation!) bei der Verlaufsbeobachtung und Anerkennung von Unfallfolgen, eine biometrische Korrelation mit Funktionsaufnahmen [2, 7] kann vorgenommen werden [32].

Die Diagnose „Schleudertrauma" oder „Beschleunigungsverletzung der HWS" darf nicht aus Verlegenheit oder gar aus Gefälligkeit gestellt werden.

In der Diagnosefindung sind bei erkennbar kompliziertem Verlauf eine frühzeitige neurologische Untersuchung sowie zusätzliche apparative Untersuchungen (CT/NMR) vonnöten. Sie sollten dann zu einem möglichst frühen Zeitpunkt durchgeführt werden. Auch die HNO-ärztliche, augenärztliche oder auch psychiatrische Vorstellung dient der Abgrenzung von fachspezifischen Erkrankungen und Unfallfolgen. Klagt der Verletzte über fortbestehende Beschwerden, so sollten Röntgenkontrollen 4–6 Wochen, 6 Monate und 1 Jahr nach dem Unfall durchgeführt werden (vgl. [18]).

So kann eine größere Sicherheit in der Diagnostik und Begutachtung erzielt werden. Es wird einerseits die Stigmatisierung HWS-Verletzter als „Neurotiker" und „Simulanten" verhindert und Versicherungsleistungen nicht allein bei Angabe eines nicht objektivierbaren Symptoms gezahlt.

Zusammenfassung

Trotz der Verbesserung von Sicherheitseinrichtungen der Pkw haben die HWS-Beschleunigungsverletzungen nicht an Bedeutung verloren. Die Zunahme der Bagatellverletzungen und eine hohe Gurtanlegequote sind u. a. für die Zunahme leichter HWS-Verletzungen verantwortlich. In einem Datenmaterial von 15000 Pkw-Pkw-Kollisionen wird der Anteil der HWS-Verletzungen im Hinblick auf verschiedene Fragestellungen untersucht. Insbesondere bei den Heckkollisionen treten HWS-Beschleunigungsverletzungen auf. Es kann gezeigt werden, daß Frauen, Frontinsassen und Insassen leichterer Fahrzeuge ein größeres Risiko haben, derartige Verletzungen zu erleiden. Mehr als 90% aller HWS-Verletzten hatten nach der AIS-Skala leichte Verletzungen, der Anteil knöcherner Verletzungen lag bei 0,6%. Die Diagnose „HWS-Schleudertrauma" oder „HWS-Beschleunigungsverletzung" wird bei 30% aller HWS-Verletzten bei Angabe nur eines Symptoms gestellt. Obwohl die Patienten überwiegend zunächst in einer Klinik behandelt werden, wurde nur bei 2/3 von 744 genau dokumentierten Fällen eine Röntgenuntersuchung durchgeführt, die in 71% unauffällige Verhältnisse zeigte. Nur in 1% der Fälle wurden apparative Zusatzuntersuchungen (CT, NMR) veranlaßt.

Die Studie verdeutlicht, daß die „HWS-Beschleunigungsverletzung" der kritischen Überprüfung durch Arzt und Versicherer bedarf. Eine genaue Befunderhebung nach gründlicher Anamnese und die – ggf. interdisziplinäre – Abgrenzung der Unfallfolgen zu einem frühen Zeitpunkt sichern die Diagnose und erleichtern Therapie und Begutachtung. Die Optimierung der Pkw-Sicherheitssysteme und ihre breite Anwendung sind ebenfalls unerläßlich, die große Zahl leichter HWS-Verletzungen zu reduzieren.

Literatur

1. American Association of Automotive Medicine (1993) The Abbreviated Injury Scale, 1990 Revision. Arlington Heights/ILL
2. Arlen A (1979) Biometrische Röntgenfunktionsdiagnostik der Halswirbelsäule. Fischer, Heidelberg
3. Bundesamt für Straßenwesen (1991) Gurtanlegequoten von Pkw-Benutzern. Bergisch-Gladbach
4. Chester JB jr. (1991) Whiplash, postural control, and the inner ear. Spine 16/7:716–720
5. Danner M (1992) Die HWS-Distorsion beim Pkw-Unfall. Psycho: 18:587–593
6. Deutscher C (1993) Bewegungsablauf von Fahrzeuginsassen beim Heckaufprall. Dissertation, TU München
7. Dvorák J (1991) Funktionelle Röntgendiagnostk der oberen Halswirbelsäule. Orthopäde 20:121–126
8. Dvořák J, Valach L, Schmidt S (1987) Verletzungen der Halswirbelsäule in der Schweiz. Orthopäde 16/1:2–12
9. Erdmann H 1973) Schleuderverletzung der Halswirbelsäule. Hippokrates, Stuttgart (Die Wirbelsäule in Forschung und Praxis, Bd. 56)
10. Faverjon G, Henry C, Thomas C, Tarriere A, Patel A, Got C, Guillon F (1988) Head and neck injuries for belted front occupant involved in real front crashes. In: Cesari D, Charpenne A (eds) Proceedings of the 1988 International Ircobi Conference on the Biomechanics of Impact. Bergisch Gladbach
11. Foret-Bruno JY, Tarriere C, Le Cox JY, Got C, Guillon F (1990) Risk of cervical lesions in real world and simulated collisions. 34th Annual proceedings Association for the Advancement of Automotive Medicine, October 1–3. Scottsdale/AZ
12. Friedel B, Glaeser KP, Krupp R (1992) Kopfstützen in Personenkraftwagen. Z für Verkehrssicherheit 38:4–9
13. Goldberg HL (1990) Trauma and the improbable anterior displacement. J Craniomandib Disord 4/2:131–134
14. Howard RP, Benedict JV, Raddin JH jr., Smith HL (1991) Assessing neck extension–flexion as a basis for temporomandibular joint dysfunction. J Oral Maxillofac Surg 49/11:1210–1213
15. Hülse M (1983) Die zervikalen Gleichgewichtsstörungen. Springer, Berlin Heidelberg New York
16. Jenzer G, Walz F (1991) Die „Schwere" des „Schleudertraumas der Halswirbelsäule". Z Unfallchir Versicherungsmed 84/1:7–19
17. Kallieris D, Mattern R, Miltner E, Schmidt G, Stein K (1991) Considerations for a neck injury criterion. Proceedings „Stapp Car Crash Conference", pp 401–417
18. Kamieth H (1990) Das Schleudertrauma der Halswirbelsäule. Hippokrates, Stuttgart
19. Kettner NW, Guebert GM (1991) The radiology of cervical spine injury. J Manipul Physiol Ther 14/9:518–26
20. Krämer J (1986) Bandscheibenbedingte Erkrankungen. Thieme, Stuttgart
21. Kügelgen B (1989) Klinik, Diagnose, Differentialdiagnose und Therapie zervikaler Bandscheibenerkrankungen. In: Kügelgen B, Hillemacher A (Hrsg) Problem Halswirbelsäule. Springer, Berlin Heidelberg New York Tokyo
22. Kuhlendahl H (1953) Monoradikuläre Kompression und osteogene Konstriktion zervikaler Nervenwurzeln. Langenbecks Arch Klin Chir 276:146
23. Langwieder K (1992) Wirbelsäulenverletzungen beim Pkw-Unfall aus technischer Sicht. Arbeitsgemeinschaft der in Bayern tätigen Notärzte e.V., Berchtesgaden (Oktober 92)
24. Leinzinger EP (1985) Die Begutachtung der „Peitschenschlagverletzung" unter Berücksichtigung des Unfallablaufes. Acta Med Leg Soc 35/1:242–249
25. Leinzinger EP, Grabuschnigg P (1991) Ist die Verletzbarkeit beim Schleudertrauma altersabhängig? Jahrestagung der Deutschen Gesellschaft für Verkehrsmedizin, München

26. Lövsund P, Nygren A, Salen B, Tingvall C (1988) Neck injuries in rear end collisions among front and rear seat occupants. In: Cesari D, Charpenne A (eds) Proceedings of the 1988 International Ircobi Conference on the Biomechanics of Impact. Bergisch Gladbach

27. Ludolph E (1989) Das sog. Schleudertrauma der Halswirbelsäule. In: Hierholzer/Ludolph/Hamacher (Hrsg) Gutachtencolloquium 4. Springer, Berlin Heidelberg New York Tokyo

28. Maag K, Desjardin D, Bourbeau R, Laberge-Nadeau C (1990) Seat belts and neck injuries. International Ircobi Conference, pp 1–13

29. Maag K, Laberge-Nadeau C, Xiang-Tong T (1993) Neck sprains in car crashes: Incidence, associations, length of compensation and costs to the insurer. 37th Annual proceedings Association for the Advancement of Automotive Medicine, November, 4–6, San Antonio/TX

30. McNab I (1971) The whiplash-syndrome. Orthop Clin N Am 2:389–403

31. Moorahrend U (1993) Die Beschleunigungsverletzung der HWS – mit interdisziplinärem Konsens. Fischer, Stuttgart Jena New York

32. Münker H, Kurth A, Schmitt E (1993) HWS-Beschleunigungsverletzungen – aktueller Stand der Begutachtung. Poster 306, DGOT München

33. Norris SH, Watt I (1983) The prognosis of neck injuries resulting from rear-end vehicle collisions. J Bone Joint Surg (Br) 65/5:608–611

34. Olsson I, Bunketorp O, Carlsson G, Gustafsson C, Planath I, Norin H, Ysander L (1990) An in depth-study of neck-injuries in rear-end collisions. Ircobi Conference, p 269

35. Radanov BP, Dvorak J, Valach L (1989) Psychische Veränderungen nach Schleuderverletzungen der Halswirbelsäule. Schweiz Med Wochenschr 119/17:536–543

36. Ramseier EW (1991) Straßenverkehrsunfall – Das Schleudertrauma der Halswirbelsäule aus versicherungsmedizinischer Sicht. Z Unfallchir Versicherungsmed 84/2:101–109

37. Schmidt G (1989) Zur Biomechanik des Schleudertraumas der Halswirbelsäule. Versicherungsmedizin 41/4:121–126

38. Schmidt G (1993) Einbeziehung biomechanischer Faktoren in die gutachterliche Beurteilung von Schleudertraumafolgen. In: Thomalske G, Schmitt E, Gross M (Hrsg) Schmerzkonferenz 10. Fischer, Stuttgart Jena New York

39. Schuller E, Eisenmenger W (1993) Die verletzungsmechanische Begutachtung des HWS-Schleudertraumas. Unfall und Sicherheitsforschung Straßenverkehr 89:193–196

40. Statistisches Bundesamt (1991) Straßenverkehrsunfälle. Fachserie 8, Jahresheft 1990. Wiesbaden

41. Walz F (1987) Das Schleudertrauma der Halswirbelsäule im Straßenverkehr: biomechanische und gutachterliche Aspekte. Schweiz Med Wochenschr 117/16:619–623

42. Weinberg S, Lapointe H (1987) Cevical extension-flexion injury (whiplash) and internal derangement of the temporomandibular joint. J Oral Maxillofac Surg 45/8:653–656

43. Wittenberg R, Shea M, Edwards WT (1992) Hyperextensionsverletzungen der menschlichen Halswirbelsäule. Vortrag bei der 78. Jahrestagung der DGOT, Mannheim

44. Yoganadan N, Haffner M, Maiman DJ et al. (1989) Epidemiology and injury biomechanics of motor vehicle-related trauma to the human spine. Proceedings „Stapp Car Crash Conference"

45. Zenner P (1987) Die Schleuderverletzung der Halswirbelsäule und ihre Begutachtung. Springer, Berlin Heidelberg New York Tokyo

Kernspintomographie der Halswirbelsäule in Inklination und Reklination nach HWS-Schleudertrauma

E. Hammerschmidt, W. Weidenmaier, J.-L. Dumas und N. Walker

Chronische und akute Beschwerden sowie Gutachten nach einem Schleudertrauma der Halswirbelsäule fordern die objektive Darstellung von Verletzungen der Halswirbelsäule. Häufig bringen uns hier die inzwischen verbreiteten Untersuchungsmethoden mit bildgebenden Verfahren: Röntgenaufnahmen der Halswirbelsäule im anterior-posterioren, seitlichen und schrägen Strahlengang in Neutralstellung, Röntgenaufnahmen der Halswirbelsäule im seitlichen Strahlengang in aktiv maximal möglicher Inklination und Reklination, Computertomographie in transversaler Schichtführung mit sagittaler Rekonstruktion, Postmyelo-CT und Kernspintomographie in Neutralstellung der Halswirbelsäule nicht zur Diagnose.

Wir haben deshalb bei Patienten der Orthopädischen Klinik II, Markgröningen, zusätzlich zu den genannten Untersuchungen die Kernspintomographie der Halswirbelsäule in Reklination und Inklination in einer radiologischen Praxis durchgeführt.

Methodik der funktionellen Kernspintomographie

Die Kernspintomographie erlaubt durch die Wahl geeigneter Sequenzen die nichtinvasive Darstellung aller relevanten anatomischen Strukturen. Bandscheibe, Liquorraum, Wirbelkörper, Myelon, Nervenwurzeln und Neuroforamina lassen sich abgrenzen.

An einem ausgesuchten Patientenkollektiv wurden von einer Ulmer Arbeitsgruppe die Möglichkeiten einer MR-Funktionsdiagnostik geprüft. Als Kriterium galt ein HWS-Schleudertrauma, das mindestens 6 Monate zurückliegen mußte und einen eindeutigen, einem Segment zuordenbaren neurologischen Befund hatte, der von dem Referenzneurologen erhoben wurde. Dem Referenzradiologen lag das neurologische Untersuchungsergebnis nicht vor.

Ergänzend zu der „stationären" MR-Untersuchung wurden sagittale Schnittbilder in bis zu 6 Positionen zwischen maximal möglicher Reklination und Inklination mittels eines Halteapparates aus Holz angefertigt. Bei 17 von 19 Fällen zeigten sich Veränderungen, die die neurologische Symptomatik erklären konnten, wobei die Veränderungen in einzelnen Fällen nur in einer Position auftraten.

Der Beweis, daß die Funktionskernspintomographie (FNMR) als Methode geeignet ist, pathomorphologische Korrelate bei neurologischem Defizit zu finden, war erbracht. Zusätzlich zeigte sich, welche Forderung eine geeignete Lagerungshilfe zu erfüllen hat.

B. Kügelgen (Hrsg.)
Neuroorthopädie 6
© Springer-Verlag Berlin Heidelberg 1995

Ab Januar 1992 führten wir bei Patienten mit HWS-Beschwerden bei Verdacht auf eine diskoligamentäre Instabilität MR-Funktionsuntersuchungen durch. Bei 73 % der Fälle lag ein HWS-Schleudertrauma vor. Ziele dieser Studie sind, an einem nichtselektionierten Patientenkollektiv Kriterien zu finden, bei denen eine MR-Funktionsuntersuchung zur Objektivierung der Symptome führt. Weitere Ziele der Studie liegen in der Optimierung der Lagerungshilfe und der Meßsequenzen. Als Lagerungshilfe wurde ein Halteapparat weiterentwickelt, der durch vertikale und horizontale Verstellbarkeit des Drehpunktes an die anatomische Gegebenheit des Patienten angepaßt werden kann. Die Position des Kopfes und Halses wird dabei unterstützt und soweit fixiert, daß Bewegungsartefakte minimiert sind. Die Spule zur Signalgewinnung kann dabei patientennah im Nacken positioniert werden (Oberflächenspule der Firma Phillips, Gerät: Gyroscan T 5 II, 0,5 Tesla Feldstärke).

Die Untersuchungen wurden an einem Gyroscan T 5 II der Firma Phillips mit einer entkoppelten Oberflächenspule durchgeführt. Bis 1/93 kamen Gradientenechosequenzen zum Einsatz (FFE, „fast field echo"). Seit 2/93 stehen sog. Turbospinechosequenzen zur Verfügung (Tabelle 1), die sich gegenüber den Gradientenechosequenzen als überlegen zeigten bezüglich des Bildkontrastes, der Auflösung insbesondere in den lateralen Schichten im Bereich der Foramina, der Artefakte und der Meßzeiten. Die Schnittführung der MR-Funktionsuntersuchung erfolgt dabei in den Sagittalebenen durch die gesamte HWS und die obere BWS und wird als Ergänzung nach der statischen MR-Untersuchung durchgeführt. Die erste Funktionsaufnahme erfolgt in maximal möglicher Reklination, die folgenden Positionen bringen den Hals zunehmend in Inklinationshaltung. Die Anzahl der erreichbaren Positionen wird dabei individuell von dem Patienten bestimmt. Der Kopf wird in der jeweiligen Position von der Lagerungshilfe unterstützt.

Bei der Auswertung werden sowohl der Bewegungsablauf der gesamten HWS als auch die Beweglichkeit in den einzelnen Segmenten in Translationsrichtung beurteilt. Im segmentalen Bereich wird unterschieden zwischen Bandscheibenvorwölbung, Verschieblichkeit der Wirbelkörper, einseitiger Erweiterung des Zwischenwirbelraumes und Myelonkontakt.

Tabelle 1. Vergleich von Gradientenechosequenzen (*FFE* – „fast field echo") und Turbospinechosequenzen (*TSE* – „turbo spin echo"), (*TR* Repetitionszeit, *TE* Echozeit, *FLIP* Anregungswinkel, *aqu.* Aquisition)

	TR [ms]	TE [ms]	Flip	aqu.	Zeit [min]
FFE	248	27	15	1	2,43
TSE	3400	98	90	1	1,31

Patientenkollektiv und Ergebnisse

Von Januar 1992 bis Dezember 1993 haben wir bei 67 Patienten, die sich bei uns mit unklaren chronischen oder akuten Beschwerden der HWS vorstellten, die Kernspintomographie durchgeführt. Bei 49 dieser Patienten war in der Anamnese ein Schleudertrauma der HWS zu vermerken, wobei hier neben dem Auffahrunfall auch andere Verletzungsmechanismen mit stoßartiger gerichteter Beschleunigung oder Abbremsung des Rumpfes mit entgegengesetzt gerichteter plötzlicher Kopfbewegung, mit Kombination von Anteflexion und Retroflexion oder alleiniger Hyperflexion oder Hyperextension berücksichtigt wurden. Das mittlere Intervall zwischen Trauma und Funktionskernspintomographie beträgt 16 Monate mit einer Spanne von 1–108 Monaten. Insgesamt wurden 37 Männer und 30 Frauen untersucht, in der Gruppe nach vorausgegangenem Trauma 27 Männer und 22 Frauen. Die Altersverteilung ist relativ homogen zwischen 16 und 67 Jahren mit einem Durchschnittsalter von 43 Jahren (Abb. 1).

Beim klinischen Bild stehen die chronischen Beschwerden, Zervikozephalgien und Zervikobrachialgien im Vordergrund. Es erfolgte die orthopädische und neurologische Untersuchung, bei Auffälligkeiten auch die elektrophysiologische Untersuchung. Bei ⅓ der Patienten sahen wir eine neurologische Ausfallsymptomatik.

Bei der Zusammenstellung der klinischen Symptomatik in Korrelation zu den Untersuchungsergebnissen der Funktionskernspintomographie der HWS (FNMR) wurden zunächst aufgrund des klinischen Bildes 3 Gruppen gebildet (Abb. 2):

- Zervikozephalgie,
- Zervikobrachialgie,
- neurologische Ausfallsymptomatik.

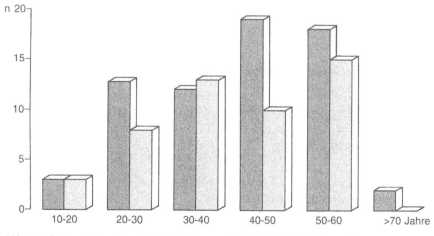

Abb. 1. Altersverteilung der FNMR (▨ gesamt, ☐ mit Schleudertrauma)

Wir haben die FNMR bei 16 Patienten durchgeführt, bei denen bereits die oben erwähnten Untersuchungsmethoden pathologische Hinweise brachten, sowie bei 51 Patienten mit anderen unauffälligen Untersuchungsbefunden. Insgesamt zeigte die FNMR bei 63 % der Patienten ein pathologisches Ergebnis, ¼ der Patienten war in allen durchgeführten bildgebenden Verfahren ohne eindeutig krankhaften Befund.

Für jede der oben genannten klinischen Gruppe wurde dann geprüft, ob es zwischen den konventionellen Röntgen- und CT-Untersuchungen RÖ und der FNMR eine positive Korrelation gibt. Eine Untersuchung wird hier mit (+) gekennzeichnet, wenn ein relevanter pathologischer Befund festgestellt werden konnte. Diese Korrelationen sind im einzelnen der folgenden Übersicht zu entnehmen.

Patientengut

A) Zervikozephalgien

    a) Gesamtkollektiv (*n* = 28)

(+) RÖ	⟶	(+) FNMR:	4 Patienten	(14%),
(−) RÖ	⟶	(+) FNMR:	7 Patienten	(25%),
(−) RÖ	⟶	(−) FNMR:	17 Patienten	(61%).

    b) Patienten mit Schleudertrauma (*n* = 18)

(+) RÖ	⟶	(+) FNMR:	4 Patienten	(22%),
(−) RÖ	⟶	(+) FNMR:	6 Patienten	(33%),
(−) RÖ	⟶	(−) FNMR:	8 Patienten	(44%).

B) Radikuläre Schmerzen

    a) Gesamtkollektiv (*n* = 22)

(+) RÖ	⟶	(+) FNMR:	4 Patienten	(18%),
(−) RÖ	⟶	(+) FNMR:	12 Patienten	(55%),
(−) RÖ	⟶	(−) FNMR:	6 Patienten	(27%).

    b) Patienten mit Schleudertrauma (*n* = 19)

(+) RÖ	⟶	(+) FNMR:	3 Patienten	(16%),
(−) RÖ	⟶	(+) FNMR:	10 Patienten	(53%),
(−) RÖ	⟶	(−) FNMR:	6 Patienten	(32%).

C) Neurologische Ausfälle

    a) Gesamtkollektiv (*n* = 17)

(+) RÖ	⟶	(+) FNMR:	8 Patienten	(47%),
(−) RÖ	⟶	(+) FNMR:	7 Patienten	(41%),
(−) RÖ	⟶	(−) FNMR:	2 Patienten	(12%).

    b) Patienten mit Schleudertrauma (*n* = 12)

(+) RÖ	⟶	(+) FNMR:	6 Patienten	(50%),
(−) RÖ	⟶	(+) FNMR:	5 Patienten	(42%),
(−) RÖ	⟶	(−) FNMR:	1 Patient	(8%).

D) Gesamtergebnis

    a) Gesamtkollektiv (*n* = 67)

(+) RÖ	⟶	(+) FNMR:	16 Patienten	(24%),
(−) RÖ	⟶	(+) FNMR:	26 Patienten	(39%),
(−) RÖ	⟶	(−) FNMR:	25 Patienten	(37%).

    b) Patienten mit Schleudertrauma (*n* = 49)

(+) RÖ	⟶	(+) FNMR:	13 Patienten	(27%),
(−) RÖ	⟶	(+) FNMR:	21 Patienten	(43%),
(−) RÖ	⟶	(−) FNMR:	15 Patienten	(30%).

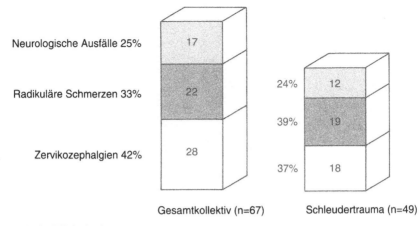

Neurologische Ausfälle 25%   17

Radikuläre Schmerzen 33%   22

24%   12

39%   19

Zervikozephalgien 42%   28

37%   18

Gesamtkollektiv (n=67)   Schleudertrauma (n=49)

Abb. 2. Klinische Symptome

Wir möchten besonders darauf hinweisen, daß bei 43% der Patienten mit chronischen Beschwerden nach Trauma und unauffälligen gängigen Untersuchungsmethoden die Funktionskernspintomographie der Halswirbelsäule einen pathologischen Befund zeigte.

Nach Abschluß unserer Diagnostik haben wir mit dem Patienten die weiteren Therapiemöglichkeiten besprochen und auch bei Vorliegen einer Instabilität häufig weiter konservativ behandelt, in wenigen Fällen nach Nukleotomie die ventrale Fusion durchgeführt.

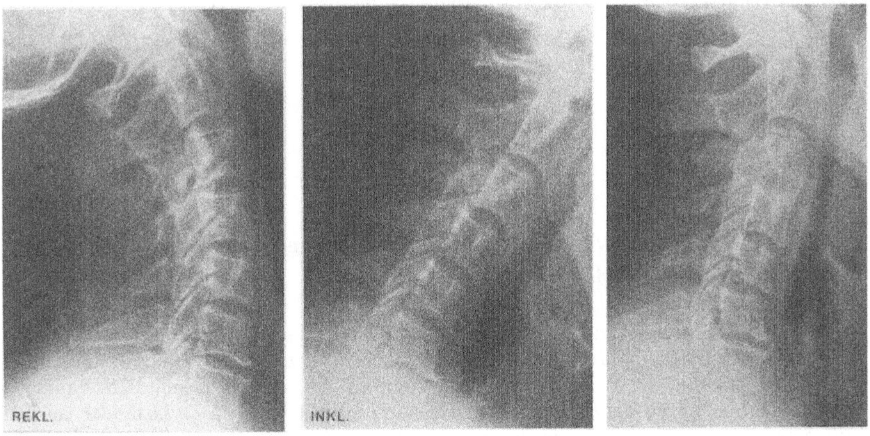

a   b   c

Abb. 3a–c. Patient K. L.: Präoperative Funktionsaufnahmen der Halswirbelsäule mit Instabilität C3/C4 (**a** und **b**), postoperative Situation bei ventraler interkorporeller Fusion C3/4 (**c**)

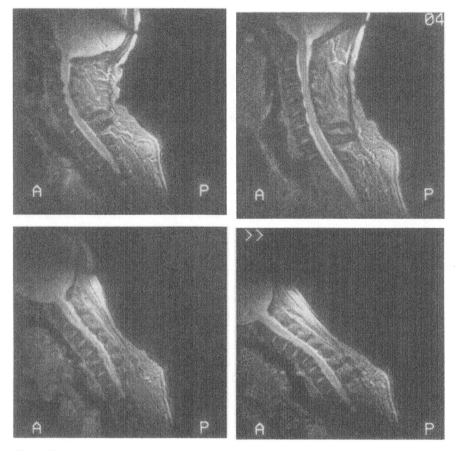

Abb. 4. Patient F. N.: Funktionskernspintomographie der Halswirbelsäule mit Instabilität C 4/5 und C 5/6

Kasuistik

Exemplarisch möchten wir hier 3 Fälle mit den dazugehörenden Funktionskernspintomogrammen der Halswirbelsäule vorstellen.

Fall 1. K. L., 52jähriger Mann, klagte über Drehschwindel und chronische Zervikozephalgie seit 1 Jahr, erstmals aufgetreten nach einer plötzlichen Verzögerung beim Autofahren. 10 Jahre zuvor erwähnt der Patient einen Verkehrsunfall, bei dem er sich mit dem Fahrzeug mehrfach überschlagen habe. Klinisch und anamnestisch bestanden Dysästhesien an den Füßen und an den Händen. Es war die fachneurologische Untersuchung, die HNO-ärztliche Untersuchung, ein Computertomogramm von HWS und eine Kernspinuntersuchung des Schädels sowie die psychiatrische Therapie durchgeführt worden. Die konventionellen Röntgenaufnahmen in Funktionsstellung zeigten eine leichte Instabilität C 3/C 4, die FNMR der HWS eine diskoligamentäre Instabilität C 3/C 4. Bei zunehmender Inklination stellt sich eine

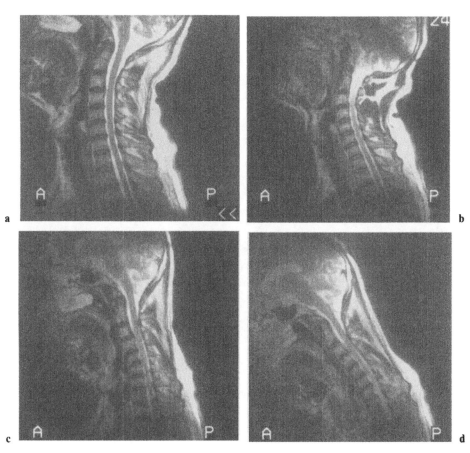

Abb. 5a–d. Patient K. L.: Mit diskoligamentärer Instabilität C3/4, dargestellt in der Kernspintomographie der Halswirbelsäule, deutlich in Inklinationsstellung (**d**)

Verschiebung des 3. Halswirbelkörpers gegenüber dem 4. Halswirbelkörper nach ventral dar, es kommt zu einem kurzstreckigen Myelonkontakt und zu einer Stauung des Venenplexus. Wir stellten die Indikation zur Nukleotomie und ventralen Fusion mit Knochenblock C3/ C4. Der Patient war 12 Wochen bis auf gelegentliche Zervikalgien beschwerdefrei (Abb. 3 und 5).

Fall 2. F. N., 38jähriger Mann, typischer Auffahrunfall vor 3 Jahren, seither Zervikobrachialgie links, ohne sensomotorische Ausfälle. Die Röntgenaufnahme der HWS zeigte eine Blokkierung des Segmentes C2/C3 und eine Kyphosierung bei C5/C6. Die FNMR der HWS zeigt eine Instabilität bei C4/C5 und C5/C6 bei linksgerichteten Bandscheibenprotrusionen. Die Therapie ist seit 18 Monaten konservativ, es erfolgt die Therapie nach Brügger ohne spezielle Beübung der HWS (Abb. 4).

Fall 3. K. K., 22jährige Frau, 5 Monate nach Schleudertrauma bei einem Auffahrunfall. Es bestehen starke Zervikozephalgien mit erheblicher Einschränkung bei der Tätigkeit als Arzthelferin. Nach umfangreicher Diagnostik zeigt schließlich die FNMR der HWS eine

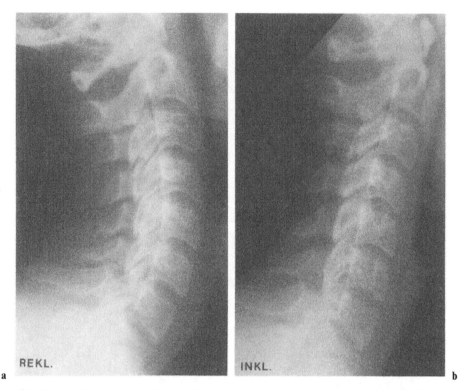

Abb. 6a, b. Patient K. K.: In den Funktionsaufnahmen der Halswirbelsäule Kyphosierung C 4/5 in Inklinationsstellung

diskoligamentäre Instabilität C 4/C 5. Wir haben mit der Patientin einen mittelfristigen konservativen Therapieversuch besprochen. Die Beschwerden bilden sich derzeit leicht zurück (Abb. 6 und 7).

Diskussion

Die bildgebenden Verfahren wie Myelographie, Postmyelo-CT und die konventionellen Röntgenfunktionsaufnahmen der HWS zeigten bisher die höchste Sensitivität und Spezifität bei der Zuordnung von klinischer Symptomatik zum pathomorphologischen Korrelat, wobei Myelographie und Postmyelo-CT einen invasiven Eingriff darstellen. Das Ergebnis dieser Studie ist, daß negative Resultate mit konventionellen Untersuchungsmethoden durchaus falsch sein können. Bei 39 % der Patienten mit und ohne vorausgegangenem Trauma der HWS und bei 43 % der Patienten mit vorausgegangenem Trauma der HWS konnte bei chronischen Beschwerden und bislang ergebnisloser, wenn auch umfangreicher Diagnostik bei der FNMR der HWS ein pathologischer Befund erhoben werden. Dieser ist uns bei

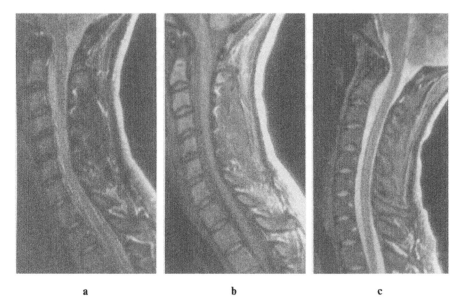

a   b   c

Abb. 7a–c. Patient K. K.: In der Funktionskernspintomographie der Halswirbelsäule diskoligamentäre Instabilität C4/C5, deutlich bei Inklinationsversuch (a)

der weiteren Therapie richtungsweisend und hat für den Patienten wohl auch prognostische Relevanz. Zu letzterer Aussage sind sicherlich noch prospektive längerfristige Untersuchungen erforderlich.

Für die Begutachtung bei chronischen Beschwerden sehen wir in der vorgestellten Untersuchung einen wichtigen Beitrag zur objektiven Beurteilung bei chronischen Beschwerden. In diesen oft schwierigen Streitfragen kann von ärztlicher Seite für den Patienten so doch häufig zur Klärung beigetragen werden. Mit der FNMR der HWS können diskoligamentäre Instabilitäten festgestellt werden. In 8 Fällen wurde ein mobiler Bandscheibenvorfall beschrieben. Diese Befunde erklären wir durch die Schädigung der Bandscheibe und die Instabilität, so daß sich die Bandscheibe in bestimmter HWS-Stellung, und dies korreliert dann mit den Angaben des Patienten, vorwölbt und ein Myelonkontakt oder Kontakt der Nervenwurzel entsteht.

Weiterführende Literatur

Dihlmann W (1982) Gelenke-Wirbelverbindungen. Thieme, Stuttgart
Dvořák J, Dvořák V (1991) Manuelle Medizin. Thieme, Stuttgart
Hohmann D, Kügelgen B, Liebig K (Hrsg) (1988) Neuroorthopädie 4. Springer, Berlin Heidelberg New York
Kaiser MC, Ramos L (1990) MRI of the spine. Thieme, Stuttgart
Uhlenbusch D (1992) Kernspintomographie der Wirbelsäule und des Spinalkanals. Thieme, Stuttgart (Radiologische Diagnostik, Bd XII, S 355–361)

Ullrich CG (1989) Magnetic resonance imaging of the cervical spine and spinal cord. In: Cervical Spine Research Society (ed) The cervical spine. Lippincott, Philadelphia, p 157–176

Weidenmaier W, Schnarkowski P, Hülser PJ, Hartwig E (in Vorbereitung) European Congress of Radiology 15.–20. Sept. 91, Wien; Deutscher Röntgenkongreß 27.–30. Mai 92, Wiesbaden; RCNA Nov. 92, Chicago

Zenner P (1987) Die Schleuderverletzung der Halswirbelsäule und ihre Begutachtung. Springer, Berlin Heidelberg New York

Zwei Jahre Erfahrung mit dem interdisziplinären Konsens zur HWS-Beschleunigungsverletzung

U. Moorahrend

Keine andere Diagnose ist in der jüngsten Vergangenheit häufiger mißbräuchlich eingesetzt worden als die des „HWS-Schleudertraumas". Allein die Angabe von Beschwerden im Genick nach einem Unfall – nicht einmal nach einem Verkehrsunfall – reichten aus, um bei negativem Röntgenbefund diese Diagnose zu stellen. Dies hatte zumindest 4 Ursachen:

1. Eine völlig uneinheitliche Interpretation des Verletzungsbildes durch die Ärzteschaft.
2. Die den meisten Ärzten unbekannte neurophysiologische Sonderstellung der „Nackenregion".
3. Das Nicht(er)kennen von Mikrotraumen des muskuloskelettalen Wirbelsäulenabschnittes.
4. Das Fehlen von Untersuchungen zu muskelphysiologischen Vorgängen im Augenblick der Verletzung.

Bei systematischer Ursachenanalyse ist eine Änderung dieses Mißstandes nur durch Bearbeitung der Punkte in Einzelschritten zu erreichen. Das heißt, zuerst die völlig uneinheitliche Sicht der Ärzteschaft zu dieser Verletzung in eine Richtung zu lenken, als nächstes die 3 weiteren Probleme anzugehen. Nach Erarbeiten eines interdisziplinären Konsensus und seiner Veröffentlichung 1992 [1] sollen erste – sehr subjektiv eingefärbte – Erfahrungen mitgeteilt werden. Eine publizierte Mitteilung braucht nach Erscheinen sicher einen Zeitraum von 2 Jahren, um allgemein in den angesprochenen Fachbereichen bekannt zu werden. So sind die mitgeteilten Erfahrungen im Sinne erster „Trendmeldungen" zu verstehen.

Positive Erfahrungen

Zur Zeit beginnt sich eine einheitlichere Anschauung zur Verletzung durchzusetzen. Dies ist vornehmlich an einer wesentlich differenzierteren Dokumentation der Unfallereignisse bei Erstbefunderhebung zu beobachten.

Es setzt sich eine deutlich problemorientierte Diagnostik in Gang. Während in der Vergangenheit die *gehaltenen* Funktionsaufnahmen zur „Ausnahmeuntersuchung" in der Diagnostik von Verletzten gehörten (nur ca. jeder 8. Patient wurde so untersucht), wird z. Z. dieser erweiterte bildgebende diagnostische Schritt innerhalb der ersten Woche nach Verletzung bei jedem 2. Patienten vorgenommen.

B. Kügelgen (Hrsg.)
Neuroorthopädie 6
© Springer-Verlag Berlin Heidelberg 1995

Zum Dritten ist mit einer zielgerichteteren Diagnostik ein Rückgang von „Fehldiagnosen" zu erwarten. Während früher nach einem Reitunfall mit Sturz vom Pferd und Schmerzen im Nacken die Diagnose „HWS-Schleudertrauma" gestellt wurde, erfolgt heute die Umschreibung: „HWS-Distorsion mit Abknickmechanismus".

Schlüsselt man das Klientel einer neurologisch-orthopädischen Rehabilitationsklinik nach solchen Verletzungen auf – ehemals Verletzte mit HWS-Distorsion der Schweregrade I und II nach Erdmann werden bei Beschwerdepersistenz und fortbestehender Arbeitsunfähigkeit frühestens ¼–½ Jahr nach stattgehabtem Unfallereignis gesehen – findet man z. Z. eine subtilere Vorbefundung durch den Erstbehandler. Gehäuft sind hierbei Ansätze einer manualdiagnostischen Befundumschreibung zu lesen. Die eigene Erfahrung hat gezeigt, daß manualmedizinische Befunde von Tag zu Tag differieren können. Deshalb erscheint es sinnvoll, daß derselbe Patient bei manualmedizinischer Diagnostik auch zwecks eigener Befundüberprüfung von mehreren manualdiagnostisch Erfahrenen untersucht wird. In der Fachklinik Enzensberg werden bei solchen Patienten manualdiagnostische Befunde durch 2 Ärzte und 2 manualmedizinisch erfahrene Therapeuten ohne Kenntnis der anderen Vorbefunde erhoben. Dieses Verfahren hat dazu geführt, daß falsch-positive Befunde herausgefiltert wurden und das problemorientierte Untersuchen gestrafft wurde. Dadurch ist eine noch zentriertere Therapie möglich geworden.

Der Stellenwert der Muskulatur dieses Körperabschnittes bei Mitsteuerung des Lageempfindens verlangt nach einer wesentlich aktiveren Therapie als in der Vergangenheit durchgeführt. Dies soll an einem Beispiel verdeutlicht werden:

49jähriger Mann, Zustand nach fehlverheilter Luxationsfraktur im Kleinkindesalter in Höhe BWK 3/4, unterzieht sich am 23.11.93 einer Repositionsspondylodese zwischen BWK 1 und BWK 5. Postoperativ wird zur besseren Fixation des zervikothorakalen Übergangs ein Halo-Fixateur mit entsprechendem Kopfgestänge und Thoraxweste angelegt. Die periphere Neurologie ist postoperativ identisch zu der präoperativen. Unter der Fixation im Halo ist die Funktion der tiefen Nackenmuskulatur außer Kraft gesetzt. Der Patient kann zielgerichtet gehen. Er verneint einen Schwankschwindel; Schmerzen im Nacken verspüre er nicht. Nach Abnahme des Halo-Fixateurs in der ersten Februarwoche und Anlagen einer Zervikalstütze ändert sich dieses Bild völlig: Klinisch findet sich ein massiver Hartspann der gesamten Schulter-Nacken-Muskulatur. Es treten Schmerzen tief im Nacken, zur Hinterhauptschuppe ziehend, auf. Beim zielgerichteten Gehen wird eine Gangabweichung nach links beobachtet. Der Patient selbst berichtet über Schwankphänomene. Die Röntgenkontrollen zeigen eine unveränderte Lage des Osteosynthesematerials, das reponierte und stabilisierte Segment BWK 3/4 steht exakt aufgerichtet. Die periphere Neurologie sowie Messung der sensiblen und motorischen zentralen Bahnen durch evozierte Potentiale zeigen unverändert normale Leitungszeiten. Im Verlauf der Therapie sowohl mit segmentaler Mobilisation zuerst der Kopfgelenke, später der mittleren und unteren HWS als auch durch Erlernen einer progressiven Muskelentspannung nach Jacobsen geht der Hypertonus der Muskulatur deutlich zurück. Die aktive Kopfbeweglichkeit nimmt zu. Der Schwankschwindel, die Gangabweichung und der Nacken-Hinterhaupt-Schmerz gehen zurück.

Augenscheinlich müssen vergleichende Betrachtungen ähnlicher Verletzungsbilder herhalten, um die aktive Therapie nach Beschleunigungsverletzungen inhaltlich zu rechtfertigen.

Positive Aspekte nach zweijährigem Umgang mit dem interdisziplinären Konsens:

- Einheitlichere Anschauung der Verletzung,
- problemorientierte Diagnostik,
- Rückgang der „Falschdiagnosen",
- geänderte Versuchsdesigns verkehrstechnischer Untersuchungen,
- Einbeziehung erfahrener Manualdiagnostiker in die Befundung,
- aktivere Therapie,
- Rückgang des Gebrauchs des „Unwortes" Schleudertrauma.

Negative Erfahrungen

Neben den positiven Erfahrungen gibt es jedoch auch eine Reihe negativer Auswirkungen.

Mit Zunahme einer verletzungsadäquaten Diagnostik werden häufiger Zufallsbefunde zu Unfalldiagnosen „aufgewertet". So ist besonders die Beschreibung von Bandscheibenprotrusionen der Etage HWK 4/5 als unfallabhängiger Befund nach solchen Verletzungen eine zunehmende „Verletztendiagnose". Parallel zu dieser Beobachtung findet man inadäquate apparative Untersuchungen zu Diagnostikbeginn. Hier wird das angepaßte, schrittweise diagnostische Vorgehen zugunsten einer vorschnellen Kernspintomographie- oder Computertomographieuntersuchung vernachlässigt.

In Deutschland gewinnt mit Rückgang des „Unwortes" Schleudertrauma die Interessenvertretung der ehemals Verletzten, die sich im Schleudertrauma-Verband organisieren, um juristisch mehr Anerkennung zu erlangen, immer mehr an Bedeutung. In ihr generiert sich eine Kontraposition gegen die Ärzteschaft.

In der derzeitigen Situation stellt die geänderte Auffassung zur physikalischen Therapie des Verletzungsbildes ein weiteres Negativum besonders für die niedergelassene Ärzteschaft dar. Die frühfunktionell ausgerichtete Behandlung ist personell wesentlich aufwendiger und somit kostenintensiver. Sie läuft dem Bestreben des Gesundheitsstrukturgesetzes entgegen. Zum weiteren ist die Ein- und Unterweisung der in die ambulante Behandlung eingeschlossenen Therapeuten noch unzureichend. Es kommen noch gehäuft ungeeignete Therapieformen zum Einsatz wie isometrisches Beüben der Nackenmuskulatur in unterschiedlichster Ausführung.

Ein weiterer Nachteil ist, daß der Konsens offensichtlich den Stellenwert einer Begutachtungsrichtlinie bekommt. Wie im Vorwort zum Konsens mitgeteilt, stellt er ein kleines gemeinsames Vielfaches zur Unfallanalyse, Akutdiagnostik, Akuttherapie und Begutachtung dar. Der Konsensus sollte nicht Anlaß einer Überinterpretation im Rahmen eines Gutachtens sein.

Abschließend sei ein gravierender Nachteil erwähnt: Zur Zeit zeigt sich eine Therapieänderung durch Rückgang des ununterbrochenen Tragens der Schanz-Halskrawatte. Diese Empfehlungen zur Änderung der Therapie sind von nur bedingt vergleichbaren Zuständen und Befunden der tiefen Nackenmuskulatur abgeleitet. Es fehlen tatsächlich noch Beweise dafür, was im Augenblick der Verletzung in Facettengelenken und vor allen Dingen an pathophysiologisch-biochemischen Vorgängen in der tiefen Nackenmuskulatur abläuft. Die Frage muß erlaubt sein, ob ein Teil der chronifizierenden HWS-Syndrome eher therapeutische als traumatische Folgezustände darstellen.

Negative Aspekte nach zweijährigem Umgang mit dem interdisziplinären Konsens:

- Zufallsbefunde werden zu Unfalldiagnosen,
- Zunahme inadäquater apparativer Untersuchungen (zu schnell – zu viel),
- differenzierte manuelle Befunde zu spät,
- Unklarheit, ob posttraumatisches Zervikalsyndrom Unfall- oder Therapiefolge,
- funktionelle Therapie teurer (personalintensiver),
- Konsensus wird „Begutachtungsrichtlinie",
- Gründung eines „Schleudertrauma-Verbandes".

Schlußbemerkungen

Eine Umfrage an alle Konsensusteilnehmer im Februar 1994 erbrachte die Auffassung, daß der Inhalt des Papiers nach wie vor schlüssig ist, Änderungsvorschläge zu einzelnen Punkten wurden nicht gemacht. Der getane Schritt dieser interdisziplinären übereinstimmenden Meinungsbildung war überfällig. Nachdem parallel dazu die neurophysiologische Sonderstellung der Nackenregion für Gleichgewicht und Lageempfinden erkannt wird, muß in nächster Zeit bei systematischer Vorgehensweise durch entsprechende verkehrstechnische Untersuchungsreihen die weitere Abklärung von Reaktionen der tiefen Nackenmuskulatur während und nach dem Unfall in Angriff genommen werden.

Ich bin sicher, daß solche Untersuchungen neue Erkenntnisse für die Therapie erbringen werden. Eines sollte jedoch auf dem Boden des jetzigen Kenntnisstandes beherzigt werden:

1. Die Distorsionsgrade I und II nach HWS-Beschleunigungsverletzungen sind erfolgreich therapierbar.
2. Eine erfolgreiche Therapie setzt voraus, daß neben einer potenten Analgesie und einer kurzfristigen, intermittierenden Ruhigstellung eine gezielte *aktive* Behandlung zur Tonussenkung der tiefen Nackenmuskulatur einsetzt.
3. Das Beschwerdebild nach solchen Verletzungen ist reversibel.
4. Es hängt in erster Linie vom Zeitpunkt des differenzierten Therapiebeginns und von der Qualität, nicht der Quantität der Behandler ab, ob der Chronifizierung entgegengewirkt wird.

Literatur

1. Moorahrend U et al. (1992) Interdisziplinärer Konsens zur HWS-Beschleunigungsverletzung. Eigenverlag der Fachklinik Enzensberg, Füssen

Ausgewählte Aspekte der manuellen Medizin bei HWS-Trauma

H.-P. SCHWERDTNER

Das posttraumatische Zervikalsyndrom mit segmentaler Läsion ist mitunter geprägt von diagnostischen und therapeutischen Schwierigkeiten. Die Diagnostik der segmentalen Läsion ist eine manualmedizinische, gleichwohl ob vom Chirurgen, Orthopäden, Allgemeinarzt oder Neurologen ausgeführt. Beherrscht der Diagnostiker nicht das gesamte Spektrum der manualmedizinischen Befunderhebung und ist die Kenntnis biomechanischer Zusammenhänge sowie die neurophysiologische Verknüpfung einzelner Parameter nicht oder nicht ausreichend, muß die aktuelle pathogenetische Diagnose unvollständig bleiben. Keine Apparatediagnostik ist in der Lage, den klinischen Befund zu ersetzen. Die röntgenologische Nativ- und auch Funktionsdiagnostik muß dabei in Einklang mit der subtilen, klinischen Befunderhebung gebracht werden.

Soll aber die klinische Diagnostik des segmentalen HWS-Syndroms nur in der Hand der Manualmediziner bleiben? Die ärztliche Selbstbeschränkung auf einzelne Fachgebiete darf nicht dazu führen, der Fächertrennung dort weiter Vorschub zu leisten, wo die fachübergreifende Diagnostik und das Verständnis für Gesamtzusammenhänge gefragt ist.

Verschiedene Konsensveranstaltungen zum Thema „HWS-Trauma", wie die zuletzt von Moorahrend geleitete (Moorahrend 1993), sprechen eine deutliche Sprache und stellen klar heraus, wie wichtig das Zusammenwirken aller diagnostischen Disziplinen ist.

Problemstellung

Es ist ein legitimes Verhalten, als Ergebnis der ersten Befunderhebung bei HWS-Traumata bzw. deren Folgezuständen sich mit einer „Primärdiagnose" zu äußern. Dies darf aber nicht davon abhalten, daß sich spätestens 2–3 Wochen danach unter Einbeziehung der Fachkompetenz anderer Diagnostiker der Arzt in einer abschließenden Diagnose festlegen muß. Dabei obliegt die Auswahl der entsprechenden Fachkompetenz dem betreuenden Arzt, und Versäumnisse zu diesem Zeitpunkt gehen meistens zu Lasten des Verletzten. Die 3 Kasuistiken (s. unten) von posttraumatischen Zervikalsyndromen können u. a. auch diese Problematik aufzeigen.

Der Umfang dieses Referates ist sicherlich nicht ausreichend, die verschiedensten Schattierungen der manualmedizinischen Aspekte bei HWS-Traumen auf-

B. Kügelgen (Hrsg.)
Neuroorthopädie 6
© Springer-Verlag Berlin Heidelberg 1995

zuzeigen, sondern es können nur schlaglichtartig einige Gesichtspunkte herausgegriffen werden. Hier wurde das HWK 2/3-Syndrom als posttraumatische Gesundheitsstörung ausgewählt, um die *Möglichkeiten* und ebenso die *Grenzen* der Diagnostik in der manuellen Therapie deutlich zu machen.

Kasuistiken

Kasuistik 1. 53jährige Patientin mit 2 Beschleunigungstraumen, 1988 und 1993, jeweils durch Auffahrunfälle von hinten.

Während nach dem ersten Unfall durch kurzzeitige stationäre und weitere konservative ambulante Behandlung die klinische Symptomatik gebessert werden konnte, kam es durch das zweite Trauma zur erheblichen Zunahme subjektiver Beschwerden mit den heftigsten lokalen Schmerzzuständen bei nur geringen Bewegungen der Halswirbelsäule, zu fortgeleiteten Kopfschmerzen, okzipital bis frontal beiderseits, zu Verschwommensehen, Schwindelerscheinungen und zu Schmerzausbreitungen auch in die Schultergegend.

Mehrfach erfolgten außerhalb stationäre konservative Behandlungsmaßnahmen wegen der hochgradigen und sehr schmerzhaften Bewegungsstörung der Halswirbelsäule. Klinisch fiel außerhalb bei der Untersuchung im Liegen eine massive palpatorische Dolenz mit Maximum im Bereich Okziput bis C 3 mit schmerzhaften Querfortsätzen und „verquollenen Facettengelenken" auf.

„Die Nativaufnahme der Halswirbelsäule zeigte eine Osteochondrose C 5/C 6 und die Funktionsaufnahme im seitlichen Strahlengang außer einer globalen Minderbeweglichkeit der Halswirbelsäule keine Zeichen einer auffälligen Gefügestörung", so wurde der Röntgenbefund beschrieben.

Die neurologische Untersuchung ergab keinen Befund im Bereich der abgehenden Zervikalwurzeln C 4 bis C 1, und ein Myelo-CT ließ keine Raumforderung erkennen. Es erfolgte im Verlauf eine Vorstellung in einer psychosomatischen Klinik und die Empfehlung einer psychotherapeutischen Weiterbehandlung.

Diagnose von außerhalb: Chronisch persistierende Zervikozephalgien, Retrospondylose HWK 5/6. Ein Zusammenhang mit dem abgelaufenen HWS-Trauma wurde abgelehnt.

Bei der Aufnahme in unserer Klinik wurde folgender Befund erhoben: Massive und sehr schmerzhafte Bewegungseinschränkung der Halswirbelsäule in jeglicher Richtung, besonders nach links, palpatorische Druckdolenz mit Maximum in den Apophysealgelenken C 2–4 beiderseits, links stärker als rechts, sowie diffuse Druckdolenz der gesamten regionalen Muskulatur.

Der Röntgenbefund der Nativaufnahmen ergab neben der bekannten Osteochondrose und Retrospondylose im Segment C 5/6 eine Rechtsdrehstellung von C 2, eine geringe Rechtsverschiebestellung des Atlas ohne Rotationszeichen (Abb. 1). Die Röntgenfunktionsaufnahme der HWS mit Kopfvor- und -rückbeuge im seitlichen Strahlengang zeigte eine unharmonische HWS in Flexion mit Restlordose von C 3 mit völlig unzureichender Gesamtbewegung im Abschnitt C 3 bis C 6, bei Rückbeuge eine dysharmonische Einstellung der HWS mit ausgeprägter Rotation der HWK 3, 4 und 5, ohne ausreichende Lordosierung und mit Bewegungssperre zwischen C 2/3.

Die quantitative Bewegungsanalyse ließ eine Bewegungssperre C 2/3, eine weitere im oberen Kopfgelenk sowie eine pathologische ventrodorsale Bewegung von C 3 mit einer Stufenbildung zwischen 2 und 3 mm erkennen.

Die Schichtaufnahme der HWS im seitlichen Strahlengang (Abb. 2) mit Schichtabständen von 0,3 mm zeigte eine hochgradige Arthropathie der linken Apophysealgelenke C 2/3 und C 3/4 mit unregelmäßiger Deformierung der Gelenkflächen, mit Sklerosierungen und Aufhellungen sowie mit dorsoventraler Ossifikation am Processus articularis; insgesamt ein Befund, welcher keinen Zweifel an einer posttraumatischen Arthropathie aufkommen ließ.

Kasuistik 2. 45jährige Frau, HWS-Trauma durch Auffahrunfall von hinten, 2 Jahre zurückliegend; nicht ausreichende ambulante Behandlung mit jetzt persistierenden lokalen und

a

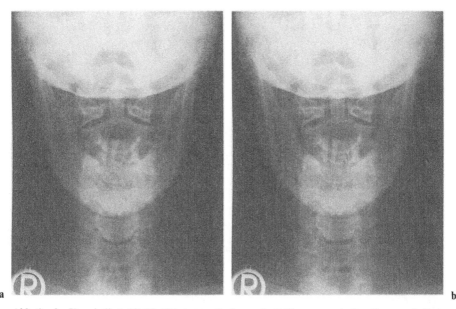

b

Abb. 1 a, b. Kasuistik 1 (G. I.): Röntgenaufnahmen in 2 Ebenen nach Sandberg und Gutmann; **a** a.-p.-Strahlengang, **b** seitlicher Strahlengang

fortgeleiteten Schmerzzuständen, schmerzhafte Bewegungseinschränkung der Halswirbelsäule, uncharakteristische Gleichgewichtsstörungen sowie Schluckbeschwerden. Bei der stationären Aufnahme in der Klinik für Manuelle Therapie wurde folgender Aufnahmebefund erhoben: Massive Druckdolenz im Bereich der subokzipitalen Muskulatur, links mehr als rechts, der Querfortsätze C1 bis C3 beidseits, druckdolente Scaleniansätze an der 1. Rippe links, Dysfunktion dieser Rippe in Ausatmung sowie Triggerpunkte im M. trapezius, M. levator scapulae links. Bei der segmentalen Palpation massiver Druckschmerz über den Apophysealgelenken C2/3 III. Grades und C3/4 II. Grades nach Gutmann.

Während die orientierende Bewegungsprüfung der Halswirbelsäule altersentsprechende Winkelmaße ergab, zeigte die segmentale Bewegungsprüfung der HWS im Sitzen eine massive Rechtsseitneigungseinschränkung im oberen Kopfgelenk sowohl in Flexions- wie in Extensionsausgangsstellung, bei C1/2 eine ausgeprägte Links- und Rechtsrotationseinschränkung um 50%, bei C2/3 eine Linksseitneigungseinschränkung um ⅔.

Das Segment C3/4 wies eine geringe ventrale Instabilität bei der Provokationstestung auf, in den kaudalen HWS-Segmenten bestand eine deutliche Hypermobilität. Die röntgenologische Nativaufnahme der HWS nach Sandberg und Gutmann ließ im anterior-posterioren Strahlengang eine Rechtsdrehstellung des 1. und 2. Halswirbels erkennen bei einer kraniozervikalen Übergangsstörung mit einem Kondylenwinkel von 95° (Abb. 3); im seitlichen Strahlengang eine kyphotische Einstellung der HWS im Abschnitt HWK 3–6, eine diskrete Osteochondrose C5/6 und eine geringe Ventralposition des HWK4 gegen HWK5.

Die Funktionsaufnahme der HWS im seitlichen Strahlengang ließ eine Dysfunktion im Segment C2/3 mit pathologischer Bewegung bei Flexion erkennen; im Segment C3/4 ebenso deutliches Ventralgleiten des 3. HWK um 2 mm bei einer gleichzeitig erheblich eingeschränkten Beweglichkeit bei Dorsalflexion (Abb. 4).

Das Segment C4/5 wies eine regelrechte (relativ hypermobile) Beweglichkeit in Flexion und Extension auf, in den kaudalen HWS-Segmenten bestanden sowohl in Flexion wie in Extension massive Funktionsstörungen.

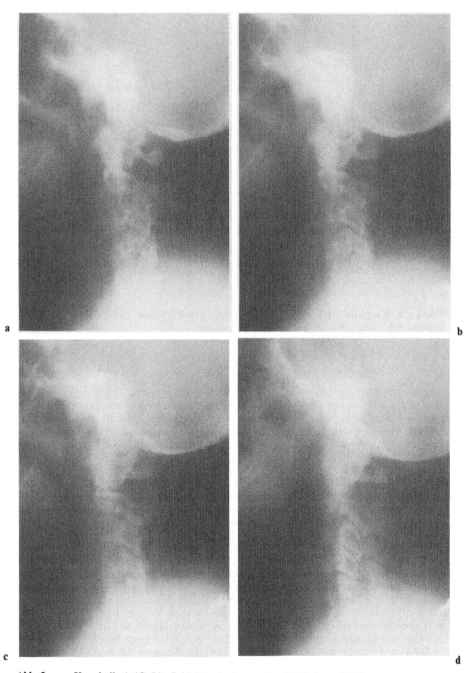

Abb. 2 a–e. Kasuistik 1 (G. I.): Schichtaufnahmen der HWS im seitlichem Strahlengang (**a–c** 12,5–13,1 cm; **d, e** 16,4; 16,7 cm)

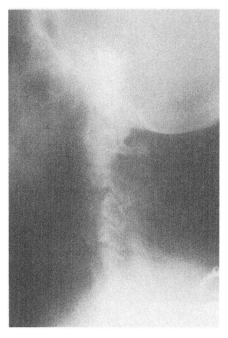

Abb. 2e.

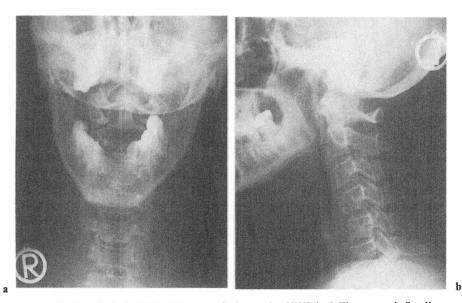

a

b

Abb. 3a, b. Kasuistik 2 (J. R.): Röntgenaufnahmen der HWS in 2 Ebenen nach Sandberg und Gutmann; **a** a.-p.-Strahlengang, **b** seitlicher Strahlengang

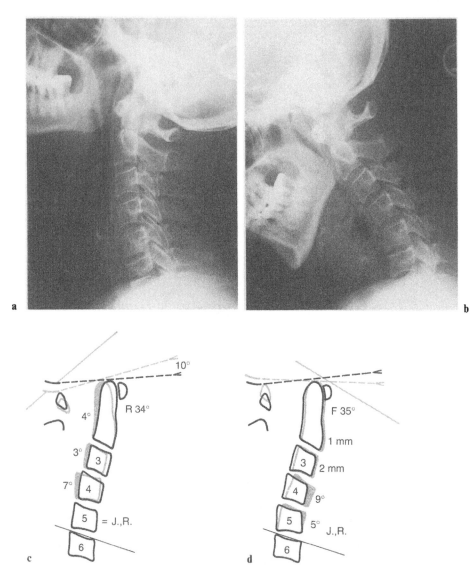

Abb. 4a–d. Kasuistik 2 (J. R.): Röntgenfunktionsaufnahmen der HWS; **a** Extension, **b** Flexion; **c** Zeichnung segmental; **d** Neutralhaltung gegen Flexion

Die Röntgennativ- und -übersichtsaufnahmen vermittelten eher den Eindruck einer segmentalen Lockerung bei C4/5. Dieses Segment zeigt sich bei der klinischen Untersuchung jedoch ohne die entsprechende Symptomatik.

Pathogenetisch steht vielmehr das Segment C2/3 und C3/4 im Vordergrund mit einem Maximum der Druckdolenz über dem Apophysealgelenk links, der segmentalen massiven Linksseitneigungseinschränkung (Konvergenzeinschränkung) sowie mit dem röntgenologischen Instabilitätszeichen bei Flexion.

Die neurophysiologische Identifizierung dieser segmentalen Etage ergab sich mittels der Elektroalgosensometrie nach Jelannek, mit welcher eine Hypersensibilität und Hyperalgesie besonders im Dermatom C 3 aufgedeckt werden konnte bei relativen Normalbefunden im Dermatom C 4 und kaudal davon bis Th 2.

Kasuistik 3. 29jähriger Mann, 1990 Auffahrunfall von hinten, mit HWS-Beschleunigungstrauma, Beschwerdeangabe seit dem Unfalltag ohne zeitliches Intervall, anfangs mit Nacken-Hinterkopf-Schmerzen, wenige Tage später mit Schmerzausstrahlung okzipital bis frontal und Entwicklung einer uncharakteristischen Schwindelsymptomatik bei bestimmten Bewegungen, später auch verbunden mit Verschwommensehen, Gehörabschwächungen und zeitweiligem Tinnitus. Mitte 1993 und Anfang 1994 erfolgte eine stationäre konservative Behandlung in unserer Klinik. Die versicherungsrechtliche Seite war zuvor Ende 1992 abgewickelt und dabei Ansprüche aus dem Unfall und deren Folgen abgelehnt worden.

Aufnahmebefund: Zwangshaltung des Kopfes, Vermeiden jeglicher Bewegungen, lokal hochgradige Druckdolenzen C 2/3 und C 4/5 über den Apophysealgelenken sowie über den Querfortsätzen aller mittleren und oberen HWK, links stärker als rechts, massive Druckdolenz aller Scaleni, insbesondere druckdolente Ansätze an den Rippen 1 und 2 beiderseits, verkürzter M. levator scapulae links mit schmerzhafter Triggersymptomatik, ebenso druckschmerzhafte Ansätze des M. iliocostalis pars cervicis an den oberen Rippen.

Segmental zeigte sich in den zugehörigen Dermatomen eine Hyperästhesie und Hypalgesie bei C 3 und C 4, links betont, die sich auch mittels der Elektroalgesensometrie nach Jelannek objektivieren ließ.

Bei der Untersuchung im Liegen Maximum der Druckdolenz bei entspannten Nackenmuskeln über den Apophysealgelenken C 2/3 und C 4/5, links stärker als rechts ausgeprägt. Die orientierende Bewegungsuntersuchung der Halswirbelsäule zeigte eine eingeschränkte Extension und ebenso Links-/Rechtsrotation in Neutralstellung um 50 % sowie eine hochgradige Einschränkung der Links-/Rechtsrotation in Flexionshaltung der Halswirbelsäule ebenso wie in Extensionshaltung. Bei der segmentalen Untersuchung massive Linkslateralflexionseinschränkung im oberen Kopfgelenk und Links-/Retchsrotationseinschränkung von C 1 um mehr als ⅔.

Das Segment C 2/3 zeigte sich eher hypermobil, dagegen fand sich eine massive Bewegungssperre im Segment C 3/4 und im Segment C 4/5 eher eine Instabilität.

Röntgenbefund: Die Nativaufnahmen nach Sandberg und Gutmann zeigten eine abgeflachte obere HWS, vermeintliche Atlassuperiorstellung mit vorderer basilärer Impression, die a.-p.-Aufnahme ließ eine flache Linksausbiegung erkennen, in der oberen HWS eine Linksrotation von C 1 und C 2. Die Funktionsaufnahme im seitlichen Strahlengang mit Kopfvor- und -rückbeuge zeigte eine pathologische Situation im Segment C 2/3 mit einer unphysiologischen Beweglichkeit bei Extension und einer vermehrten Flexion, erhebliche Bewegungseinschränkung des HWK 3 bei Flexion und Extension, deutliches Dorsalgleiten des HWK 4 bei Extension um 2–3 mm bei fehlender Mitbewegung der HWK 5–6 (Abb. 5).

Bei der Beurteilung dieser Symptomatologie muß festgestellt werden, daß für die Klinik nicht die erhebliche Segmentblockierung pathogenetisch bei C 3 im Vordergrund steht, sondern mehr die Instabilität und segmentale Hypermobilität des HWK 2 und des HWK 4 bei insgesamt massiv funktionsgestörter Halswirbelsäule.

Beurteilung

Die 3 aufgeführten Kasuistiken wiesen massive Segmentfunktionsstörungen auf, die strukturell und pathogenetisch bisher nicht aufgedeckt waren. Die bisherigen Diagnosen waren topischer Natur und bezeichneten die geschilderten Gesundheitsstörungen lediglich als

– Zervikalsyndrom mit Zephalgien,

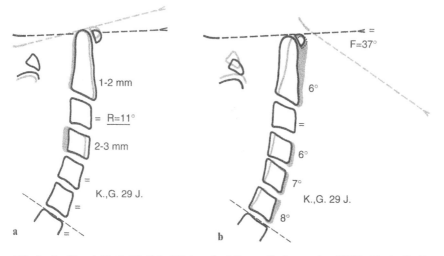

Abb. 5a, b. Kasuistik 3 (K. G.): Röntgenfunktionsaufnahmen der HWS; Neutralhaltung gegen **a** Extension und **b** Flexion

- zervikoenzephales Syndrom oder
- HWS-Syndrom.

Ein weiteres Kennzeichen aller 3 posttraumatischen Zustände war, daß die Unfallanamnese in der Zeit der Erstbehandlung äußerst lückenhaft dargestellt wurde.

Die Primärdiagnose bezog sich nur auf eine topische Zustandsbeschreibung, und notwendige diagnostische Maßnahmen zur Festlegung einer endgültigen Abklärung, auch mit erweiterter Röntgendiagnostik, sind zu einem angemessenen Zeitpunkt unterblieben.

Im Fall 1 war das erste HWS-Trauma durch unzureichende diagnostische Maßnahmen nicht in seiner Bedeutung erkannt und unzureichend behandelt worden und kam nie zur Ausheilung, gleichwohl wurden die klinischen Auswirkungen von der Verletzten toleriert.

Das 2. Trauma führte zu einer richtungsweisenden Verschlimmerung einer vorbestehenden Arthropathie der HWS mit jetzt erheblichen arthritischen Reizzuständen der traumatisierten Apophysealgelenke und der Entwicklung eines massiven posttraumatischen zervikoenzephalen Syndroms. Im Fall 2 wurde die pathogenetische Bedeutung der Funktionsstörung im Segment C2/3 erst durch die neurophysiologische Identifizierung mittels der Elektroalgesensometrie nach Jelannek möglich, mit der eine Hyperalgesie als besonderes neurophysiologisches und segment-/dermatombezogenes Reaktionsmuster als Folge einer Nozizeption und pathologischen Propriozeption in dem betroffenen Bewegungssegment aufgedeckt werden konnte.

Dieser Befund sicherte letztendlich die pathogenetische Aktualitätsdiagnose (nach Gutmann) im Segment HWK 2/3. Bei dem 3. Kasus fällt das Nebeneinander von segmentalen Bewegungssperren und pathologischen Beweglichkeiten in der direkten segmentalen Nachbarschaft auf, was die Diagnose der einzelnen Läsionen erheblich erschwert. Ob nun pathogenetisch die aufgehobene Beweglichkeit des HWK als Ursache der pathologischen Beweglichkeit in dem nächsten kranialen oder kaudalen Segment angesehen werden muß oder als Folge, wird wohl nicht zu klären sein. Alle 3 Fälle sind dadurch gekennzeichnet, daß letztendlich die diagnostische Abklärung der segmentalen Läsion unterblieben ist, somit keine adäquate Therapie möglich war und schließlich die Beurteilung der verschiedenen Läsionen als Unfallfolgezustand unterblieb.

In allen 3 Fällen konnte nachgewiesen werden, daß die Ablehnung der derzeit feststellbaren Gesundheitsstörungen als Unfallfolgezustände eine Falschbeurteilung war.

Diskussion

Die Aufdeckung der segmentalen Dysfunktion im Rahmen eines Zervikalsyndroms und insbesondere bei einem posttraumatischen Geschehen ist Aufgabe einer subtilen manualmedizinischen Diagnostik an der Halswirbelsäule und dem oberen Thorax sowie Schultergürtel. Die notwendigen diagnostischen Maßnahmen bei Zuständen nach HWS-Traumen wurden schon 1987 auf der Fortbildungsveranstaltung des Berufsverbandes der Ärzte für Orthopädie von Rompe (1989) oder Lindner (1989) beschrieben.

Diese Aussagen wurden aktualisiert von vielen Experten anläßlich des Symposiums in Bayreuth, deren Ergebnisse in dem Kliniktaschenbuch von Kügelgen und Hillemacher (1989) ihren Niederschlag fanden sowie in einer neueren Veröffentlichung von 1993 über einen interdisziplinären Konsens bei Beschleunigungsverletzungen der Halswirbelsäule, herausgegeben von Moorahrend (1993).

Röntgenologische Funktionsdiagnostik

Wir schätzen die Wertigkeit der röntgenologischen Funktionsdiagnostik mit Flexion und Extension der Halswirbelsäule sowie mit Nickaufnahme im Kopfgelenkbereich sehr hoch ein und führen dies in der Regel als aktiv gehaltene oder in besonderen Fällen als passiv gestützte Aufnahme durch.

Diese Funktionsdiagnostik gibt dem Kliniker ein Instrument in die Hand, seine subjektive Befunderhebung mit den objektivierbaren Ergebnissen auf dem Röntgenbild in Einklang zu bringen.

Dvořák et al. (1989) haben über eine vergleichende Studie von Röntgenfunktionsaufnahmen mit aktiver Bewegung vs. passiv gestützte Techniken berichtet und auf die Vorzüge dieser beiden Techniken verwiesen. Einwände, die der Röntgenfunktionsuntersuchung als diagnostische Maßnahmen entgegengebracht werden, sind uns bekannt, und ich darf hier auf die Veröffentlichungen von Rompe u. Frauenhoffer (1987) und Kamieth (1984) verweisen.

Auch von Arlen (1983) wurden Beispiele gezeigt, die eine generelle Ablehnung der Ergebnisse der Röntgenfunktionsdiagnostik nicht gerechtfertigt erscheinen lassen. In einem Beispiel ist die röntgenologische metamere Funktionsanalyse *vor* und *nach* einem Beschleunigungstrauma dargestellt. Hier sind deutlich die Folgen der traumatischen Einwirkung auf die intersegmentale Beweglichkeit zu erkennen.

Die Röntgenaufnahmen – Nativ oder als Funktion – können aber immer nur die klinische Diagnose stützen – oder: was klinisch nicht diagnostizierbar ist, kann nicht aus dem Röntgenbild herausgelesen werden, kann also niemals der strukturellen oder der pathogenetischen Diagnose entsprechen.

Das HWK 2/3-Segment als Schlüsselregion

Das Bewegungssegment C 2/3 kann als Schlüsselregion der Halswirbelsäule (Freyette 1954) in der Verbindung der Einheit Kopfgelenke einerseits und der mittleren bis unteren Halswirbelsäule andererseits angesehen werden. Stoddard (1959) mißt der Tatsache, daß die Dura mater am HWK 2 und 3 als letzte Anheftungsstelle bis zum Sakrum hin befestigt ist, die wesentlichste Ursache für diese Schlüsselstellung in der Halswirbelsäule zu. Gleicher Meinung sind Magoun (1966) und Upledger u. Vredevoogd (1991). Gutmann (1981, 1983) fand beim zervikalen Schwindel und bei synkopalen Syndromen am häufigsten Blockierungen oder andere Schädigungen im Segment C 2/3. Auch Hülse weist in seiner Monographie (1983) auf die Bedeutung des Segments C 2/3 in der Pathogenese von zervikalen Gleichgewichtsstörungen einerseits und Kopfschmerzen andererseits hin: „Objektiv zeigt sich meist eine Blockierung im Bereich C 2/3 mit reflektorischen Veränderungen im zugehörigen Dermatom und Myotom".

Bei Funktionsstörungen im Segment C 2/3 finden sich in der Regel schmerzhafte Ansätze des M. iliocostalis pars cervicalis an den oberen Rippen, nahe den Angulae costae (Tilscher 1983).

Die muskulären oder myofaszialen Folgezustände sind auch an den zugehörigen Scaleni, dem M. levator scapulae und dem kontralateralen M. sternocleidomastoideus aufzudecken.

Im Rahmen der myofaszialen und/oder Tonusveränderungen der Scaleni ist auch die Dysfunktion der gleichnamigen 1. Rippe bei Atemexkursionen ein fast stets festzustellendes Phänomen.

Auf die pathogenetischen Zusammenhänge des HWK-Segments C 2/3 und deren Bedeutung im Hinblick auf die therapeutische Einflußnahme hat Lewit 1977 aufmerksam gemacht. Wolff (1983) hat die Häufigkeit der Dysfunktion C 2/3 und ihre Bedeutung und besonders die Kombination mit schmerzhaften Funktionsstörungen der oberen Kostovertebralgelenke herausgestellt. Somit entwickelt sich die obere Thoraxapertur zu einer 2. Schlüsselregion, und Jirout (1990) bezeichnet den zervikothorakalen Übergang auch als „Kreuzweg", in dem mehrere Kraftkomponenten kollidieren und gegeneinander wirken.

Auch Störungen im lymphatischen oder vaskulären System im Bereich dieser Schlüsselregion sind von wesentlicher Bedeutung und diagnostisch als „Thoracicoutlet-" oder als „Thoracic-inlet-Symptomatik" zu sehen.

Die Verknüpfung der Fehlfunktionen aus dem Segment C2/3 (und C3/4) mit den Strukturen der oberen Thoraxapertur konnten wir in den 3 Kasuistiken deutlich herausstellen. Die Symptomatologie und das Krankheitsbild des segmentalen zervikalen Syndroms kann dabei funktionell oder morphologisch bedingt sein.

Gutmann stellte zuletzt das pathogenetische Potential heraus und differenzierte eine anatomisch-morphologische und eine physiologisch-funktionelle Ätiologie. Die funktionelle wie auch die morphologische Veränderung im Bewegungssegment kann Ursache sowohl einer hypomobilen als auch hypermobilen bzw. pathologischen Segmentlockerung sein.

Somatische Dysfunktion, die sog. „Segmentblockierung"

Der Begriff „Blockierung" ist sicherlich kein glücklicher, und er ist gekennzeichnet durch das Bemühen, die reversible segmentale Funktionsstörung von der morphologischen Bewegungsstörung innerhalb des Bewegungskegels wie auch von der Subluxation oder der Luxation abzugrenzen. Die klinischen Phänomene der reversiblen segmentalen Dysfunktion sind weitgehend bekannt, die biomechanischen Veränderungen sind erklärbar und die neurophysiologischen Reaktionen auf der Ebene der Proprio- und/oder Nozizeption deutlich herausgearbeitet, wohingegen man nach wie vor über die Genese der Blockierung rätselt (Hülse 1983). Die Kliniker Kehr u. Jung (1985) äußern ihre theoretischen Ansichten und führen 3 Ursachen in Betracht:

- Das Bandscheibenleiden und evtl. der Bandscheibenprolaps,
- der Meniskusabriß (Meniskoid) in den Wirbelbogengelenken,
- die Dehnung, der Einriß oder der Riß der verschiedenen Längsbänder der Halswirbelsäule, der Zwischenwirbelbänder oder der Gelenkkapseln.

welche zu lokalisierten Muskelkontrakturen und sekundär zur Segmentblockierung führen.

Der Muskelspasmus kann schließlich auch als Ausdruck und Folge einer Blockierung angesehen werden. Daß die Muskelverspannung keineswegs die einzige Ursache der Blockierung ist, zeigen die Beobachtungen von Lewit (1977), daß häufig Blockierungen auch am narkotisierten und relaxierten Patienten vorzufinden sind.

Von pathologisch-anatomischer Seite wird die Einblutung in das Foramen intervertebrale als Begleitphänomen von benachbarten Mikrofrakturen gesehen. Saternus (1993) führt jedoch auch an, daß grundsätzlich „Einblutungen in die Foramina als typische Weichteilverletzungen ohne knöcherne Beteiligung geläufig sind".

Auch die Einblutungen in die Kapsel und in den Gelenkspalt der Apophysealgelenke werden von ihm als ein häufiges Ereignis beschrieben. Schon 1960 wurde von Zuckschwerdt et al. ausführlich dargestellt und belegt, daß solche Einblutungen in die Gelenkräume der Apophysealgelenke zu Blockierungen führen können.

Somit scheint in bestimmten Fällen die diagnostizierte segmentale Bewegungsminderung morphologischen Ursprungs zu sein, in anderen Fällen zeigt sie sich als spondylogenes Reflexgeschehen im Sinne der Nozireaktion im Zusammenhang mit Läsionen unterschiedlichster Strukturen der HWS. Sind traumatisch-morphologische Veränderungen die Genese der Segmentstörung, dann sollte auch alles daran gesetzt werden, diese klinisch zu definieren. Die manualmedizinische Diagnostik kann helfen, eine klinisch relevante Höhenlokalisation festzulegen und dabei den Typ der Bewegungsstörung: Hypermobilität/Hypomobilität zu identifizieren.

Traumatische Segmentlockerung bzw. Instabilität

Die Segmentlockerung ist eine gravierende pathologisch-anatomische Veränderung, die nach Kehr u. Jung (1985) meist einem Riß bzw. Teilriß oder einer Dehnung der Kapseln und/oder der Ligamente entspricht. Bei mehr als 2 mm ausgeprägter Verschiebung besteht kombiniert mit einer Kapsel- und Ligamentläsion auch eine Diskus- oder Meniskoidläsion, die der Verschiebung „einen langdauernden oder sogar definitiven Ausdruck verleiht". Die Diagnose der segmentalen Instabilität ist um so wichtiger, als bei einer Wirbelkörperverschiebung mehr als 2 mm oberhalb von C 4 und von mehr als 4 mm unterhalb von C 4 immerhin die Operationsindikation diskutiert werden muß (Zoellner 1993).

Die geringgradige Segmentlockerung bedarf einer spezifischen konservativen Therapie zur segmentalen Stabilisation unter Berücksichtigung der Kontraindikation für manualtherapeutische Behandlungstechniken mit Traktionsbehandlungen oder Impulsmanipulationen. Somit ist die Diagnose der Segmentlockerung und der pathologischen Beweglichkeit im Segment aus therapeutischen Gründen von eminenter Bedeutung.

In der Promotionsarbeit meines Mitarbeiters Lampe (1993) konnten unterschiedliche Gesichtspunkte bei der röntgenologischen Untersuchung der posttraumatischen segmentalen Lockerung an der Halswirbelsäule herausgestellt werden (Tabelle 1). Bei 60 Patienten mit Unfallfolgezuständen nach HWS-Traumata fanden sich monosegmentale Instabilitäten vorwiegend im Segment C 2/3 und C 3/4 bei 48 %. Es konnte herausgestellt werden, daß bei Heckanprall häufiger bisegmentale Läsionen mit Maximum am HWK 3 und HWK 4 gefunden werden, wohingegen bei Frontalkollisionen Segmentlockerungen monosegmental und vorwiegend am HWK 2 oder HWK 3 gefunden werden.

Die Segmentlockerungen sind die wesentlichsten pathogenen Faktoren bei der Chronifizierung eines posttraumatischen Syndroms. Bei 81 % der chronifizierten HWS-Traumapatienten sind röntgenologisch erfaßbare pathologische Lockerungen nachzuweisen. Die Untersuchung ergab auch, daß die Lockerungen im Bewegungssegment zu 60 % manualdiagnostisch erfaßbar sind und daß die manuell diagnostizierten Lockerungen zu 100 % röntgenologisch bestätigt werden.

Auffälligstes klinisches Kriterium war die Haltungsschwäche des Kopfes, die 91 % des posttraumatischen Patientengutes beklagten: eine Hälfte schon am Unfalltag, die weitere Hälfte nach 2–3 Tagen. Nacken- und Kopfschmerzen waren die führenden Beschwerdeschilderungen, lediglich 7 % der Verletzten führten keine

Tabelle 1. Manualdiagnostischer Befund: prozentuale Verteilung der segmentalen Lockerung (*schwarz*) und des segmentbezogenen ligamentären Reizes (*weiß*)

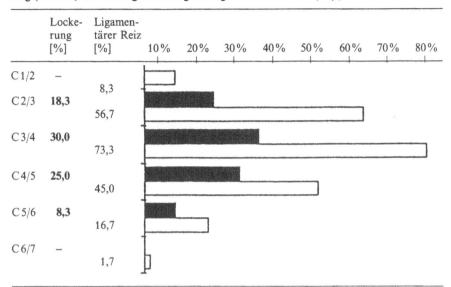

Tabelle 2. Beschwerden bei segmentalen Lockerungen. Von 49 Patienten mit segmentalen Lockerungen klagen 45 (=91,8%) über Haltungsschwäche des Kopfs

	Von 49 Patienten mit Lockerungen	
	(*n*)	[%]
Nackenschmerzen	45	93,9
Haltungsschwäche	45	91,8
Kopfschmerzen	45	91,8
Gleichgewichtsstörungen	26	53,1
Schultergürtelschmerzen	23	46,9
BWS(LWS)-Schmerzen	19	38,8
Übelkeit	16	32,7
Schlafstörungen	15	30,6
Armschmerzen	14	28,6
Konzentrationsstörungen	13	26,5
Bewegungseinschränkung	12	24,5
Empfindungsstörungen	9	18,4
Benommenheit	9	18,4
Bewußtseinsstörungen	8	16,3
Hörstörungen	8	16,3
Kraftlosigkeit	7	14,3
Erbrechen	6	12,2
Sehstörungen	5	10,2

derartigen Beschwerden an (Tabelle 2). Schmerzausstrahlungen in die Schultern und Arme wurden von 31 % geäußert, uncharakteristische Gleichgewichtsstörungen gaben 55 % an.

Bei der klinischen Untersuchung zeigte sich schon bei der Oberflächenpalpation eine positive Kibler-Falte mit Maximum im Segment C3 und C4 (bei 65 % der Untersuchten). In der gleichen Häufigkeit konnten in den genannten Dermatomen auch hyperalgetische Hautempfindungsstörungen aufgedeckt werden. Die am häufigsten betroffenen Muskeln waren die tiefen Nackenmuskeln, also die Mm. recti und obliquii sowie die Mm. scaleni und der M. sternocleidomastoideus. Entsprechende Häufung der segmentalen Läsion zwischen HWK 2, 3 und 4 fanden wir im Bereich der oberen Thoraxapertur, schmerzhafte Kostotransversalgelenke, besonders der Rippen 1–2, immerhin bei 82 % der Verletzten. Die inspiratorischen oder expiratorischen Rippenfunktionsstörungen waren bei allen Verletzten nachzuweisen.

Zusammenfassung

Es konnte anhand der dargestellten Kasuistiken und der Ergebnisse der Promotionsarbeit deutlich gemacht werden, daß die manualmedizinische Segmentdiagnostik sich nicht nur auf Feststellen von Blockierungen beschränken darf.

Der subtile und spezifische Umgang mit den Symptomen und den verschiedensten Befunden an der Halswirbelsäule ermöglicht erst mit der strukturellen und der aktuellen Diagnose, pathogenetische Zusammenhänge aufzudecken und die „Schwarz-weiß-Zeichnungen des Röntgenbildes" in einen klinischen Zusammenhang zu bringen.

Die Kompetenz der manualmedizinischen Diagnostik kann nicht mehr wegdiskutiert werden und hilft dem Traumatologen bei der Aufdeckung pathogenetisch bedeutsamer Veränderungen im Rahmen von Ausheilungsstörungen bei posttraumatischen Zuständen an der Halswirbelsäule.

Der oft außergewöhnliche Zeitaufwand für eine exakte und sehr subtile Diagnostik darf nicht dazu führen, der Oberflächlichkeit das Wort zu geben.

Es muß aber auch von Manualmedizinern gefordert werden, die segmentale Dysfunktion qualitativ und quantitativ zu beschreiben und dabei die funktionell reversiblen Störungen (Blockierungen) im Grade ihrer Ausprägung und der Bewegungsrichtung eindeutig zu definieren. Dies hat bei der Untersuchung der Wirbelsäule – wie natürlich auch an allen Körpergelenken – immer einen dreidimensionalen Aspekt, bei welchem die Lateralflexions- und Rotationseinschränkung sowohl in flektierter wie in extendierter Ausgangsstellung aufgezeigt werden muß.

Eine derartig subtile Darstellung und Befundung macht aber auch nur dann Sinn, wenn alle Zusammenhänge und das pathogenetische Prinzip mit ausreichender Sicherheit aufgedeckt, durch die röntgenologische Zusatzdiagnostik bestätigt werden kann und den Einklang mit der anamnestischen Beschwerdeschilderung erkennen läßt.

Folgendes diagnostisches Vorgehen hat sich dabei bewährt:

1. Festlegung einer Primärdiagnose.
2. Bei Nichtbestehen von Kontraindikationen (Frakturen, Luxationen, Bandabrissen o. ä.) frühzeitige Röntgenfunktionsuntersuchungen der Halswirbelsäule im seitlichen Strahlengang mit Kopfvor- und -rückbeuge sowie Nickaufnahme, spätestens 2–3 Wochen nach dem Unfallereignis. Ausmessung der intersegmentalen Beweglichkeit nach Buetti Bäuml, Penning oder Arlen.
3. Frühzeitige Zusatzdiagnostik mittels Kernspintomographie, Dreiphasenszintigraphie und auch Computertomographie.
4. Bei der Neigung zum chronischen Verlauf – nach 3–4 Wochen – qualifizierte manualmedizinische Befunddiagnostik und -dokumentation.
5. Röntgenfunktionskontrolluntersuchung spätestens nach 3 Monaten.

Nicht nur für den diagnostischen Ablauf sind die vorgenannten Gesichtspunkte von wesentlicher Bedeutung, sondern auch therapeutische Grundprinzipien müssen beachtet werden. Um nicht der Chronifizierung Vorschub zu leisten, ist zu fordern:

1. Manuelle Therapie mit den klassischen Impulsmanipulationen frühestens 6–8 Wochen nach dem Unfallereignis. Atlastherapie nach Arlen ist mit Erfolg auch schon früher, d. h. wenige Tage nach dem Unfall einsetzbar. Risikoärmer als die Impulsmanipulationen sind die Behandlungen mit osteopathischen Techniken wie Muskelenergietechniken, der postisometrischen Relaxation oder myofaszialen Entspannungstechniken.
2. Die Anwendung der Zervikalorthese im Sinne einer Halskrawatte sollte auf das tatsächlich Notwendige reduziert werden und in der Regel die Zeit von 14 Tagen nicht überschreiten.
3. Frühzeitige krankengymnastische Behandlung der Weichteilstrukturen des oberen Thorax und des Schultergürtels, vorsichtiger Einsatz stabilisierender Behandlungsverfahren an der Halswirbelsäule. Letztere sind nur bei weitgehender „schmerzfreier" Funktion der Halswirbelsäule anwendbar.
4. Vermeidung von provozierenden Bewegungsabläufen im Alltag und Beruf, solange die muskuläre Situation keine ausreichende statische und dynamische Stabilisierung ermöglicht.

Literatur

Arlen A (1983) Röntgenologisch objektivierbare Funktionsdefizite der Kopfgelenke beim posttraumatischen Zerviko-zephal-Syndrom. In: Hohmann D, Kügelgen B, Liebig K, Schirmer M (Hrsg) Neuroorthopädie I. Springer, Berlin Heidelberg New York, S 292–303

Dvořák J, Fröhlich D, Penning L (1989) Functional radiographic diagnosis of the cervical spine: flexion/extension. 9. Int Kongr Fédération Internationale de Medicine Manuelle, London

Freyette HH (1954) Principles of the osteopathic technique. Am Acad Osteopathy Carmel, pp 146–149

Gutmann G (1981) Funktionelle Pathologie und Klinik der Wirbelsäule, Bd 1: Die Halswirbelsäule. Fischer, Stuttgart New York

Gutmann G (1983) Die orthopädische Neutralhaltung der Halswirbelsäule als reproduzierbares Objekt der Röntgendiagnostik. In: Hohmann D, Kügelgen B, Liebig K, Schirmer M (Hrsg) Neuroorthopädie, Bd 1. Springer, Berlin Heidelberg New York, S 193

Hülse M (1983) Die zervikalen Gleichgewichtsstörungen. Springer, Berlin Heidelberg New York Tokio

Jirout J (1990) Das Gelenkspiel. In: Gutmann G (Hrsg) Funktionelle Pathologie und Klinik der Wirbelsäule, Bd 1. Fischer, Stuttgart New York, S 176

Kamieth H (1984) Röntgenbefunde von normalen Bewegungen in den Kopfgelenken. Hippokrates, Stuttgart

Kehr P, Jung A (1985) Chirurgie der Arteria vertebralis an den Bewegungssegmenten der Halswirbelsäule. In: Gutmann G (Hrsg) Funktionelle Pathologie und Klinik der Wirbelsäule. Fischer, Stuttgart New York, S 107

Kügelgen B, Hillemacher A (1989) Problem Halswirbelsäule. Aktuelle Diagnostik und Therapie. Springer, Berlin Heidelberg New York

Lampe M (1993) Röntgenologische Untersuchung der posttraumatischen segmentalen Lockerung an der Halswirbelsäule. Inaugural-Diss, Westf Wilhelms-Univ, Münster

Lewit K (1977) Manuelle Medizin im Rahmen der Medizinischen Rehabilitation, 2. Aufl. Barth, Leipzig

Lindner H (1989) Die gutachterliche Beurteilung der Halswirbelsäulenverletzung. In: Krause W (Hrsg) Die Halswirbelsäule. Praktische Orthopädie, Bd 19. Stork, Bruchsal, S 326

Magoun H (1966) Osteopathy in the cranial field. Journal Printing, Kirksville

Moorahrend U (Hrsg) (1993) Die Beschleunigungsverletzung der Halswirbelsäule. Fischer, Stuttgart Jena New York

Rompe G (1989) Kritische Stellungnahme zum aktuellen Stand der Beschleunigungsverletzung. In: Krause W (Hrsg) Die Halswirbelsäule. Praktische Orthopädie, Bd 19. Stork, Bruchsal, S 294

Rompe G, Frauenhoffer M (1987) Die derzeitigen Grenzen der Objektivierbarkeit der Schleuderverletzungsfolgen. Vortrag 37. Jahrestagung Nordw Orthop, Göttingen

Saternus KG (1993) Pathomorphologie dieses Verletzungstyps. In: Moorahrend U (Hrsg) Die Beschleunigungsverletzung der Halswirbelsäule. Fischer, Stuttgart Jena New York, S 55

Stoddard A (1959) Manual of osteopathic technique. Hutchinson, London

Tilscher H (1983) Indikationen und Erfolgsaussichten der Manualtherapie bei pseudoradikulärem Syndrom im Bereich der Halswirbelsäule. In: Hohmann D, Kügelgen B, Liebig K, Schirmer M (Hrsg) Neuroorthopädie, Bd 1. Springer, Berlin Heidelberg New York Tokio, S. 189

Upledger JE, Vredevoogd JD (1991) Lehrbuch der Kraniosakralen Therapie. Haug, Heidelberg

Wolff HD (1983) Manual-medizinische Erfahrungen bei Weichteilverletzungen der Halswirbelsäule. In: Hohmann D, Kügelgen B, Liebig K, Schirmer M (Hrsg) Neuroorthopädie, Bd 1. Springer, Berlin Heidelberg New York Tokio, S 288

Zoellner G (1993) Radiologische Standard-Diagnostik nach frischen Verletzungen. In: Moorahrend U (Hrsg) Die Beschleunigungsverletzung der Halswirbelsäule. Fischer, Stuttgart Jena New York, S 82

Zuckschwerdt L, Emminger E, Biedermann F, Zettel H (1960) Wirbelgelenk und Bandscheibe, 2. Aufl. Hippokrates, Stuttgart

Das Verhältnis der manuellen Diagnostik zur Röntgenfunktionsanalyse, diskutiert am Beispiel der posttraumatischen segmentalen Lockerung an der HWS

M. Lampe

Bei der wachsenden Zahl zu begutachtender Halswirbelsäulenverletzungen fällt auf, daß Röntgenbefunde häufig nicht mit der Schwere der geklagten Beschwerden in Einklang zu bringen sind. Patienten mit bleibendem Leiden nach HWS-Trauma – aber angeblich fehlenden objektiven HWS-Befunden – werden daher wiederholt als prätraumatisch belastet oder psychisch verändert (Erdmann 1973; Hodge 1971; MacNab 1964; Miller 1961; Miller u. Cartlidge 1972; Scherzer 1975), wenn nicht sogar als simulierend (Mills u. Horne 1986) eingestuft, so daß sich ihre Chance, angemessen entschädigt zu werden, verringert. Jedoch sind einige klinische und experimentelle Daten dazu angetan, das Vertrauen in psychogenetische Interpretationen zu erschüttern: z. B. das Sistieren subjektiver Beschwerden und objektiver Daten nach Immobilisation der HWS (Hinoki 1985; Janes u. Hooshmand 1965) sowie die Zunahme gewisser somatischer Befunde während des posttraumatischen Verlaufs (Hohl 1974; Norris u. Watt 1983) oder die neuerlichen Ergebnisse der funktionellen Neuroradiologie (Dvořák et al. 1987, 1988) und die manualmedizinischen Befunde (Wolff 1983; Zenner 1987). Es empfiehlt sich deshalb, auch nach somatischen Ursachen solcher persistierenden Beschwerden nach HWS-Trauma zu fahnden und entsprechend die HWS-Diagnostik zu verfeinern.

Zwei Wege der Verfeinerung sollen hier besprochen und zueinander in Beziehung gesetzt werden: manuelle Diagnostik und Röntgenfunktionsanalyse. Als Beispiel wird das Phänomen der segmentalen Lockerung beleuchtet, das in der Begutachtung von HWS-Beschleunigungstraumen bisher zuwenig beachtet wurde, sich jedoch als Erklärungsmöglichkeit für persistierende Beschwerden anbietet, da es sich um einen irreparablen, therapeutisch nur schwer zu beeinflussenden Defekt handelt.

Untersucht wurden 60 HWS-Verletzte mit – meist jahrelang – persistierenden Beschwerden seit einem PKW-Unfall (Klinik für Manuelle Therapie, Hamm; die Charakteristika des Patientengutes beschreibe ich im einzelnen in Lampe 1994, Kapitel 4, S. 24 ff.). Traumatische Knochenveränderungen – Frakturen, echte Luxationen – wurden nicht einbezogen. Ein umfangreicher Untersuchungsbogen erfaßte die Unfallanamnese und die Beschwerdesymptomatik vom Unfalltag bis zum Tag der Erstkonsultation. Darüber hinaus wurde ein subtiler klinischer Befund dokumentiert, den ich eingehend darstelle (Lampe 1994) und welcher nicht nur die allgemein üblichen orthopädischen Kriterien beinhaltet, sondern auch die orientierende neurologische Untersuchung und insbesondere die segmentale kinesiolo-

B. Kügelgen (Hrsg.)
Neuroorthopädie 6
© Springer-Verlag Berlin Heidelberg 1995

gische Diagnostik. Beurteilt wurden die HWS- und oberen Thorakaldermatome, das Kiefergelenk, der muskuläre Spannungszustand im Halswirbelsäulen-Schultergürtel-Bereich, lokale Druckschmerzhaftigkeiten an den Wirbeln und den zugehörigen Muskeln, die obersten 5 Rippengelenke, Alltagshaltung und -bewegung der HWS und des Kopfes, die globale Halswirbelsäulenbeweglichkeit in allen Ebenen sowie die segmentale manualtherapeutische HWS-Funktionsanalyse. Die klinische Chirodiagnostik wurde im Rahmen der Untersuchung durch Chefarzt Dr. Schwerdtner durchgeführt, wodurch eine natürlicherweise subjektive, jedoch *einheitliche* Befunderhebung gewährleistet wird, die sich hinsichtlich der Praktik nach der diesbezüglichen Literatur orientiert (vgl. Eder u. Tilscher 1990; Lewit et al. 1992 u. a.).

Bei der röntgenologischen Fahndung nach HWS-Veränderungen wurde bewußt verzichtet auf eine quantitative Erfassung der Wirbelkörperbeweglichkeit durch bestimmte Winkelmessungen, wie sie vielfach beschrieben werden (Arlen 1978, 1979, Bhalla u. Simmons 1969; Buetti-Bäuml 1954; Bugyi 1960; Decking u. Ter-Steege 1975; Gutmann 1981; Markuske 1971, 1978; Penning 1964, 1976a, b; Wackenheim 1974, 1975). Für die klinische Praxis sind all diese Meßverfahren einerseits zu zeitraubend, andererseits haben sie zu keiner wirklichen Pathofunktionsdiagnostik geführt (Ausnahme Arlen 1979). Ihr Nutzen ist auch deshalb gering, weil sie nur die Kippkomponente der Halswirbelkörpergesamtbewegung und nicht die Transversalverschiebung, auf die es im wesentlichen ankommt, erfassen.

Für die klinische Praxis sind die absoluten Maße weniger interessant als die relative Beweglichkeit. Deshalb wurde ein funktionsanalytisches Röntgenverfahren gewählt, das die HWS im seitlichen Strahlengang mit maximaler Kopfvor- und -rückbeuge auswertet; als Bezugsposition dient die mittlere Ruhehaltung des Kopfes. In der Praxis schnell erstellbare (knapp 5 min) Röntgenpausen abstrahieren vom Unwesentlichen, bieten jedoch ein absolut realitätsbezogenes Bild: Auf einem Transparentpapier werden vom Röntgenbild der sagittalflektorischen HWS-Mittelstellung 2 Pausen erstellt. Über die Inklinationsaufnahme wird die Pause der Neutralposition so gelegt, daß die beiden C 7-Wirbelkörper sich decken. Mit roter Farbe wird auf der Pause die Lage von C6 des Inklinationsbildes eingezeichnet. Danach wird der kopierte 6. Halswirbelkörper der Neutralhaltung mit dem 6. der Anteflexionsaufnahme zur Deckung gebracht und die Position des 5. Wirbelkörpers in rot auf die Pause eingetragen. So wird Segment um Segment eingezeichnet, wobei kranialwärts bis zur Okzipitallinie gegangen wird.

Anschließend ist in gleicher Weise die Reklinationsaufnahme Wirbel für Wirbel in grüner Farbe auf der anfänglich hergestellten 2. Pause der Normalposition abzubilden (vgl. Abb. 1).

Das Röntgen- und Pausverfahren sowie v. a. die Methodik der röntgenologisch-funktionsanalytischen Auswertung im Hinblick auf pathologische „Instabilitas intersegmentalis" oder „Lockerung im Bewegungssegment" (Begriff von Schmorl u. Junghanns 1957) beschreibe ich eingehend in Lampe (1994, S. 7–21), wo auf den Überlegungen von Junghanns (1952), Buetti-Bäuml (1954), Penning (1976a, b), Arlen (1978, 1979), Gutmann (1981), Kamieth (1983, 1986) u. a. aufgebaut wird.

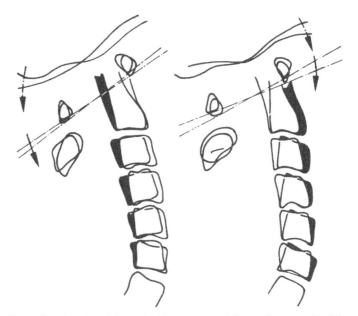

Abb. 1. Graphische Darstellung der Funktionsaufnahmen: *links:* Mittelstellung und Reklination, *rechts:* Mittelstellung und Inklination. (Nach Prantl 1985)

Die Tabelle 1 gibt einen Überblick über manual- und röntgendiagnostisch erfaßte Lockerungen.

Mit der Röntgenfunktionsanalyse nachweisbare segmentale Hypermobilitäten in beide Richtungen, also bei Ventral- und Dorsalflexion, sind manualdiagnostisch – selbstverständlich ohne vorherige Kenntnis der Röntgenbefunde – nahezu einwandfrei bestätigt worden. Gleiches gilt im Bereich der oberen und mittleren HWS für die segmentalen Lockerungen in eine Bewegungsrichtung mit Blockierung dieses oder seltener auch eines benachbarten Segmentes in Gegenrichtung [= Kriterium der Hypermobilitäts-Pathogenität lt. Kamieth (1986)]. Bei dem graphischen Vergleich zwischen röntgenologisch und manualdiagnostisch dokumentierten Lockerungen (Tabelle 2) fällt eine Diskrepanz hinsichtlich der Häufigkeiten auf, die bei den im Röntgenbild erfaßten segmentalen Lockerungen im Schnitt 10 % höher liegen. Die Spitze an manuell diagnostizierten Hypermobilitäten zeigt sich bei C 3/4, während die der röntgenologisch festgestellten Befunde bei C 4/5 liegt. Weiterhin erweist sich, daß sich die manuelle Befunderhebung in den unteren HWS-Segmenten ab C 6/7 der Diagnostik segmentaler Lockerungen entzieht. Erklärungsversuche werden unten vorgestellt.

Von den 60 Verunfallten unserer über posttraumatische chronische Beschwerden klagenden Patientengruppe weisen 49 (= 81,7 %) röntgenologisch erfaßbare pathologische Lockerungen auf. Diese eindrücklich hohe Zahl indiziert dringend, daß die Kliniker bei dieser Patientengruppe mehr als bisher an Hypermobilitäten zu denken haben und auch in Versicherungsgutachten dieses Phänomen mehr Beachtung zukommen muß.

Tabelle 1. Röntgenologischer und manualdiagnostischer Lockerungsbefund

Fall-Nr.	Röntgenologischer Lockerungsbefund			Manualdiagnostischer Lockerungsbefund		
	Nach ventral	Nach dorsal	Nach ventral und dorsal	Links	Rechts	Beidseitig
1	C4/5	–	–	C4/5	–	–
2	C3/4+4/5	–	–	–	–	–
3	C2/3	–	–	–	–	C2/3
4	–	–	C3/4+4/5	–	–	C3/4+4/5
5	–	–	–	–	–	C3/4
6	–	C5/6+6/7	C3/4	–	–	C3/4+5/6
7	C4/5	–	–	–	–	–
8	C2/3	–	–	–	–	–
9	–	C3/4	–	–	–	C3/4
10	C2/3+3/4	–	–	–	–	C2/3
11	C2/3+3/4+6/7	–	–	–	–	C2/3
12	–	–	C3/4	–	–	C3/4
13	–	–	–	–	–	C3/4
14	–	–	–	–	–	–
15	–	–	–	–	–	–
16	–	C4/5	–	–	–	C4/5
17	–	–	–	–	–	–
18	–	–	C3/4+4/5+6/7	–	–	–
19	C6/7	C5/6	–	–	–	–
20	C3/4	–	C4/5	C3/4+5/6	–	–
21	–	C6/7	–	–	–	C3/4
22	–	–	–	–	–	–
23	C2/3+3/4	–	C4/5+5/6	C4/5	–	–
24	–	C2/3+3/4	–	–	–	C2/3+3/4
25	–	C4/5+5/6	–	–	–	C4/5
26	C6/7	–	–	–	–	C5/6
27	–	C2/3+3/4+4/5	–	–	–	C2/3
28	C2/3	–	–	–	–	–
29	C2/3	C7/Th1	C3/4	–	C2/3	C3/4
30	C6/7	–	C2/3	–	C3/4	C2/3
31	C6/7	C4/5	–	–	–	–
32	–	–	[C5/6]	–	–	–
33	C4/5	–	–	–	–	–
34	C3/4	–	–	C3/4	–	–
35	–	–	C5/6	–	–	–
36	C4/5	C5/6	–	–	–	C4/5
37	–	C2/3+3/4	–	–	–	C3/4
38	–	–	C3/4	–	–	C3/4
39	C2/3+6/7	–	C4/5	–	–	C4/5+5/6
40	C2/3	–	C4/5	–	–	C4/5
41	–	C4/5	–	–	–	–
42	C3/4	–	–	–	–	–
43	C1/2+2/3	C4/5	–	–	C2/3	C4/5
44	C4/5+5/6	–	–	–	–	–
45	C3/4	C6/7	–	–	–	–
46	–	C3/4+4/5	C6/7	–	–	C4/5
47	C3/4	–	C4/5	–	–	C4/5
48	–	C4/5+5/6	–	–	–	C4/5
49	–	–	–	–	–	–
50	–	C3/4	C4/5	C3/4+4/5	–	–
51	C2/3	C4/5	–	–	–	C2/3
52	C1/2+2/3	–	–	C3/4	–	C2/3
53	–	–	–	–	–	C5/6
54	–	–	C2/3	–	–	C2/3
55	–	C4/5+5/6	–	–	–	C4/5
56	–	–	–	–	–	–
57	–	–	–	–	–	–
58	–	–	–	–	–	–
59	C3/4	–	C5/6	–	–	C3/4+5/6
60	–	–	C3/4+4/5	–	–	C3/4

Tabelle 2. Vergleich zwischen röntgen- (*dunkel*) und manualdiagnostisch (*gepunktet*) festgestellten Lockerungen

	% Man.-Lockerg.	% Rö.-Lockerg.	10,0% 20,0% 30,0% 40,0% 50,0%
$C_{1/2}$	–	3,3	
$C_{2/3}$	18,3	28,3	
$C_{3/4}$	30,0	38,3	
$C_{4/5}$	25,0	41,7	
$C_{5/6}$	8,3	18,3	
$C_{6/7}$	–	18,3	
C_{7}/Th_1	–	1,7	

Bei der Auswertung wird a priori vorausgesetzt, daß die Röntgendiagnose im ganzen weniger subjektive Elemente als die Manualdiagnose enthält und daß es deshalb sinnvoller ist, die Ergebnisse der Manualdiagnose an der Röntgendiagnose zu messen, als den umgekehrten Weg zu beschreiten. Es ergibt sich daraus die Fragerichtung: Wo tätigt die Manualdiagnose gegenüber der Röntgendiagnose 1) falsch-negative Aussagen und 2) falsch-positive Aussagen? 3) Wo kann die Manualdiagnose von der Röntgendiagnose bestätigt werden?

Tabelle 3. Manualdiagnostische Erfolgsquote

	Röntgenolo- gisch doku- mentierte Lockerg.	Manuell davon erfaßt	Röntgen- diagnosti- scher Überhang	Manuell erfaßte Lockerg.	Röntgeno- logisch davon bestätigt	Manual- diagnosti- scher Überhang
C 1/2	2	0 = 0%	2	0	0 = 100%	0
C 2/3	17	11 = 64,7%	6	11	11 = 100%	0
C 3/4	23	13 = 56,5%	10	18	13 = 72,2%	5
C 4/5	25	15 = 60,0%	10	15	15 = 100%	0
C 5/6	11	2 = 18,2%	9	5	2 = 40,0%	3
C 6/7	11	0 = 0%	11	0	0 = 100%	0
Gesamt	89	41 = 46,1%		49	41 = 83,7%	
Aussagen der Manualdiagnose		Richtig	Falsch- negativ		Richtig	Falsch- positiv

Lies den *linken* Teil der Tabelle: im Segment C 2/3 sind von 17 röntgenologisch dokumentierten Lockerungen 11 auch manuell erfaßt worden (= 64,7%); dagegen wurden 6 der röntgenologisch dokumentierten Hypermobilitäten manuell nicht erfaßt (Überhang = 6).
Lies den *rechten* Teil der Tabelle: im Segment C 2/3 sind von 11 manuell erfaßten Lockerungen 11 auch röntgenologisch dokumentiert (= 100%); es wurde keine Lockerung manualdiagnostisch zuviel festgestellt (Überhang = 0).
Die mittleren Spalten der beiden Tabellenteile repräsentieren jeweils die Erfolgsquote der Manualdiagnose.

Was sind die Gründe für die Diskrepanzen zwischen den beiden Diagnoseverfahren?

Zunächst zu den falsch-positiven Befunden in der Manualdiagnostik:

- In der Röntgendiagnostik besteht das Problem der exakten segmentalen Einstufung von Lockerungen nicht, während in der manuellen Diagnostik hier eine mögliche Fehlerquelle besonders in den unteren Segmenten liegt.
  Solch ein „Etagenfehler" dürfte etwa bei den Patienten Fall-Nr. 26 und 39 vorliegen, wo manualtherapeutisch bei C 5/6 eine und bei C 6/7 keine Lockerung diagnostiziert worden ist, während röntgenologisch eine Lockerung bei C 6/7 und keine bei C 5/6 festgestellt werden kann.
- Sonst liegen im Patientengut nur noch 6 weitere Fälle vor, bei denen der Manualtherapeut in einem Segment eine Lockerung diagnostizierte, die röntgenologisch nicht bestätigt werden konnte. Das heißt: Immerhin 83,7 % (41 von 49) aller manualdiagnostisch behaupteten Lockerungen bestätigen sich im Röntgenbild! Nur 16,3 % aller vom Manualdiagnostiker behaupteten Lockerungen sind röntgenologisch gesehen „Pseudolockerungen".
  Die Zahl von nur 8 solcher „Pseudolockerungen" ist erfreulich gering bei einer im Patientengut vorliegenden Gesamtzahl von 89 röntgenologisch und 49 manuell festgestellten Lockerungen. Die meisten der restlichen 6 (= 8 – 2 der oben genannten Etagenabweichungen) manualdiagnostischen „Pseudolockerungen" liegen im Segment C 3/4 (Patienten Nr. 5, 13, 21, 30, 52), die 6. bei C 5/6 (Patient Nr. 53). Der einleuchtende Grund für diesen Befund ist: Im Segment C 3/4 kommen bei Erwachsenen am häufigsten physiologische Hypermobilitäten vor (vgl. Kamieth 1986, z. B. S. 52 f.), so daß in diesem Teilstück der Manualdiagnostiker am ehesten in der Gefahr steht, Hypermobilitäten zu ertasten und diese dann irrtümlich als pathologisch einzustufen. Als Imperativ ergibt sich aus unserem Material, daß der Manualdiagnostiker im Segment C 3/4 am vorsichtigsten pathologische Befunde erheben und auf jeden Fall solche Aussagen über die Pathologie in diesem Segment röntgendiagnostisch absichern muß.

Nun zu den falsch-negativen Befunden der manuellen Diagnostik:
Das Ergebnis sieht hier für die Manualdiagnose etwas negativer aus. Die durchschnittliche Erfolgsquote ist hier nicht mehr 83,7 %, sondern nur noch 46,1 %. Für das Nichterkennen röntgenologischer Lockerungsbefunde durch die Manualdiagnose (die beste Trefferquote der Manualdiagnose liegt im Bereich C 2/3 bei „nur" 65 %) sind am ehesten folgende Gründe verantwortlich zu machen:

- Dem Manualdiagnostiker fällt es in der Regel schwerer, über mehrere Segmente verteilte Hypermobilitäten zu erkennen, v. a. wenn sie direkt untereinander liegen.
- Die oben beschriebene „Etagenabweichung" stellt in den beiden genannten Patientenfällen Nr. 26 und 39 natürlich auch den Grund für den fälschlichen Negativbefund der Manualdiagnostik in einem Segment dar (bei den Patienten 26 und 39 wird im Segment C 6/7 fälschlich nichts erkannt, dafür aber irrtümlich – „Etagenabweichung" – eine Lockerung im darüberliegenden Segment behauptet).

– Die obersten und untersten HWS-Segmente sind aufgrund ihres geringeren Bewegungsausmaßes im Vergleich zu den mittleren schlechter manuell zu erfassen. Dies zeigt sich in unserem Patientengut besonders von C 5/6 abwärts, aber auch in Höhe von C 1/2. Bei C 1/2, C 5/6, C 6/7 liegen die niedrigsten Trefferquoten der Manualdiagnose (0–18 %), während von C 2/3–C 4/5 die Trefferquote um 60 % schwankt.

Insgesamt läßt sich festhalten, daß die manualtherapeutischen Diagnosen auf jeden Fall durch die röntgenologischen zu korrigieren sind, besonders in den Segmenten C 1/2, C 5/6, C 6/7 (oft bleiben röntgenologisch bestehende Lockerungen unerkannt) und im Segment C 3/4 (oft werden manualdiagnostisch mehr Lockerungen behauptet, als röntgenologisch nachgewiesen werden können). Es erweist sich also die Manualdiagnose in den Segmenten C 2/3 und C 4/5 am zuverlässigsten.

Als Faustregel kann dokumentiert werden, daß den positiven Aussagen der Manualdiagnostik („Lockerung bei …“) im ganzen mehr Zuverlässigkeit zukommt (Erfolgsquote 83,7 %) als ihren Negativbehauptungen („Keine Lockerung bei …“), wo die Erfolgsquote bei nur 46,1 % liegt.

Wenn die Manual- der Röntgendiagnose als Korrektiv bedarf, gilt vielleicht auch umgekehrt, daß die röntgenologische Diagnostik auf die manualtherapeutische angewiesen ist? Das ist zu bejahen. Kann röntgenologisch in einem Segment eine hyper- und/oder hypomobile Funktionsstörung festgestellt werden, so wird es gleichwohl erst durch die Klinik möglich, die Körperseitendifferenzierung vorzunehmen, die therapeutisch relevant ist. Die unter Manualtherapeuten allgemein übliche Meinung, daß hypermobile Segmente eine Kontraindikation zur manuellen Behandlung darstellen, muß m. E. neu überdacht werden, da die im Zuge der segmentalen Hypermobilität häufig auftretende Blockierung in Gegenrichtung manualtherapeutisch sehr wohl behandelbar ist. Dies verlangt eine präzise Diagnostik und exakte Behandlungstechnik.

Kamieth fordert eine „Differenzierung durch die manuelle *oder* röntgenologische Funktionsdiagnose“ (1986, S. 137, Hervorhebung von mir). Ich bestehe auf einer Differenzierung durch die manuelle *und* röntgenologische Funktionsdiagnose mit entsprechenden Konsequenzen für die Begutachtung von HWS-Distorsionstraumen.

Literatur

Arlen A (1978) Meßverfahren zur Erfassung von Statik und Dynamik der HWS in der sagittalen Ebene. Manuelle Med 16: 25–35

Arlen A (1979) Biometrische Röntgen-Funktionsdiagnostik der Halswirbelsäule. Schriftreihe Manuelle Medizin, Bd 5. Verlag für Medizin, Heidelberg

Arlen A (1979) Röntgenologische Funktionsdiagnostik der Halswirbelsäule. Manuelle Medizin 17: 24–32

Bhalla SK, Simmons EH (1969) Normal ranges of intervertebral joint motion of the cervical spine. Can J Surg 12: 181–187

Buetti-Bäuml C (1954) Funktionelle Röntgendiagnostik der Halswirbelsäule. Thieme, Stuttgart

Bugyi B (1960) Untersuchungen zum Vergleich der röntgenologischen funktionellen Halswirbelsäulenmethoden. Die Wirbelsäule in Forschung und Praxis, Bd 5. Hippokrates, Stuttgart

Decking D, Ter-Steege W (1975) Röntgenologische Parameter der Halswirbelsäule im seitlichen Strahlengang. Die Wirbelsäule in Forschung und Praxis, Bd 64. Hippokrates, Stuttgart

Dvořák J, Panjabi MM, Gerber M, Wichmann W (1987) CT-functional diagnostics of the rotatory instability of the upper cervical spine. Spine 12:197–205

Dvořák J, Hayek J, Zehnder R (1987) CT-functional diagnostics of the rotatory instability of the upper cervical spine, pt 2: An evaluation on healthy adults and patients with suspected instability. Spine 12:726–731

Dvořák J, Froehlich D, Penning L, Baumgartner H, Panjabi MM (1988) Functional radiographic diagnosis of the cervical spine: flexion/extension. Spine 13:748–755

Eder M, Tilscher H (1990) Chirotherapie: Vom Befund zur Behandlung. 2. vollst überarb Aufl. Hippokrates, Stuttgart

Erdmann H (1973) Schleuderverletzung der Halswirbelsäule. Die Wirbelsäule in Forschung und Praxis, Bd 56. Hippokrates, Stuttgart

Gutmann G (1981) Die Halswirbelsäule. Die funktionsanalytische Röntgendiagnostik der Halswirbelsäule und der Kopfgelenke. Fischer, Stuttgart New York

Hinoki M (1985) Vertigo due to whiplash injury: a neurotological approach. Acta Otolaryngol Suppl (Stockholm) 419:9–29

Hodge JR (1971) The whiplash neurosis. Psychosomatics 12:245–249

Hohl M (1974) Soft-tissue injuries of the neck in automobile accidents. J Bone Joint Surg 56:1675–1682

Janes JM, Hooshmand H (1965) Severe extension-flexion injuries of the cervical spine. Mayo Clin Proc 40:353–369

Junghanns H (1952) Die funktionelle Röntgenuntersuchung der Halswirbelsäule. Fortschr Röntgenstr 76:591

Kamieth H (1983) Röntgenbefunde von normalen Bewegungen in den Kopfgelenken. Die Wirbelsäule in Forschung und Praxis, Bd 101. Hippokrates, Stuttgart

Kamieth H (1986) Röntgenfunktionsdiagnostik der Halswirbelsäule. Die Wirbelsäule in Forschung und Praxis, Bd 105. Hippokrates, Stuttgart

Lampe M (1994) Röntgenologische Untersuchungen der posttraumatischen segmentalen Lockerung an der HWS. Diss, Univ Münster

Lewit K, Sachse J, Janda V (1992) Manuelle Medizin. 6. überarb erg Aufl. Barth, Leipzig Heidelberg

MacNab I (1964) Acceleration injuries of the cervical spine. J Bone Joint Surg 46:1797–1799

Markuske H (1971) Untersuchungen zur Statik und Dynamik der kindlichen Halswirbelsäule. Die Wirbelsäule in Forschung und Praxis, Bd 50. Hippokrates, Stuttgart

Markuske H (1978) Wert und Grenzen der funktionellen Röntgendiagnostik der Halswirbelsäule. Dtsch Gesundheitswesen 33:52

Miller H (1961) Accident neurosis. Br Med J 5230:919–925; 992–998

Miller H, Cartlidge N (1972) Simulation and malingering after injuries to the brain and spinal cord. Lancet I:580–586

Mills H, Horne G (1986) Whiplash – manmade disease? N Z Med J 99:373–374

Norris SH, Watt I (1983) The prognosis of the neck injuries resulting from rearend vehicle collisions. J Bone Joint Surg 65:608–611

Penning L (1964) Nonpathologic and pathologic relationships between the lower cervical vertebrae. Am J Roentgenol 91:1036–1050

Penning L (1976a) Radiologische Analyse der normalen Bewegungsmechanik der HWS. Schweiz Rundsch Med Praxis 65:1053–1058

Penning L (1976b) Normale Bewegungen der Halswirbelsäule. Die Wirbelsäule in Forschung und Praxis, Bd 62. Hippokrates, Stuttgart

Prantl K (1985) X-ray examination and functional analysis of the cervical spine. Manual Med 2:5–15

Scherzer EB (1975) Gutachterliche Beurteilung von Kopfschmerzen nach Unfällen. Münchener Med Wochenschr 117:1961–1964

Schmorl G, Junghanns H (1957/1968) Die gesunde und die kranke Wirbelsäule in Röntgenbild und Klinik. 4. und 5. Aufl. Thieme, Stuttgart

Wackenheim A (1974) Roentgen diagnosis of the craniovertebral region. Springer, Berlin Heidelberg New York

Wackenheim A (1975) Une méthode de notation de l'épreuve radio-dynamique de flexion-extension cervicale. J Med Strasbourg 1:25–29

Wolff HD (1983) Manualmedizinische Erfahrungen bei Weichteilverletzungen der Halswirbelsäule. In: Hohmann D, Kügelgen B, Liebig K, Schirmer M (Hrsg) Neuroorthopädie 1. Halswirbelsäulenerkrankungen mit Beteiligung des Nervensystems. Springer, Berlin Heidelberg New York, S 284–291

Zenner P (1987) Die Schleuderverletzung der Halswirbelsäule und ihre Begutachtung. Springer, Berlin Heidelberg New York

Zur Spezifität psychischer Unfallfolgen unter besonderer Berücksichtigung der HWS-Beschleunigungsverletzung

T. W. KALLERT

Die Problematik der Darstellung psychischer Unfallfolgen liegt insbesondere in dem hiermit verbundenen Begriff der Spezifität. Dieser spiegelt bereits in seinen beiden Hauptbedeutungen, des Charakteristischen einerseits und des Eigentümlichen andererseits, einen fast unvereinbaren Gegensatz. Natürlich fragt die Medizin nach dem Charakteristischen, und hier manifestiert sich die zweite Schwierigkeit. Denn eine der Grundregeln der psychiatrischen Diagnostik besagt, daß alle psychopathologischen Symptome oder Syndrome letztlich unspezifisch – im Sinn von uncharakteristisch für eine Grundkrankheit – sind (z. B. Huber 1987). Die Bearbeitung der speziellen Thematik wird zudem durch den Begriff der HWS-Beschleunigungsverletzung erschwert. Dieser ist eben kein diagnostischer Terminus, der gar eine Krankheitsentität bezeichnet. Hierauf weist z. B. der Enzensberger-Konsens dankenswert klar hin (vgl. Olsnes 1989 und Bd. 5 dieser Buchreihe: *Aktuelle Neuroorthopädie*, 1994). Einleitend muß schließlich noch auf eine methodische Schwierigkeit aufmerksam gemacht werden, die in der differierenden Patientenselektion in verschiedenen Untersuchungsgruppen begründet ist. Die Häufigkeit psychischer Unfallfolgen hängt nämlich entscheidend davon ab, ob ein weitgehend unselektioniertes Klientel – Häufigkeitsangaben in der Literatur hier zwischen 10 und 25 % – untersucht wird, oder ob es sich um eine Untersuchungsgruppe handelt, die sich z. B. aus wegen der Entschädigung emotionaler Unfallfolgen Prozessierender zusammensetzt. Hier finden sich im Schrifttum Häufigkeitsangaben psychiatrischer Syndrome z. B. zu einem Zeitpunkt 2 Jahre nach dem Unfall von bis zu 70 % (vgl. z. B. Goldberg u. Gara 1990; Hoffman 1991; Mayou et al. 1993).

Vielfalt von Symptomen und diagnostischen Begriffen

In Form einer tabellarischen Übersicht wird zunächst versucht zu demonstrieren, welch psychische Symptomvielfalt als nach einem Unfall auftretend beschrieben ist.

Auswahl an psychischen Symptomen nach HWS-Beschleunigungsverletzungen (nach Radanov et al. 1989; Smith 1989)

- erhöhtes Niveau innerer Anspannung,
- Angst, Besorgnis,
- erhöhte Schreckhaftigkeit und Irritabilität,

B. Kügelgen (Hrsg.)
Neuroorthopädie 6
© Springer-Verlag Berlin Heidelberg 1995

- Benommenheit,
- „Verwirrung",
- Alpträume vom Unfallgeschehen,
- sich aufdrängende Erinnerungen an das Ereignis,
- Aufmerksamkeitsstörung,
- Konzentrationsstörung (65 %),
- depressive Stimmungslage (51 %),
- Schlafstörung (51 %),
- erhöhte Licht- und Geräuschempfindlichkeit (30 %),
- Kopfschmerz (83 %),
- Nackenschmerz (25 %),
- Müdigkeit (83 %),
- Streßintoleranz.

Zu differenzieren sind insbesondere psychische Akutsymptome einerseits und langfristige psychische Störungen andererseits. Eine klare Aufteilung nach dem Symptomspektrum ergibt sich allerdings nicht. In der Übersicht wird dies dadurch verdeutlicht, daß die in Klammern angegebenen Häufigkeiten langfristig (im Durchschnitt 27 Monate nach dem Unfall) angegebene subjektive Beschwerden bezeichnen, alle aufgeführten Symptome aber durchaus bereits binnen einer Woche nach dem Trauma manifest sein können (Radanov et al. 1989; Smith 1989). Anhand dieser Palette von Symptomen und Beschwerden ist mit Nachdruck aber auch darauf hinzuweisen, daß sich eine psychiatrische Diagnose nie auf ein Einzelsymptom allein gründet. (Beispielsweise rechtfertigt lediglich die Angabe eines zu Begutachtenden, daß er depressiv sei, nicht die Diagnose einer depressiven Erkrankung.)

Vor allem aus medizinhistorischen Gesichtspunkten (Culpan u. Taylor 1973; Mayou et al. 1993; Ritter u. Kramer 1991) scheint interessant und ist als erstaunlich zu bezeichnen, mit welch großer Anzahl diagnostischer Begriffe psychische Unfallfolgen belegt wurden bzw. werden:

- traumatische Neurose,
- traumatische Hysterie,
- traumatische Neurasthenie,
- Kompensationsneurose bzw. -psychose,
- Unfall- bzw. Rentenneurose,
- abnorme Entwicklung,
- Belastungsreaktion,
- Anpassungsstörung,
- psychogenes Schmerzsyndrom,
- Konversionsneurose,
- „posttraumatic stress disorder",
- zervikoenzephales Syndrom.

Versuch einer systematischen Gliederung

Das gerade Aufgezeigte führt zu der Frage, ob sich eine systematische Gliederung dieser Vielfalt vornehmen läßt. Dies soll zunächst in Anlehnung an das – vielleicht etwas überkommene – triadische System der Psychiatrie versucht werden, das ja unterteilt ist in organische, endogene und im weitesten Sinn psychoreaktive Störungen. Es gilt also zunächst zu untersuchen, ob es auch bei HWS-Beschleunigungsverletzungen – unstrittig sind in diesem Zusammenhang traumatische Hirnschädigungen – organisch begründbare psychische Unfallfolgen gibt.

Ausgehend von tierexperimentellen Befunden, daß insbesondere Rotationsbeschleunigungen des Hirns in der Schädelkapsel zu einer diffusen neuronalen Schädigung auch im Hirnstammbereich (Blakely u. Harrington 1993; Delank 1988) und zu einer Störung des zentralen Katecholaminstoffwechsels mit Schwerpunkt im Bereich der Medulla oblongata, des Thalamus, Hypothalamus und des Hippocampus (Boismare et al. 1985) führen können, wird die Möglichkeit der Läsion des Hirnparenchyms (Olsnes 1989) postuliert, die mit bisher als noch zu grob anzusehenden apparativ-diagnostischen Verfahren aber noch nicht belegt werden könne (Blakely u. Harrington 1993; Yarnell u. Rossie 1988). Als klinisches Korrelat können die in verschiedenen Untersuchungsgruppen gefundenen und auch kasuistisch ausführlich dargestellten neuropsychologischen Defizite (Bohnen et al. 1993; Ettlin et al. 1989, 1992; Keidel et al. 1992; Radanov et al. 1990, 1993) im Aufmerksamkeits-, Konzentrations- und Gedächtnisbereich – betont z.B. unter Zeitdruck auftretend – angesehen werden, für die in einem Zeitraum von bis zu 6 Monaten nach dem Ereignis eine deutliche Remissionstendenz nachgewiesen werden konnte. An subjektiven Beschwerden klagen diese Patienten über erhöhte Ermüdbarkeit, Irritierbarkeit und Reizbarkeit sowie über Abgeschlagenheit, erhöhte Streßanfälligkeit, etwas vermindertes Antriebs- und allgemeines Leistungsniveau sowie körperlicherseits z.B. über Kopfschmerzen und Schwindel (Bohnen et al. 1993; Radanov et al. 1990). Insbesondere die Uniformität der Beschwerden und ihr Verlauf lassen eine Analogie zum postkommotionellen Syndrom zu, verstanden als organisch bedingte psychische Störung leichten Ausprägungsgrades nach DSM IIIR (American Psychiatric Association 1987) bzw. ICD-10 (WHO 1991). Folgender Sachverhalt ist jedoch zu berücksichtigen: Ähnliche bis identische Symptomkonstellationen finden sich z.B. bei hormonellen Störungen, nach infektiösen Erkrankungen, bei bestimmten Persönlichkeitsstörungen, beim Chronic-fatigue-Syndrom, ja sogar in Residualphasen nach endogenen Psychosen (vgl. z.B. Huber 1987). Ein spezifisches, charakteristisches Beschwerdebild oder psychopathologisches Syndrom im Sinne organisch begründbarer psychischer Unfallfolgen ist somit aktuell bei HWS-Beschleunigungsverletzungen nicht ausreichend belegt (Geiser 1993).

Der Bereich endogener psychischer Störungen muß hier nicht ausführlicher behandelt werden. Bislang ist nur in wenigen Kasuistiken die HWS-Beschleunigungsverletzung – verstanden als unspezifisches hochbelastendes Lebensereignis – als somatisch auslösender Faktor für die Krankheitsphase einer sog. endogenen Depression beschrieben. [Ähnliches gilt auch für die Anorexia nervosa (Roza Davis u. Crisp 1993)].

Bezüglich der psychoreaktiven Störungen soll nur auf 2 Punkte eingegangen werden, die der Klarstellung bedürfen. Das ist zum einen der mit einer Vielfalt von Problemen behaftete Begriff der Unfallneurose, in den dann z. B. auch eine Beurteilung der Motivationslage des Patienten einfließt. Der Begriff der Unfallneurose wird wie der der Rentenneurose völlig uneinheitlich gehandhabt. Im medizinischen Sprachgebrauch meint der Begriff meist jene funktionell-nervösen Störungen auf körperlichem und seelischem Gebiet, die nach tatsächlichen oder vermeintlichen Unfällen Gegenstand eines Renten- oder Entschädigungsanspruchs der Verletzten werden und die nicht auf einer körperlichen Schädigung und mithin keiner biologischen Ursache beruhen (Kind 1988; Ritter u. Kramer 1991; Venzlaff 1958). Bei diesen Störungen handelt es sich in den allermeisten Fällen eben nicht um Neurosen im psychiatrisch-psychotherapeutischen Sinn, sondern entweder um bewußtseinsnahe Wunsch- und Begehrenshaltungen oder um einfache psychische Fehlentwicklungen, v. a. in Form von Akzentuierungen vorbestandener Persönlichkeitszüge infolge der durch den Unfall und seine Folgen ausgelösten Verunsicherung. Deutlich wird dies auch in der richtungsweisenden – von Venzlaff bereits 1958 gegebenen – Einteilung psychoreaktiver Störungen nach entschädigungspflichtigen Ereignissen.

Einteilung psychoreaktiver Störungen nach entschädigungspflichtigen Ereignissen (nach Venzlaff 1958):

1) Wunsch- oder Entschädigungsreaktionen,
2) psychopathische Reaktionen (Verhalten überwiegend auf zugrundeliegende Persönlichkeitsabnormität zurückzuführen),
3) Neurosen im engeren Sinne,
4) „erlebnisbedingter Persönlichkeitswandel“.

Hier werden bereits die Neurosen im engeren Sinne, also im Sinn des psychiatrischen Neurosebegriffs, abgegrenzt. Voraussetzung für diese Diagnose ist z. B. nach Kind (1988, s. auch Foerster 1987) der Nachweis einer neurotischen Persönlichkeitsstruktur (nicht der manifesten Neurose!) bzw. einer konflikthaften seelischen Entwicklung schon vor dem Unfall. Der Unfall und seine Folgen liefern nur den Anknüpfungspunkt für den neurotischen Konflikt. Es findet eine Verschiebung auf den Unfall statt, der die erwünschte innere Entschuldigung bietet, um Anforderungen auszuweichen. Weil der neurotische Konflikt weitgehend unbewußt ist, geschieht auch diese Verschiebung unbewußt. Es lassen sich einige klare Elemente und Stadien abgrenzen, die es positiv zu belegen gilt (Hodge 1971), um die Diagnose einer Neurose im engeren Sinn zu stellen.

Elemente der Entwicklung einer neurotischen Störung (nach Hodge 1971):

1) prädisponierende Persönlichkeit,
2) aktueller Konflikt,
3) externales „auslösendes“ (Streß-)Ereignis,
4) Entwicklung einer Angstsymptomatik,
5) primärer Krankheitsgewinn (symptomformender Faktor),
6) Symptomkomplex,
7) sekundärer Krankheitsgewinn (symptomfestigender Faktor).

An psychodynamischen Hauptlinien sind insbesondere bei Rentenbewerbern (Strasser 1974) herausgearbeitet worden:

1) Die narzißtische Kränkung des eigenen Versagens wird rationalisierend vermieden: man ist unverschuldet erkrankt.
2) Frustrationen aus oral-kaptativer Gehemmtheit werden durch finanzielle Entschädigungen ausgeglichen.
3) Das Terrain für querulatorische Tendenzen bei sonst gehemmter Aggressivität bringt aufgrund des großen betriebenen Aufwandes eine immense Ersatzbefriedigung mit sich.

Nicht nur aus psychoanalytischer, sondern auch aus verhaltenstherapeutischer Sicht sind inzwischen Erklärungs- und Stadienmodelle der im Rahmen eines neurotischen Geschehens im Zusammenhang mit einem Unfall ablaufenden psychischen Prozesse entwickelt worden. Dabei stellen verhaltenstherapeutische Ansätze insbesondere auf die Einmaligkeit des Unfallgeschehens und daraus resultierende Folgen ab (Quirk 1985).

Auch zum Begriff der Persönlichkeit sind im Hinblick auf psychische Unfallfolgen nach HWS-Beschleunigungsverletzungen einige Anmerkungen erforderlich. Bislang kann es nicht als belegt gelten, daß es eine spezifische Persönlichkeitsstruktur gibt, die sozusagen nicht nur für Unfälle überhaupt prädisponiert, sondern dann auch noch die Persistenz von Beschwerden nach HWS-Beschleunigungsverletzungen bedingt (Radanov et al. 1991; Selzer u. Vinokur 1975; Shaffer et al. 1974; Weis et al. 1993). Anhand einer einfach erscheinenden klinischen Einteilung von Dahlmann (1992) – auch differenziertere clusteranalytische Studien kommen aber zu ähnlichen Resultaten (Jones u. Riley 1987) – sei lediglich aufgezeigt, welche Vielfalt an unfallbedingten psychischen Störungen in Verbindung mit der zugrundeliegenden Persönlichkeit auftreten kann. Dahlmann unterteilt in stabile Persönlichkeiten und hier mögliche psychische Erlebensveränderungen:

- psychische Erlebensveränderungen aus:
  Besorgnis ⇌ Angsterleben,
  Schulderleben ⇌ quälender Schuldkomplex,
  Gerechtigkeitserleben ⇌ bedrängender Ungerechtigkeitskomplex;
- Verlagerung von Erlebens- in Verhaltensänderungen aus:
  Angsterleben ⇌ Überaktivität, Risikobereitschaft, psychosozialer Rückzug,
  Schuldkomplex ⇌ zu große Wiedergutmachungsbereitschaft, psychosozialer Rückzug,
  Ungerechtigkeitskomplex ⇌ zu große Wiedergutmachungserwartungen (Entschädigungsrecht).

Davon abgegrenzt werden instabile Persönlichkeiten, die in der Regel auf bedrohliche Unfallereignisse psychisch erheblich intensiver reagieren als stabile. Hier können bis dahin abgeschirmte psychische Fehlentwicklungen verstärkt und die gesamte Persönlichkeit einnehmend auftreten.

Unfallbedingte Dekompensationen psychischer Fehlentwicklungen
(nach Dahlmann 1992):

- Fehlentwicklung zu ängstlichem Erleben   ⇌ starke Ängste, Phobien,
- Fehlentwicklung zu depressivem Erleben   ⇌ intensive   depressive
                                                                                              Symptomatik,   psycho-
                                                                                              somatische/psychovege-
                                                                                              tative Beschwerdekom-
                                                                                              plexe,
- Fehlentwicklung zu Konversionsreaktionen   ⇌ funktionelle   Lähmun-
                                                                                              gen und Defizite senso-
                                                                                              rischer Funktionen,
- Fehlentwicklung zu narzißtisch-depressivem Erleben ⇌ depressive Symptomatik,
                                                                                              chronische Schmerzsyn-
                                                                                              drome.

Einordnung in aktuelle Klassifikationssysteme psychischer Störungen

Da der Versuch der Einordnung psychischer Unfallfolgen in das triadische System
der Psychiatrie nicht gerade befriedigt und sehr wenig Spezifisches im Sinn von
Charakteristischem zutage gefördert hat, muß nun ein Blick auf neue psychiatrische Klassifikationssysteme, das DSM IIIR (American Psychiatric Association
1987) und die ICD-10 (WHO 1991) geworfen werden. Beiden liegt ein weniger
ätiologiegebundener und deskriptiv-phänomenologischer Ansatz zugrunde; Begriffe wie Neurosen und sog. endogene Psychosen sind weitgehend aufgelöst. Die
in dem Kapitel V F43 der ICD-10 aufgeführten Störungen entstehen immer als
direkte Folge der akuten schweren Belastung oder des kontinuierlichen Traumas.
Das belastende Ereignis ist der primäre und ausschlaggebende Kausalfaktor, und
die Störung wäre ohne seine Einwirkung nicht entstanden. Dabei setzt die akute
Belastungsreaktion – bei Verkehrsunfallopfern in ca. 25 % mit ungünstiger pro-
gnostischer Bedeutsamkeit für die Manifestation späterer Störungen (Mayou et al.
1993) – mehr oder weniger sofort ein. Neben vegetativen Zeichen panischer Angst
treten Depression, Ärger, Verzweiflung, Überaktivität und Rückzug auf. Meist
kommt es zu einer Remission innerhalb weniger Tage. Zeitlich und symptomatisch
hiervon abzugrenzen ist die sog. posttraumatische Belastungsstörung.

DSM IIIR-Kriterien der posttraumatischen Belastungstörung (gekürzte Darstellung
aus American Psychiatric Association 1987):

a) Ereignis außerhalb der üblichen menschlichen Erfahrung erlebt,
b) ständiges Wiedererleben des traumatischen Ereignisses (z. B. Erinnerungen;
   Träume; Handeln oder Fühlen, als ob das traumatische Ereignis wiedergekehrt
   wäre; intensives psychisches Leid bei der Konfrontation mit Ereignissen, die das
   traumatische Ereignis symbolisieren oder ihm in irgendeiner Weise ähnlich
   sind),

c) anhaltende Vermeidung von Stimuli, die mit dem Trauma in Verbindung stehen, oder eine Einschränkung der allgemeinen Reagibilität (z. B. auffallend vermindertes Interesse an bedeutenden Aktivitäten, Gefühl der Isolierung bzw. Entfremdung von anderen, eingeschränkter Affekt, Gefühl einer überschatteten Zukunft, psychogene Amnesie; Vermeiden von Anstrengungen, Gedanken oder Gefühlen bzw. von Aktivitäten oder Situationen, die mit dem Trauma in Verbindung stehen bzw. Erinnerungen an das Trauma wachrufen; mindestens 3 Merkmale hiervon gefordert),

d) anhaltende Symptome eines erhöhten Erregungsniveaus (z. B. Schlafstörungen, Reizbarkeit, Konzentrationsstörungen, Hypervigilanz, Schreckreaktionen; mindestens 2 Merkmale hiervon gefordert).

e) Dauer der Störung (Symptome aus b, c und d) mindestens 1 Monat.

Differentialdiagnose: Angststörung, depressive Störung, organisch bedingte psychische Störung, Anpassungsstörung.

Auch bei dieser diagnostischen Kategorie muß auf wenigstens 2 Probleme aufmerksam gemacht werden. Zum einen auf die Bedingung, daß ein außerhalb der üblichen menschlichen Erfahrung liegendes Ereignis erlebt werden soll, was ja bei den hier besprochenen Unfällen meist nicht der Fall ist. In bezug auf die Gutachtenerstattung bei Verkehrsunfällen führte dies in den USA z. B. zu der Empfehlung, eine Anpassungsstörung zu diagnostizieren und lediglich im Einzelfall darauf hinzuweisen, daß auch diagnostische Kriterien der posttraumatischen Belastungsstörung zumindest zum Teil vorliegen (Platt u. Husband 1986). Das 2. Problem ist aus der Auflistung der Differentialdiagnosen einer posttraumatischen Belastungsstörung ersichtlich. Insbesondere erscheint eine Abgrenzung der posttraumatischen Belastungsstörung von depressiven Störungen schwierig (Mayou et al. 1993; Platt u. Husband 1986). Dies entspricht auch den Ergebnissen klinischer Studien, in denen bei ¼ der Patienten 1 Jahr nach einem Unfall langanhaltende psychische Folgen festgestellt werden konnten, wobei sich eine überlappende Symptomatologie zwischen depressiver Störung, Angststörung und posttraumatischer Belastungsstörung zeigte (Mayou et al. 1993).

Es kann also auch unter Zugrundelegung neuester Klassifikationsansätze nicht vom Vorliegen spezifischer psychischer Unfallfolgen nach HWS-Beschleunigungsverletzungen gesprochen werden. Vieles von den oben aufgeführten langfristigen psychoreaktiven Störungen geht heute in der Kategorie der Anpassungsstörungen auf. Hier spielen sowohl individuelle Disposition als auch belastendes Lebensereignis (oder körperliche Erkrankung) eine größere Rolle, und es handelt sich um Zustände verschiedener Symptomatologie – meist Depression und Angst, durchaus auch in Kombination –, die ein Ausmaß erreichen, daß soziale Funktionen und Leistungen behindert sind. Eine Diskussion der heute sog. somatoformen Schmerzstörungen, wozu psychogene Schmerzsyndrome gehören, kann an dieser Stelle nicht mehr erfolgen. Gestattet sei nur der Hinweis, daß gerade hier depressive Störungen insbesondere unter dem Gesichtspunkt der Behandelbarkeit nicht übersehen werden sollten (Roy 1982).

Individuelle Krankheitsverarbeitung

Wenn man nun hinter all den Versuchen der Systematisierung noch den einzelnen
Patienten im Auge hat, dann treten unter dem Schlagwort des Coping flexible
prozeßartige (Heinemann et al. 1988), bewußte und unbewußte Bewältigungsme-
chanismen und -verhaltensweisen hinzu, die durch eine Vielzahl höchst individuel-
ler Variablen (Broda 1990) gekennzeichnet sind (Abb. 1). Dies kann im folgenden
nur stichwortartig erläutert werden. Bedeutsam ist in diesem Zusammenhang dann
z. B., welche Wertigkeit das betroffene Organsystem im subjektiven Erleben des
Patienten hat, welche Funktionen ihm zugeschrieben werden. Vielleicht erklärt
sich die klinische Feststellung, daß Patienten mit Zervikalsyndromen gegenüber
Patienten mit Lumbalsyndromen eine erhöhte Depressivität aufweisen (Zeitler
et al. 1992), durch ein erhöhtes Bedrohungserleben motorischer und vitaler Funktionen bei Läsionen im HWS-Bereich. Eine bessere Heilung und erfolgreiche Bewältigung zeigte sich z. B. bei Patienten, die den Unfall selbst für unvermeidlich
hielten, sich selbst nicht für den Unfall verantwortlich machten und die Unfallur-
sache auf den Zufall bzw. das Schicksal attribuierten. Beispielsweise sind auch
subjektiv erlebte Kontrolle über den zukünftigen Verlauf und die Annahme, persönlichen Einfluß auf die Genesung zu haben, mit einem positiven Verarbeitungs-
ergebnis assoziiert (Dalal u. Pande 1988; Rogner et al. 1985; Weis et al. 1993).
Früherer Krankheits- und Krisenerfahrung und individuellen Copingstrategien
kommt hier besondere Bedeutung zu. Natürlich haben soziale (Flor 1987) und
kulturelle (Balla 1982) Faktoren, bis hin zu dem geltenden Rechtssystem und
insofern auch dem geltenden Entschädigungsrecht, Einfluß.

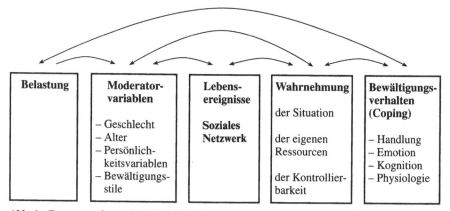

Abb. 1. Zusammenfassendes Modell des Zusammenhangs von Belastung und Bewältigung.
(Nach Broda 1990)

Schlußbemerkungen

Insgesamt äußern sich psychische Unfallfolgen somit in höchst individuellen klinischen Bildern, bei denen eine Vielzahl von Einflußfaktoren z. T. komplex interagiert. In vorstehendem Text wurde versucht aufzuzeigen, daß das Spektrum (Brom et al. 1993) hier von einem möglichen organischen Faktor einerseits bis zu kognitiven Attribuierungen und Besonderheiten des soziokulturellen Umfeldes andererseits reicht. Insofern kann in diesem Kontext der Begriff der Spezifität nur im Sinn des individuell Eigentümlichen verstanden werden. Empfehlungen prominenter Autoren (z. B. Foerster 1987; Kind 1988) im Hinblick auf die – auch gutachterliche – Erfassung psychischer Unfallfolgen zielen denn auch dahin, den psychiatrisch-psychopathologischen Befund zu erheben, die aus der individuellen Lebensgeschichte gewonnenen psychodynamischen Zusammenhänge darzustellen, die terminologische Konfusion zu vermeiden und nicht autistisch-undiszipliniert (Bleuler 1921) – z. B. in Form von Schuldzuschreibungen an den Patienten (Pennie u. Agambar 1991) – sondern vielmehr alle kausalen Möglichkeiten ausschöpfend (Geiser 1993) zu denken. Dem ist nichts hinzuzufügen.

Zusammenfassung

Unter dem Gesichtspunkt der Spezifität gelingt es aktuell nur unzureichend, psychische Unfallfolgen nach HWS-Beschleunigungsverletzungen systematisch darzustellen. Dies betrifft Symptomatik, diagnostische Bezeichnungen und Einordnung in psychiatrische Klassifikationsansätze. Die vorliegende Arbeit versucht aufzuzeigen, daß sich psychische Unfallfolgen in höchst individuellen klinischen Bildern manifestieren. Dabei reicht das Spektrum hierauf Einfluß nehmender Variablen von einem möglichen organischen Faktor einerseits bis zu kognitiven Attribuierungen und Besonderheiten des soziokulturellen Umfelds andererseits.

Literatur

American Psychiatric Association (1987) Diagnostic and statistical manual of mental disorders, 3rd rev edn. American Psychiatric Association, Washington DC
Balla JI (1982) The late whiplash syndrome: a study of an illness in Australia and Singapore. Cult Med Psychiat 6:191–210
Blakely TA Jr, Harrington DE (1993) Mild head injury is not always mild; implications for damage litigation. Med Sci Law 33:231–242
Bleuler E (1921) Das autistisch-undisziplinierte Denken in der Medizin und seine Überwindung. Springer, Berlin
Bohnen N, Jolles J, Verhey FRJ (1993) Persistent neuropsychological deficits in cervical whiplash patients without direct headstrike. Acta Neurol Belg 93:23–31
Boismare F, Boquet J, Moore N, Chretien P, Saligaut C, Daoust M (1985) Hemodynamic, behavioral and biochemical disturbances induced by an experimental cranio-cervical injury (whiplash) in rats. J Auton Nerv Syst 13:137–147

Broda M (1990) Anspruch und Wirklichkeit – Einige Überlegungen zum transaktionalen Copingmodell der Lazarus-Gruppe. In: Muthny FA (Hrsg) Krankheitsverarbeitung. Springer, Berlin Heidelberg New York, S 13–23

Brom D, Kleber RJ, Hofmann MC (1993) Victims of traffic accidents: incidence and prevention of posttraumatic stress disorder. J Clin Psychol 49:131–140

Culpan R, Taylor C (1973) Psychiatric disorders following road traffic and industrial injuries. Austr NZ J Psychiat 7:32–39

Dahlmann W (1992) Psychische Unfallfolgen – Medizinische und „juristische" Rehabilitation. In: Mauritz K-H, Hömberg V (Hrsg) Neurologische Rehabilitation 2. Huber, Bern Göttingen Toronto Seattle, S 109–117

Dalal A, Pande N (1988) Psychological recovery of accident victims with temporary and permanent disability. Int J Psychol 23:25–40

Delank W (1988) Das Schleudertrauma der HWS. Eine neurologische Standortsuche. Unfallchirurg 91:381–387

Ettlin T, Kischka U, Kaeser HE (1989) Kognitive und psychische Störungen nach HWS-Schleudertrauma: Zwei Fallbeispiele zur Kontroverse Organizität versus Psychogenität. Schweiz Rundsch Med 78:967–969

Ettlin T, Kischka U, Reichmann S, Radii EW, Heim S, Wegen D, Benson DF (1992) Cerebral symptoms after whiplash injury of the neck: a prospective clinical and neuropsychological study of whiplash injury. J Neurol Neurosurg Psychiat 55:943–948

Flor H (1987) Die Rolle psychologischer Faktoren bei der Entstehung und Behandlung chronischer Wirbelsäulensyndrome. Psychother Med Psychol 37:424–429

Foerster K (1987) Die sogenannte „Rentenneurose" – psychopathologisches Syndrom oder obsoleter Begriff? Fortschr Neurol Psychiat 55:249–260

Geiser M (1993) „Schleudertrauma" – ein verwirrendes Schlagwort. Schweiz Med Wochenschr 123:630–636

Goldberg L, Gara MA (1990) A typology of psychiatric reactions to motor vehicle accidents. Psychopathology 23:15–20

Heinemann AW, Bulka M, Smetak S (1988) Attributions and disability acceptance following traumatic injury: a replication and extension. Rehabil Psychol 33:195–206

Hodge JR (1971) The whiplash neurosis. Psychosomatics 12:245–249

Hoffman BF (1991) The demographic and psychiatric characteristics of 110 personal injury litigants. Bull Am Acad Psychiat Law 19:227–236

Huber G (1987) Psychiatrie 4, neubearb erw Aufl. Schattauer, Stuttgart New York

Jones IH, Riley WT (1987) The post-accident syndrome: variations in the clinical picture. Austr NZ J Psychiat 21:560–567

Keidel M, Yaguez L, Wilhelm H, Diener HC (1992) Prospektiver Verlauf neuropsychologischer Defizite nach zervikoenzephalem Akzelerationstrauma. Nervenarzt 63:731–740

Kind H (1988) Neurose und Unfallversicherung. Schweiz Arch Neurol Psychiat 139:31–41

Mayou R, Bryant B, Duthie R (1993) Psychiatric consequences of road traffic accidents. BMJ 307:647–651

Olsnes BT (1989) Neurobehavioral findings in whiplash patients with long-lasting symptoms. Acta Neurol Scand 80:584–588

Pennie B, Agambar L (1991) Patterns of injury and recovery in whiplash. Injury 22:57–59

Platt JJ, Husband SD (1986) Post-traumatic stress disorder in forensic practice. Am J Forens Psychol 4:29–56

Quirk DA (1985) Motor vehicle accidents and post-traumatic anxiety conditioning. Ontario Psychol 17:11–18

Radanov BP, Dvořák J, Valach L (1989) Psychische Veränderungen nach Schleuderverletzungen der Halswirbelsäule. Schweiz Med Wochenschr 119:536–543

Radanov BP, Valach L, Wittlieb-Verpoort E, Dvořák J (1990) Neuropsychologische Befunde nach Schleuderverletzung der Halswirbelsäule. Schweiz Med Wochenschr 120:704–708

Radanov BP, di Stefano G, Schnidrig A, Ballinari P (1991) Role of psychosocial stress in recovery from common whiplash. Lancet 338:712–715

Radanov BP, di Stefano G, Schnidrig A, Sturzenegger M, Augustiny KF (1993) Cognitive functioning after common whiplash. Arch Neurol 50:87–91

Ritter G, Kramer J (Hrsg) (1991) Unfallneurose, Rentenneurose, Posttraumatic Stress Disorder. Perimed, Erlangen

Rogner O, Frey D, Havemann D (1985) Psychologische Determinanten des Genesungsprozesses von Unfallpatienten. In: Albert D (Hrsg) Ber 34. Kongr Deutsche Gesellschaft für Psychologie, Wien 1984. Hogrefe, Göttingen Toronto Zürich, S 683–684

Roy R (1982) Many faces of depression in patients with chronic pain. Int J Psychiat Med 12:109–119

Roza Davis da J, Crisp AH (1993) Post-traumatic anorexia nervosa – A case study. Br J Med Psychol 66:79–87

Selzer ML, Vinokur A (1975) Role of life events in accident causation. Mental Health Soc 2:36–54

Shaffer JW, Towns W, Schmidt CW, Fisher RS, Zlotowitz HI (1974) Social adjustment profiles of fatally injured drivers: a replication and extension. Arch Gen Psychiat 30:508–511

Smith RS (1989) Psychological trauma following automobile accidents: a review of literature. Am J Forens Psychol 7:5–20

Strasser F (1974) Zur Nosologie und Psychodynamik der Rentenneurose. Nervenarzt 45:225–232

Venzlaff U (1958) Die psychoreaktiven Störungen nach entschädigungspflichtigen Ereignissen. Springer, Berlin

Weis J, Müller S, Koch U (1993) Psychische Verarbeitung einer Unfallverletzung und ihre Bedeutung für die psychosoziale Rehabilitation. Prax Klin Verhaltensmed Rehabil 6:118–123

WHO – Weltgesundheitsorganisation (1991) Internationale Klassifikation psychischer Störungen: ICD-10 Kapitel V (F). In: Dilling J, Mombour W, Schmidt MH (Hrsg) Klinisch-diagnostische Leitlinien. Huber, Bern Göttingen Toronto

Yarnell PR, Rossie GV (1988) Minor whiplash head injury with major debilitation. Brain Inj 2:255–258

Zeitler HP, Haisch J, Reuter T (1992) Krankheitsbewertung und Depressivität nach Kuraufenthalten von Patienten mit Cervicalsyndrom und Lumbalsyndrom. Prax Klin Verhaltensmed Rehabil 5:69–73

Schleudertrauma Heute – Ein Fazit

B. KÜGELGEN

Jeder Dumme ist fest überzeugt
und jeder fest Überzeugte ist dumm:
Je irriger sein Urteil,
desto größer sein Starrsinn.
Baltasar Graciàn y Morales (1602–1658)

Würde der Psychiater Eugen Bleuler sein Buch „das autistisch-undisziplinierte Denken in der Medizin und seine Überwindung" (1919) heute schreiben, die 42jährige Diskussion um das „Schleudertrauma" böte ihm eine Fülle von Anschauungsmaterial. Wie ist es möglich, daß weltweit eine große Zahl von Medizinern sich mit diesem Problem seit Jahrzehnten befaßt, ohne es einvernehmlich lösen zu können? Aus der Psychiatrie sind solche Auseinandersetzungen bekannt. Sie haben zu der Einsicht geführt, daß wir besonders auf systematisches Arbeiten angewiesen und zu größter Kritik gegenüber vermeintlich sicheren Erkenntnissen und gesichertem Wissen ständig aufgefordert sind. Es verbleibt nur der mühsame Weg, zu jeder Aussage eine Methodenkritik hinzuzufügen. Zur Diskussion stehende Thesen müssen auf ihren Wahrscheinlichkeitsgrad überprüft werden. Krankheitskonzepte müssen erarbeitet, Diagnosen operationalisiert werden, beides ist regelmäßig fortzuschreiben. Viele Probleme sind aktuell nicht lösbar, hier helfen Konventionen. Eine Krankenversorgung kann erst gelingen, wenn in dem Fach Arbeitende sich an diese Vereinbarungen halten, auch wenn es manchem schwerfällt, sie zu akzeptieren. Das setzt ein beträchtliches Maß an Einsicht, Disziplin und Verantwortungsbewußtsein voraus. Außerhalb der Psychiatrie sind Mediziner mit dem Umgang mit einem solchen Problem offenbar wenig vertraut. Das scheint die wichtigste Erkenntnis aus der Medizingeschichte des „Schleudertraumas" zu sein! Es ist an der Zeit, innezuhalten und sich einigen wenigen Reflexionen zuzuwenden.

Medizinischer Fortschritt bedeutet Wandel von Methoden, Meinungen, Bewertungen, Krankheitskonzepten. Der Blick in die Medizingeschichte oder auch nur zurück in die Zeit vor der Computertomographie belegt eindrucksvoll, wie nicht nur neue Erkenntnisse möglich werden, sondern auch Krankheitsbewertungen (z. B. intrazerebrale Blutungen) sich ändern. Nicht das überlegene Schmunzeln über die Insuffizienz der damaligen Ärzte, sondern Skepsis gegenüber unserem vermeintlich so gesichertem Wissensstand heute ist die angemessene Konsequenz. Künftige Ärztegenerationen werden genauso über uns den Kopf schütteln. Die Auseinandersetzungen über das „Schleudertrauma" werden wohl einen besonderen Platz in der Medizingeschichte eingeräumt bekommen.

Nicht allein das Problem (= die Krankheit „Schleudertrauma") ist beklagenswert, sondern daß wir nach 42 Jahren noch nicht einmal eine Strategie zu seiner Lösung gefunden haben, ist ein Ärgernis. Dabei darf nicht ausgeblendet werden, daß es sich nicht nur um ein drängendes fachliches Problem handelt, sondern daß sich dahinter eine große Zahl von persönlichen Schicksalen verbirgt, zudem ein beträchtliches Kapitalvolumen zu Recht oder zu Unrecht verteilt worden ist. Die

größte Bedeutung der Auseinandersetzung um das „Schleudertrauma" könnte
darin liegen, daß sie die Ursachen der Insuffizienz offenlegt, nämlich wie notwendig wenigstens ein Minimum an Erkenntnistheorie auch in der Wissenschaft Medizin ist.

Die Frage ist, wie man mit einer Situation des insuffizienten wissenschaftlichen
Informationsstandes, und um eine solche Situation handelt es sich heute beim
„Schleudertrauma", umgeht. Weder die unangemessene Gewißheit nocht eine völ-
lige Verunsicherung helfen weiter.

Es liegt im Wesen aller neuroorthopädischen Krankheiten begründet, und das
gilt am meisten für die Erkrankungen der Kopf-Hals-Region, daß sie eine Fülle
von Differentialdiagnosen bieten und damit ein extremes Maß an Kenntnissen,
besonders aber Untersuchungstechniken, verlangen, wie sie der einzelne Arzt
kaum noch beherrschen kann. Orthopädie, Manualmedizin, Neurologie, Psychologie und Psychiatrie, Radiologie, Neurophysiologie und viele andere Fächer mehr
sind medizinische Disziplinen, deren Beherrschung allein eine lange Weiterbildung
und große Erfahrung verlangt. Das „Schleudertrauma" ist nur ein Beispiel für die
Probleme, die sich bei vielen neuroorthopädischen Krankheiten bieten. Seine Bri-
sanz erfährt das „Schleudertrauma" aus dem meist fremdverschuldeten Unfall und
den damit verbundenen sozialen Folgen, was wiederum für die Mediziner bedeutet, daß ihre Arbeit in Form von Gutachten besonders dargelegt und damit auch
besonderer Kritik ausgesetzt wird. Interdisziplinäres Arbeiten ist die notwendige
Folge dieser Konstellation. Nun schiene es angebracht, daß jeder Spezialist be-
scheiden sein Steinchen in das Mosaik des diagnostischen und therapeutischen
Prozesses einzufügen versucht. Stattdessen beansprucht jede Disziplin die Lösung
des Falles für sich. Die Befundmappe einer 50jährigen Patientin mit Spannungs-
kopfschmerzen nach einer Woche stationären Aufenthalts gibt beredtes Zeugnis, welche Befunde man sammeln kann und was alles zu Krankheiten erklärt
werden kann. Dabei ist es doch vielmehr die entscheidende Kunst, den einen
pathogenetisch relevanten Befund herauszufinden und von all den vielen Auffälligkeiten, die lediglich Normvarianten, Denkmäler oder Altersphänomene sind, abzugrenzen.

Wir haben also einmal ein fachlich ausgesprochen schwieriges Problem, an
dessen Lösung zwar intensiv zu arbeiten ist, das aber kurzfristig nicht zu lösen sein
wird, und dadurch zusätzlich ein strategisches Problem, wie mit einer solchen
Situation umzugehen ist und wie man den Anforderungen an eine optimale Krankenversorgung jetzt gerecht werden kann.

Was kann man tun?

Viel wäre gewonnen, wenn die häufigsten Fehler vermieden würden:

Unkritisches Publizieren

Für viele Untersuchungen selber gilt, daß sie durch Einseitigkeit und methodische
Mängel auffallen.

Wenn ein wichtiges Problem nicht befriedigend gelöst ist, so ist die wissenschaftliche Auseinandersetzung die angemessene Reaktion hierauf. Führen diese Auseinandersetzungen zu Ergebnissen, so können diese der Allgemeinheit als Publikation zugänglich gemacht werden. Wenn nun aber Spitzer et al. (1995) bei der Analyse von 10 036 Arbeiten, die zwischen 1980 und 1994 zum Thema Schleudertrauma publiziert wurden, fanden, daß lediglich 346 einer weiteren Analyse wert sind und davon nur 62 sich als solide wissenschaftliche Arbeiten erweisen, so läßt sich hieraus folgender Schluß folgern: Das ungelöste Problem führt eben bei den meisten Autoren nicht zu einer wissenschaftlichen Arbeit, sondern löst eine eher noch verwirrende Publikationsflut aus. Dem entspricht auch das Zitat von Dvořák (s. S. 58), das belegen soll, daß zwar die sogenannten degenerativen Veränderungen den Krankheitsverlauf eines „Schleudertraumas" beeinflussen, dies aber nur für die schriftlichen Befunde, nicht aber die röntgenologischen Veränderungen selbst gilt. Die Methodenkritik liegt auf der Hand: die Diagnose „Schleudertrauma" hat offensichtlich auf die Befundung eingewirkt. Zu Recht auch kritisiert Keidel (s. S. 80) die vielen retrospektiven Studien mit ihren erstaunlichen Fehleinschätzungen.

Unkritisches Zitieren

Bei einem derart strittigen Thema bedeutet das unkritische Zitieren von Literatur lediglich die Mobilisierung von Hilfstruppen. Es ist ja gerade das Problem, daß die vorliegenden wissenschaftlichen Arbeiten die anstehenden Fragen nicht lösen. Aus dieser Literatur läßt sich eben jede These ebenso wie ihr Gegenteil trefflich beweisen. Wer kritiklos ihm gelegene Literatur zitiert, betont allenfalls den eigenen Standpunkt, aber er findet keine Lösungen, die andere überzeugen. Dies gilt umso mehr, wenn die Zitate kaum gelesen sind; es macht staunen, wenn 38 Jahre nach der Publikation von Gay und Abbott (1953) Saternus 1991 (publiziert 1993) als erster bemerkt, daß den Autoren ein grotesker Fehler in der Biomechanik unterlaufen ist. Gleiches gilt für die unvollständigen Zitate der Arbeiten von Erdmann.

Probleme beim diagnostischen Prozeß

Der Weg zur Diagnose ist eine elementare ärztliche Leistung. Entscheidend ist die Abstraktion von dem individuellen Kranken zu einer bekannten und gemeinsam auftretenden Gruppe von Beschwerden und Symptomen mit typischem Verlauf. Die Neurologie gilt gemeinhin als das medizinische Fach, in der dieser Weg – jedenfalls vor der Zeit der apparativen Diagnostik – mit großer Meisterschaft gepflegt wurde. Da bei einer solchen Abstraktion immer auch eine Auswahl stattfindet, gibt es keine absolute Diagnose. Das Allgemeine stimmt nie mit dem Individuellen völlig überein. Dennoch kann eine Diagnose als gesichert angesehen werden, wenn wichtige Informationen in ausreichender Zahl zutreffen. Das sind in der Regel bisheriger Krankheitsverlauf und Beschwerden (Anamnese), damit läßt sich ein großer Teil der Diagnosen bereits stellen. Diese Diagnose wird bestätigt durch die Ergebnisse der klinischen und ggf. einiger apparativen Untersuchungen. Zweck des diagnostischen Prozesses ist nicht eine Etikettierung des einzelnen Kranken, sondern vor allem die Bestimmung des weiteren Vorgehens. Daher ist eine Diagnose auch dann erforderlich, wenn die vorliegenden Informationen nicht eine zwanglose Zuordnung zu Bekanntem gestatten. Oft ist es dann notwendig, mehrere solcher Diagnosen aufzulisten und ihnen einen Rang zuzuordnen. Für diese Auswahl sind 3 Kriterien maßgeblich: Wahrscheinlichkeit, Bedrohlichkeit und Therapierbarkeit. Die genaue Erstuntersuchung des Kranken trägt nicht nur zur Diagnose bei, sondern gestattet auch eine Verlaufsbeurteilung, in dem sie mit späteren Untersuchungen verglichen wird. Voraussetzung ist eine angemessene Dokumentation. Neben Anamnese und klinischer Erstuntersuchung ist gerade bei unklaren Diagnosen der Verlauf das wichtigste Instrument, um die Diagnose nach ihrer Wahrscheinlichkeit abzuschätzen. Die Verlaufsbeobachtung ermöglicht es also, immer wieder in den diagnostischen Prozeß einzusteigen und die Diagnose zu überprüfen. Gerade in der Neurologie kann vor der Diagnose das Syndrom zu beschreiben sein. Den kunstvollen Weg zur Diagnose hat besonders Scheid (1983) detailliert beschrieben. Das Syndrom ist eine Gruppe von Merkmalen oder Faktoren, deren gemeinsames Auftreten einen bestimmten Zusammenhang oder Zustand anzeigt. So gestatten Beschwerden und klinischer Befund, ein Hirnstammsyndrom anzunehmen, erst der Verlauf und die apparative Diagnostik ergeben die Diagnose, z. B. einen Gefäßprozeß, eine MS oder einen Tumor. In der Neurologie entspricht dem Syndrom meist die topische Zuordnung. Da wir es beim Nervensystem mit einem Informationssystem zu tun haben, das den ganzen Körper versorgt, ist die Lokalisierung der Störung mitunter recht schwierig, aber für das weitere Suchen von größter Bedeutung. Als Regel für viele Fälle gilt, daß Anamnese und klinischer Befund das Syndrom erkennen lassen, Verlauf und apparative Diagnostik erst die Diagnose erbringen.

Wie sieht nun der Weg zur Diagnose beim „Schleudertrauma" aus? Das, worauf abstrahiert werden soll, ist gar nicht einheitlich definiert. Zeugnis davon gibt nicht nur die Fülle von Namen (Übersicht bei Kamieth 1991), sondern auch die Besonderheit, daß die Diagnose nicht einen Körperschaden beschreibt, sondern einen vage angedeuteten Mechanismus angibt, nämlich ein Schleudern, und diesen einem Unfall zuordnet. Es ist zunächst einmal erstaunlich, daß eine solche nomenklatorische Fehlleistung überhaupt Eingang in die wissenschaftliche Literatur finden konnte. Es ist nicht möglich, die Berichte des Kranken sowie die Beobachtungen und Befunde des Arztes auf ein solches Konstrukt zu abstrahieren. Bis heute herrscht kein Einvernehmen, was die Diagnose „Schleudertrauma" ausmacht. Ist es ein vielleicht nur besser zu beschreibender Unfallmechanismus oder doch mehr ein Körperschaden oder eine Kombination von beidem?

Während nun die Zahl der Verkehrsunfälle sinkt, die Sicherheitsmaßnahmen in den Kraftfahrzeugen ständig erweitert und verbessert werden, steigt die Zahl der diagnostizierten „Schleudertraumata". Verwundern muß, daß unter den extremsten Belastungen, nämlich im Autorennsport, trotz vielfältiger schwerer Kollisionen auch nur mittelfristige Erkrankungen wegen einer HWS – Distorsion infolge eines

„Schleudertraumas" nicht bekannt sind. Stattdessen wird berichtet, daß mindestens 84% der Diagnosen „Schleudertraumata" sich als unrichtig erwiesen, weitere 10% sollen fraglich sein (s. Schröter S. 40).

Diese Saat geht auf: Die vielen Tagungen zu beobachtende, in Gutachten nachzulesende autoritäre Argumentation, die gegenseitige Beschimpfung, die Herabsetzung von Kollegen, das Ereifern, sind notwendige Folgen der oben beschriebenen Ausgangssituation. Es ist wichtig, daß wir die Ursachen dieser Verhalten verstehen, dies ist der beste Weg, solches Vorgehen zu ächten und dann abzuschaffen. Eine besondere Bedeutung hat der Streit um die Manuelle Medizin. Während angesehene Ärzte dieser Methode, und genau das ist sie, nämlich die Untersuchung und Be*hand*lung von *Hand*, jede wissenschaftliche Qualifikation absprachen, rächten sich die Vertreter der Manuellen Medizin, indem sie Stellungnahmen zu Problemen des Bewegungsapparates nicht nach ihrem Inhalt bewerteten, sondern nach der Qualifikation des Autors, zumal hinsichtlich seiner Erfahrung in Manueller Medizin. Der Streit eskalierte, Vorwürfe einer paramedizinischen Methode wurde mit der Beschimpfung als Schulmedizin beantwortet. Hätte man zugehört und wäre ein Minimum an Methodenkritik in die Diskussion eingeflossen, wäre wahrscheinlich schon längst ein Konsensus erreicht: Die Manuelle Medizin ist völlig unstrittig eine erhebliche Bereicherung, weil sie mit großer Genauigkeit die klinische Untersuchung des Bewegungsapparates lehrt und ausübt. Die darauf basierenden Behandlungen sind zum großen Teil gut verständlich und sehr hilfreich. Das gilt ganz besonders für das gesamte Gebiet der muskulären Rehabilitation. Gerade die spektakulärste manualmedizinische Methode, die Manipulation (= Mobilisation mit Impuls), ist dagegen noch nicht völlig geklärt. Wahrscheinlich handelt es sich um eine unspezifische Reizung von Mechanorezeptoren, die anschließend eine bestimmte Zeit refraktär sind. Möglicherweise werden von diesen Rezeptoren Störungen mit unterhalten, die die Kranken als unangenehme Beschwerden schildern und die namentlich nach einer Kopfgelenkmanipulation erstaunlicherweise sich bessern oder gar ganz verschwinden können, oft vorübergehend, aber möglicherweise auch auf Dauer. Dieses Phänomen zu leugnen ist ebenso wenig hilfreich wie einen ideologischen Überbau zu initiieren. Es ist ausgesprochen gewagt, aus einer solchen Beobachtung die gesicherte Diagnose einer Hirnstammerkrankung abzuleiten (zervikoenzephales Syndrom, εγκεαλον = Gehirn). Die Diagnose dieses Syndroms ist nicht gerechtfertigt (Kügelgen 1989, 1993), der Begriff schafft vielmehr Verwirrung, als daß er eine Hilfe für das weitere Vorgehen bedeutet. Auch sollten Manualmediziner zugeben, daß die erfolgreiche (Probe-)Behandlung das entscheidende Merkmal ist und nicht die außerordentlich schwierige vorangehende Diagnose einer Kopfgelenkblockierung. Der Satz „Wer heilt, hat Recht!" ist eben nicht ausreichende Legitimation für all die vielen Publikationen zu diesem Thema. Gleiches gilt für die Auseinandersetzung um den zervikogenen Schwindel (Hülse 1995 und Doerr, Thoden 1995). Vielmehr bedarf es sehr sorgfältig geplanter interdisziplinärer Studien zu diesem Problem, bevor eine abschließende Aussage möglich ist.

Ebenso wenig hilfreich ist das immer neue Entwerfen von Schemata. Ein unklarer Sachverhalt wird durch ein Schema nicht klarer, sondern es wird nur Klarheit vorgetäuscht und damit der Weg zur Klärung behindert (s. Schröter S. 23 ff.).

Schließlich ist weit verbreitet die Psychogenisierung von Problemfällen. Sowohl Orthopäden wie Manualmediziner zeigen eine erstaunliche Neigung, sich auf dem schwierigen Gebiet der Psychiatrie zu bewegen. So werden Befindlichkeitsstörungen als zervikoenzephales Syndrom bezeichnet (s. S. 191), obwohl nur geringe Kenntnisse über dieses Gebiet der Nervenheilkunde bestehen, bei dem eine ganze Generation von Nervenärzten mit größter Akribie verschiedene Syndrome beschrieben hat, die aber hier gerade nicht zu beobachten sein sollen. Ansonsten wird das große Spektrum psychiatrischer und psychologischer Differentialdiagnosen reduziert auf Simulantentum und Rentenbegehren. Damit kann man den Patienten nicht gerecht werden. Es gibt keine gesonderte psychiatrische Störung, die für die HWS-Distorsion typisch wäre (s. Kallert S. 175). Schröter (s. S. 33) und Ludolph (s. S. 46) sind zu verstehen, wenn sie den wichtigen Begriff des Syndroms attackieren, ist er doch durch seinen vielfältigen Mißbrauch zu Recht in Verruf geraten, nicht zuletzt als zervikoenzephales Syndrom.

Insgesamt wird die Diagnose Schleudertrauma wohl infolge der allgemeinen Verunsicherung viel zu oft gestellt und es herrscht ein groteskes Konvolut von methodischen Mängeln, das den Blick für die sicher bestehenden Probleme verlegt.

Therapiefehler

Ähnlich verhält es sich mit der Therapie. Das häufig beklagte Fehlverhalten von Kranken ist so lange nicht anzuschuldigen, wie Defizite in der Betreuung bestehen. Ich kann mich nicht an einen einzigen Kranken erinnern, dem nach der Diagnose eines Schleudertraumas eine angemessene Information und klare Verhaltensrichtlinien mit kurzen Kontrolluntersuchungen angeboten wurden. Wie soll es da zu Compliance kommen? Die völlig unsinnige intermittierende Versorgung mit der Schanzschen Krawatte bringt allenfalls Linderung durch wärmeinduzierte Muskelrelaxation, ansonsten führt sie zu neuen Beschwerden infolge einer muskulären Insuffizienz und häufig auch zu Problemen in der Krankheitsbewältigung. Eine solche Fixierung ist für viele Patienten mit einer fremdverschuldeten flüchtigen Distorsion der HWS nur begrenzt vereinbar. Genauso kritisch zu hinterfragen sind zahllose manualmedizinische Behandlungen mit einer Fixierung auf die obere HWS. So wichtig die Manualmedizin ist, so ist sie doch nur integraler Bestandteil des gesamten interdisziplinär arbeitenden Teams. Viele Patienten mit einer leichteren HWS-Distorsion und anhaltenden Beschwerden haben mit hoher Wahrscheinlichkeit einen Therapieschaden, weil sie planlos und polypragmatisch an der HWS behandelt wurden und sie schließlich auch im Laufe vieler Monate zunehmend die Fähigkeit verloren haben, ihre Krankheit angemessen zu bewerten und zu verarbeiten. Kommen dann noch ein Gutachterstreit und Auseinandersetzungen mit Versicherungen mit Kränkungen und Vorwürfen hinzu, ist die fehlerhafte Krankheitsverarbeitung die angemessene Reaktion.

Nur die Kenntnis dieser Situation läßt viele Auswüchse, die wir beklagen, verstehen und als Symptome ein und desselben Übels verstehen: Wie sollen sich eine einheitliche Lehrmeinung formen, wie kann der Patient selbst bei bestem Willen von Therapeut und Krankem Vertrauen finden und warum sollen nicht Advokaten versuchen, auf diesem Feld das beste für ihre Klienten (und sich) herauszuschlagen?

Für das Vorgehen ergeben sich folgende Konsequenzen:

Es kann nicht erste und wichtigste Maßgabe sein, nur eine absolut perfekte Alternative zum jetzigen Vorgehen zu akzeptieren. Vielmehr ist ein pragmatisches Denken erforderlich: Weil eben eine fachlich eindeutige Lösung noch nicht vorliegt, müssen andere Wege gesucht werden, die wenigstens eine Verbesserung der jetzigen Situation versprechen.

Zunächst zur Nomenklatur: Den Vorschlägen von Keidel sollte man folgen. Gemeint ist ein Körperschaden in Form einer Distorsion der Halswirbelsäule infolge einer Verletzung; diese Verletzung erfolgt bei einem Unfallmechanismus mit einer passiven, meist brüsken be- und entschleunigenden Wechselbewegung von Kopf und Kopfhalteapparat. Solch ein Unfallmechanismus kommt bei Verkehrsunfällen durch indirekte Gewalteinwirkung am Rumpf vor. Ausgeschlossen sind Hals- oder Kopftraumen in Form von Kontaktverletzungen mit direkter Gewalteinwirkung. Der aufgrund dieser Definition vorgeschlagene Begriff „zervikozephale Beschleunigungsverletzung" (Keidel S. 74) erscheint geeignet. Er sollte aber streng von dem Begriff „zervikoenzephales Syndrom" unterschieden werden (s. o.).

Die Diagnose muß mit Bedachtsamkeit gestellt werden und hat dann für Arzt und Patienten obligate Konsequenzen. Mindestens müssen Nacken-Hinterkopfschmerzen von dem Verletzten geklagt werden, ein symptomfreies Intervall bis zum Morgen nach der ersten Nacht anzuerkennen scheint schon sehr großzügig. Natürlich kann nicht ausgeschlossen werden, daß es hiervon seltene Ausnahmen gibt, diese bedürfen aber einer sehr ausführlichen und überzeugenden Begründung. Offenbar unstrittig ist das Management schwerer Verletzungen mit sofortigen massiven Beschwerden und einem ausgeprägten Befund. Diese Fälle werden stationär eingewiesen und einer umfassenden Diagnostik und einer entsprechenden Therapie zugeführt. Problematisch ist offensichtlich das Vorgehen bei den leichteren Fällen. Viel wäre gewonnen, wenn nicht immer neue gewagte Spekulationen über unbewiesene pathophysiologische Zusammenhänge vorgelegt würden, die einen chronischen Verlauf erklären sollen, sondern zunächst einmal alle Maßnahmen ausgeschöpft würden, die eine optimale und konsequente Betreuung des Kranken gerade in der wichtigen Zeit unmittelbar nach der Verletzung gewährleisten. Hierzu zählen ausführliche Information des Kranken unmittelbar nach der Diagnosestellung über die Krankheit mit klaren Verhaltensrichtlinien: Bestehen nur Beschwerden und kein Befund, so ist eine Fixierung der HWS nicht erforderlich. Der Kranke soll sich schonen, vermehrt Bettruhe bewahren und Kälte applizieren. Mindestens zweimal wöchentlich muß eine ausführliche Kontrolle durch denselben Arzt stattfinden. Spätestens nach einer Woche muß eine deutliche Besserung, nach zwei Wochen Beschwerdefreiheit eintreten. Durch die Schonung kann es zu einer muskulären Insuffizienz oder auch zu vermehrten vegetativen Entgleisungen kommen mit pseudoneurasthenischen Beschwerden. Diesen ist sofort und energisch entgegenzuwirken durch intensive roborierende Maßnahmen, immer verbunden mit umfassender Information des Kranken. Liegt über die Beschwerden im Nacken-Hinterkopfbereich hinaus ein pathologischer Befund des Bewegungsapparates vor, ist eine zusätzliche Ruhigstellung abzuwägen: Diese ist immer dann indiziert, wenn dem Kranken jede Bewegung Schmerzen verursacht. Dann sollte die Ruhigstellung aber konsequent erfolgen mit einer starren, individuell angepaßten Halsmanschette, die tatsächlich die Bewegungen der HWS hochgradig einschränkt und die zunächst eine Woche permanent getragen werden muß. Eine Schanzsche Krawatte hat in der Behandlung einer solchen Verletzung zu keinem Zeitpunkt einen Wert! Eine kurzfristige medikamentöse Zusatzbehandlung ist hilfreich (Analgetika, Muskelrelaxanzien). Der Kranke muß informiert werden, daß zwangsläufig mit der Ruhigstellung eine zweite Krankheit provoziert wird, eine muskuläre Dysbalance, die zwingend eine krankengymnastische Nachbehandlung erfordert. Die Beschwerden dieser muskulären Dysbalance dürfen nicht als Zeichen einer protrahiert verlaufenden Distorsion fehlgedeutet werden. Eine solche krankengymnastische Nachbehandlung besteht in 6 Behandlungen, bei denen eine Unterweisung in ein Heimprogramm sowie die Kontrolle des Therapieerfolges erfolgt. Nach einer Woche muß derselbe Arzt die Halsmanschette abnehmen und den Befund kontrollieren. Besteht ausnahmsweise immer noch eine reflektorische Verriegelung, ist noch eine weitere Woche die Manschette ununterbrochen zu tragen. Ist die Beweglichkeit der HWS frei und nur noch schmerzhaft oder nur noch im Ausmaß eingeschränkt, der Anschlag bei der passiven Beweglichkeitstestung aber weich, so ist die Notwendigkeit einer krankengymnastischen Nachbehandlung (s. o.) zu prüfen. Spätestens nach einem Monat muß der Therapieerfolg entweder eingetreten oder kurzfristig abzusehen sein. Ist dies nicht der Fall, ist ein manualmedizinisches Konsil angezeigt, bei dem insbesondere auch eine Blockierung der Kopfgelenke untersucht und behandelt werden kann. Ein solcher Behandlungsversuch muß in zwei Wochen einen Erfolg erbringen. Wenn dann immer noch keine befriedigende Besserung oder gar Heilung eingetreten ist, muß unbedingt eine Krankenhauseinweisung erfolgen. Es wäre sehr zu begrüßen, wenn Krankenhäuser diese Indikation ausdrücklich auflisten würden und hierfür auch eine entsprechende Qualifikation gewährleisten. Im Krankenhaus kann eine ausführliche Diagnostik betrieben und ein kontrollierter Therapieversuch durchgeführt werden, dies besonders auch zur Überprüfung der Compliance. Gleichzeitig können Einstellungen und Krankheitsverarbeitung des Kranken erfaßt und behandelt werden.

Nochmals sei betont, daß dieses Vorgehen nicht den Anspruch erhebt, perfekt zu sein und jedem Kranken gerecht zu werden. Es gestattet aber sicher, die Zahl der Therapieschäden und psychosozialen Fehlentwicklungen erheblich zu reduzieren und die eigentlichen Problemfälle erst einmal kennen und beschreiben zu lernen.

Entscheidungsbaum

Unfall >   Nacken-Hinterkopfbeschwerden?
            wenn ja: Analyse des Unfallmechanismus.
            Falls geeignet: Diagnose zervikozephale Beschleunigungsverletzung
            lokaler Befund?

leichtere Verletzung   schwere Verletzung > stationäre Einweisung
⇓
Information des Kranken, Verhaltensrichtlinien:
„leichte Verletzung, Prognose bei richtiger Therapie gut, Mitarbeit Voraussetzung"
kein Lokalbefund: Schonung, vermehrt Bettruhe, Kälte, keine passive Fixierung
positiver Lokalbefund: Falls Schmerzen bei jeder Bewegung > Fixierung
Kontrolluntersuchung durch denselben Arzt zweimal wöchentlich
Nach Fixierung Krankengymnastik zur Bekämpfung einer muskulären Dysbalance
Nach spätestens 1 Monat: Bilanz
Heilung oder erhebliche Besserung: Fortsetzen
unbefriedigendes Ergebnis: manualmedizinisches Konsil, evtl. 2 Wochen Behandlungsversuch
dann zwingend stationäre Einweisung: umfassende Diagnostik kontrollierte (Compliance?)
und intensive Therapie inkl. Einstellungen und Krankheitsverarbeitung

---

Literatur

Bleuler E (1919) Das autistisch-undisziplinierte Denken in der Medizin und seine Überwin-
    dung. 5. Neudruck der 5. Aufl. Springer, Heidelberg
Doerr M, Thoden U (1995) Gibt es einen zervikogenen Schwindel? In: Kügelgen B (Hrsg)
    Neuroorthopädie 5. Springer, Heidelberg
Gay JR, Abbott KH (1953) Common whiplash injuries of the neck. J Amer med Ass
    152:1698
Hülse M (1995) Gibt es einen zervikogenen Schwindel? In: Kügelgen B (Hrsg) Neuroortho-
    pädie 5. Springer, Heidelberg
Kamieth H (1990) Das Schleudertrauma der Halswirbelsäule. In: Schulitz KP (Hrsg) Die
    Wirbelsäule in Forschung und Praxis. Bd. 111. Hippokrates, Stuttgart
Kügelgen B, Hillemacher A (1989) Problem Halswirbelsäule, Springer, Heidelberg
Kügelgen B (1993) Das posttraumatische zervikoenzephale Syndrom. In: Böcker F, Kügel-
    gen B, Skiba N (Hrsg) Neurotraumatologie. Springer, Heidelberg
Saternus KS (1993) Pathomorphologie dieses Verletzungstyps. In: Moorahrend U (Hrsg) Die
    Beschleunigungsverletzung der Halswirbelsäule. Fischer, Stuttgart
Scheid W (1983) Lehrbuch der Neurologie. 5. Aufl. Thieme, Stuttgart
Spitzer WO, Skovron ML, Salmi, LR, Cassidy JD, Duranceau JD, Suissa S, Zeiss E (1995)
    Scientific Monograph of the Quebec Task Force on Whiplash – Associated Disorders:
    Redefining "Whiplash" and Its Management. Spine, Vol 20, Number 8 S, 1995

Sachverzeichnis

Springer-Verlag und Umwelt

Als internationaler wissenschaftlicher Verlag sind wir uns unserer besonderen Verpflichtung der Umwelt gegenüber bewußt und beziehen umweltorientierte Grundsätze in Unternehmensentscheidungen mit ein.

Von unseren Geschäftspartnern (Druckereien, Papierfabriken, Verpackungsherstellern usw.) verlangen wir, daß sie sowohl beim Herstellungsprozeß selbst als auch beim Einsatz der zur Verwendung kommenden Materialien ökologische Gesichtspunkte berücksichtigen.

Das für dieses Buch verwendete Papier ist aus chlorfrei bzw. chlorarm hergestelltem Zellstoff gefertigt und im pH-Wert neutral.

t www.ICGtesting.com

P

CPSIA information can be obtaine
Printed in the USA
LVOW05s2328O21214
416761LV00002B/4

Springer-Verlag und Umwelt

Als internationaler wissenschaftlicher Verlag sind wir uns unserer besonderen Verpflichtung der Umwelt gegenüber bewußt und beziehen umweltorientierte Grundsätze in Unternehmensentscheidungen mit ein.

Von unseren Geschäftspartnern (Druckereien, Papierfabriken, Verpackungsherstellern usw.) verlangen wir, daß sie sowohl beim Herstellungsprozeß selbst als auch beim Einsatz der zur Verwendung kommenden Materialien ökologische Gesichtspunkte berücksichtigen.

Das für dieses Buch verwendete Papier ist aus chlorfrei bzw. chlorarm hergestelltem Zellstoff gefertigt und im pH-Wert neutral.

CPSIA information can be obtained at www.ICGtesting.com
Printed in the USA
LVOW05s2328021214

416761LV00002B/46/P